IgG4

相关性疾病
病例精析

顾　问　曾小峰　赵　岩

主　编　董凌莉　张　文

副主编　陈　雨　刘燕鹰　杨娉婷　武丽君

编者名单(按姓氏汉语拼音排序):

白明欣　蔡邵哲　陈　雨　陈盈宇　陈余雪　邓燕晗　丁　爽　董凌莉　段亚琦

费允云　胡阳阳　胡紫薇　李媛媛　李正芳　刘　巍　刘燕鹰　满达夫　聂玉雪

彭琳一　孙渤缘　孙睿婕　王　贝　王　玲　吴学芬　武丽君　杨娉婷　曾志鹏

张　文　张　霞　周佳鑫　周丽玲　周明珠　朱惠娟

人民卫生出版社
·北　京·

图书在版编目（CIP）数据

IgG4相关性疾病病例精析 / 董凌莉，张文主编.
北京 ：人民卫生出版社，2025. 1. -- ISBN 978-7-117
-37654-9

Ⅰ. R593

中国国家版本馆 CIP 数据核字第 2025VE8180 号

人卫智网	www.ipmph.com	医学教育、学术、考试、健康， 购书智慧智能综合服务平台
人卫官网	www.pmph.com	人卫官方资讯发布平台

IgG4相关性疾病病例精析
IgG4 Xiangguanxing Jibing Bingli Jingxi

主　　编：董凌莉　张　文
出版发行：人民卫生出版社（中继线 010-59780011）
地　　址：北京市朝阳区潘家园南里 19 号
邮　　编：100021
E - mail：pmph @ pmph.com
购书热线：010-59787592　010-59787584　010-65264830
印　　刷：人卫印务（北京）有限公司
经　　销：新华书店
开　　本：787×1092　1/16　　印张：12
字　　数：276 千字
版　　次：2025 年 1 月第 1 版
印　　次：2025 年 3 月第 1 次印刷
标准书号：ISBN 978-7-117-37654-9
定　　价：92.00 元

打击盗版举报电话：010-59787491　E-mail：WQ @ pmph.com
质量问题联系电话：010-59787234　E-mail：zhiliang @ pmph.com
数字融合服务电话：4001118166　E-mail：zengzhi @ pmph.com

前言

IgG4 相关性疾病（IgG4 related disease, IgG4-RD）是 2010 年才被命名并被人们认识的一种慢性、进行性炎症伴纤维化的疾病，但其实早在 19 世纪前就已经有该病的相关病例报道，直到 2001 年 Hamano 等在自身免疫性胰腺炎（autoimmune pancreatitis, AIP）患者中发现血清 IgG4 水平升高，才逐渐揭开了本病的神秘面纱。IgG4 相关性疾病的认识经历了十分漫长而曲折的过程，Kawa 和 Kawano 将之形象地比喻为"一只穿过医学历史长河之夜的乌鸦"。在本病被命名的短短十余年时间里，IgG4-RD 相关研究在国内外如火如荼，包括眼科、耳鼻喉科、神经科、消化科、呼吸科、肾病内科、风湿科、泌尿科、放射科、口腔科、心血管外科等专家在内的众多学者的经验拓宽了 IgG4 相关性疾病的病变范围，使人们认识到该病可导致全身多系统多部位受累，同时极容易"模拟"和"被模拟"等，其临床机制的研究也逐渐深入。

本病临床表现多样而复杂，可累及几乎身体的所有部位，少部分患者可仅有单个器官受累，大多数患者同时或先后出现多个器官受累，且不同器官的临床表现也不尽相同，如泪腺和唾液腺等外分泌腺受累可表现为弥漫性或结节性肿大，而有些部位如腹膜后则主要表现为不同程度的组织纤维化。此外，本病多为慢性起病，不易被早期识别，很多医生仅着眼于其所在领域的器官损伤，而忽略了不同器官受累的共同特征，在实际临床中，其临床表现可因多器官受累而相互叠加，使诊断更加扑朔迷离。因此，临床医生需要在对本病熟悉和掌握的基础上，对每个临床上怀疑的患者进行细致检查和谨慎判断，充分结合临床特点、体格检查、实验室和影像学检查、病理检查等多方面临床证据，积极排除感染和肿瘤等疾病，去伪存真，实现"个体化诊疗"。在治疗上，随着人们近年来对该病研究机制的不断深入探索，IgG4-RD 的诊疗手段从以前相对单一的激素或联合免疫抑制剂模式扩展到生物制剂，包括利妥昔单抗、泰它西普等的大胆尝试，目前国际上也有多项关于 IgG4-RD 的生物制剂的临床药物研究和试验在同时开展，为激素不耐受、激素减量后复发或激素无效的患者带来希望。

2018 年 8 月，IgG4-RD 已被纳入我国《第一批罕见病目录》，目前国内虽无关于

IgG4-RD 的流行病学调查,但随着人们对 IgG4-RD 的逐渐认识,临床中也有越来越多的患者被诊断为该病,其实际发病率远大于现有的报道,而受知识水平的限制,其中也有很多 IgG4-RD 为其他疾病模拟,或被误诊为其他疾病而接受了不合理的临床治疗,延误了病情。因此,提高对 IgG4 相关性疾病的诊疗水平迫在眉睫。作为国内对本病认识较早的机构之一,华中科技大学同济医学院附属同济医院风湿免疫内科倾全科之力,汇集部分国内本领域专家团队诊治的精彩病例,从病例介绍、诊疗经过、临床分析、预后、病例讨论和专家点评等各个方面深入剖析,展示疾病的全貌,希望能借此帮助临床医生提高对 IgG4-RD 规范诊疗的能力。

作为国内第一本 IgG4 相关性疾病的临床病例精析,本书收集了 IgG4 相关性疾病导致全身不同器官受累的临床病例,包括典型的唾液腺、颌下腺、腮腺、眼眶、鼻窦、胰腺、胆道、肝脏、腹膜后的受累,也包括如耳、肺、垂体、硬脑膜、冠状动脉等少见部位的受累,同时还收集了 IgG4-RD 的模拟病例和误诊病例,通过最后的病例讨论和专家点评部分,详细而又深入地介绍了 IgG4-RD 不同器官受累的临床特点和最新的诊治研究进展,强调了"个体化诊疗"的重要性。本书内容翔实而丰富,不仅适用于风湿专科的临床医生,也适用于其他内科科室、外科、耳鼻喉科、口腔科等科室的医务人员,有助于提高国内临床医生对该病的认识和诊疗水平,具有十分重要的学术和临床价值。

在编写过程中,我们也认识到本书存在很多不足之处,请读者和各位专家能及时给予批评指正。我们也相信,随着人们对疾病的认知深入,关于本病的发病机制和临床诊疗会不断得以更新,届时,我们将会继续对本书的内容进行补充和更新,做到与时俱进。

本书由华中科技大学同济医学院附属同济医院风湿免疫内科牵头,得到了国内其他专家同仁的鼎力相助,在此对各位专家学者提出的宝贵建议致以诚挚的感谢。

董凌莉

2024 年 8 月

目录

病例 1

IgG4 相关性疾病多器官受累一例

病例介绍

患者,男性,65 岁,主因"双眼睑肿胀半年余,双侧腮腺肿大 10 天"入院。

半年前患者无明显诱因出现双眼睑肿胀,伴睁眼受限,无口腔溃疡、眼干、关节痛、脱发、皮疹、雷诺现象、猖獗龋等不适,未予以重视及诊治。10 天前患者自觉双侧腮腺肿大,无明显口干、疼痛等不适,就诊于当地医院门诊,行彩超提示"双侧腮腺肿大、回声减低(考虑炎性改变?);双侧颈部、腋窝、腹股沟可见多个增大淋巴结"。为进一步诊治就诊于我院口腔科,门诊以"泪腺、腮腺肿大原因待查"收入院。

既往史 高血压病史 2 年余,最高血压 160/95mmHg(1mmHg=0.133kPa),间断服用苯磺酸氨氯地平片 5mg,q.d.,自诉控制可;否认糖尿病史;否认结核、肝炎等传染病史;否认手术、外伤史;否认药物及食物过敏史,否认输血史。婚育史、家族史无特殊。

入院查体 体温 36.6℃,脉搏 68 次/min,血压 132/85mmHg。神志清楚,步入病房,自主体位,查体合作。双眼睑肿胀,可触及黄豆大小硬块,活动度可,双侧腮腺肿大,质韧,无压痛。双侧腋窝、腹股沟可触及数枚 1cm 大小淋巴结,质韧,活动可,无压痛。全身皮肤黏膜无黄染,颈软,无显著龋齿,舌面尚湿润,口腔黏膜未见溃疡,咽无充血,扁桃体无肿大,甲状腺未扪及肿大,双肺呼吸音粗,未闻及明显干、湿啰音,心率 68 次/min,律齐,各瓣膜区未闻及明显病理性杂音,腹软,无压痛及反跳痛,肝脾肋下未触及,移动性浊音(-),肠鸣音无活跃,双肾区无叩击痛,双下肢不肿,生理反射存在,未引出病理反射。

病例特点

1. **中老年男性,慢性病程。**

2. **临床特点** 主要包括:双眼睑肿胀,伴睁眼受限,双侧腮腺肿大,无显著压痛,无口腔溃疡、口干、眼干、关节痛、脱发、皮疹、雷诺现象、猖獗龋等。

3. **既往史** 长期高血压病史,余无特殊。

4. **体格检查** 生命体征平稳,双眼睑肿胀,可触及黄豆大小硬块,活动度可,双侧腮腺肿大,质韧,无压痛。双侧腋窝、腹股沟可触及数枚 1cm 大小淋巴结,质韧,活动可,无压痛。心、肺、腹查体未见明显异常,双下肢不肿。病理征阴性。

初步诊断

泪腺、腮腺肿大原因待查:IgG4 相关性疾病?

高血压 2 级。

鉴别诊断

1. 淋巴瘤 主要表现为无痛性淋巴结肿大,颈部、腋下、腹股沟等处淋巴结均可触及,早期可活动,晚期肿大的淋巴结融合,不易活动,或形成溃疡等。体检可发现肝脾肿大,同时可出现发热、盗汗、消瘦等全身症状。临床上怀疑淋巴瘤时,可行淋巴结或其他受累组织病理活检以明确诊断。

2. 干燥综合征 因唾液腺和泪腺功能受损而出现口干、眼干,或其他外分泌腺及腺体外其他器官受累而出现多系统损害的症状。可伴有腮腺、颌下腺或舌下腺肿大,多数患者血清中可出现自身抗体和高免疫球蛋白血症。可完善唇腺活检、相关自身抗体、泪液流率等辅助检查协助诊治。

3. 腮腺肿瘤 主要表现为腮腺区的肿物。早期患者可无显著症状,晚期根据肿瘤的类型、是否侵犯周围或远处的组织表现出不同的临床表现。须进一步完善影像学和病变组织活检以协助诊治。

入院后检查

入院后完善相关辅助检查。

1. 实验室检查

血常规:淋巴细胞计数 0.99×10^9/L(↓),红细胞比容 38.2%(↓),余未见异常。血生化:总蛋白 94.8g/L↑,白蛋白 28.2g/L(↓),球蛋白 66.6g/L↑,余未见异常。血沉 74mm/h(↑),总免疫球蛋白 E(IgE)625.40IU/ml(↑)。免疫全套:免疫球蛋白 G(IgG) > 50g/L(↑),免疫球蛋白 M(IgM)0.37g/L(↓),补体 C3 0.26g/L(↓),补体 C4 0.02g/L(↓),余未见异常;IgG 亚型:IgG1 15.80g/L(↑),IgG4 63.80g/L(↑)。大便常规、尿常规、凝血 +D- 二聚体、超敏 C 反应蛋白、抗核抗体谱、抗磷脂抗体谱、血清免疫固定电泳、抗中性粒细胞胞质抗体(ANCA)均未见明显异常。感染方面:乙型肝炎、丙型肝炎、HIV、梅毒相关标志物,以及降钙素原(PCT)、结核感染 T 细胞斑点试验(T-SPOT.TB)、EBV-DNA、CMV-DNA 均在正常范围。

2. 影像学

头部磁共振:双眼泪腺、双侧腮腺体积增大并信号增强;双侧视神经稍迂曲、鞘膜少许积液;双侧上颌窦黏膜明显增厚,右侧乳突内可见斑点状长 T_2 信号影。鼻咽部黏膜明显增厚(图 1-1)。胸部 CT:双肺多发结节灶,双侧胸膜结节样增厚;双锁骨下窝、两侧腋窝及纵隔淋巴结增多增大。全腹部 CT 平扫:双肾多发低及稍高密度影;前列腺体积增大,膀胱壁增厚;肝门、腹膜后、双侧盆壁、双侧腹股沟淋巴结增多增大。肾脏及腹膜后磁共振平扫:双肾轮廓不规则,并多发异常信号,多考虑小囊肿可能;左侧肾上腺外侧支增粗;心膈角、腹腔内及腹膜后淋巴结增多增大。

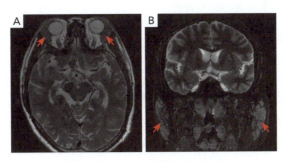

图 1-1 IgG4-RD 累及泪腺、腮腺

头部 MRI 示双眼泪腺（A）、双侧腮腺（B）体积明显增大，信号稍增高（红色箭头所示）。
双侧外直肌局部稍受压。

进一步分析

　　该患者临床表现为对称性双侧泪腺和腮腺肿大，伴全身多处淋巴结肿大。辅助检查提示外周血中球蛋白、血清 IgG 和 IgG4 显著升高，补体减低，自身免疫性抗体阴性，血清免疫固定电泳提示血中无 M 蛋白，经全身系统评估，根据 2019 年 ACR/EULAR 制定的 IgG4-RD 分类诊断标准，该患者评分为大于 20 分，诊断为 IgG4-RD 可能性大，受累部位包括双侧泪腺、双侧腮腺、鼻窦、淋巴结。此外，患者腹部 CT 提示前列腺增大，从疾病一元论来看，亦存在前列腺受累可能，如经系统治疗后患者前列腺较前改善，则支持诊断。组织病理学是诊断 IgG4-RD 的金标准，根据 2021 年《IgG4 相关性疾病诊治中国专家共识》，有条件的患者应完善组织活检协助诊断及鉴别诊断。该患者浅表腺体肿大明显，建议行病变组织病理检查明确诊断，并协助与肿瘤、卡斯尔曼病（Castleman disease）等疾病相鉴别。

进一步诊断

　　该患者进一步完善腮腺区肿物组织病理学，提示镜下唾液腺小叶结构可辨，局部腺体萎缩，多量淋巴细胞及浆细胞浸润。免疫组织化学：CD138（浆细胞，+），MUM1（浆细胞，+），IgG（部分 +），IgG4 ［部分 +，热点区约 180 个 / 高倍镜视野（HPF）；IgG4/IgG 大于 40%］，PCK（上皮细胞，+）（图 1-2）。未见显著的肿瘤细胞等，根据患者临床表现、血液学及组织病理学检查，该患者可诊断为 IgG4-RD。

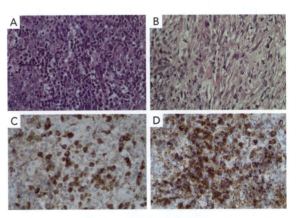

图 1-2 腮腺区肿物病理

镜下唾液腺小叶结构可辨，局部腺体萎缩，可见大量淋巴细胞及浆细胞浸润（图 A 和图 B）。免疫组织化学（图 C 和图 D）：IgG（+），IgG4（+），热点区约 180 个 /HPF，IgG4/IgG 大于 40%。

最终诊断

　　IgG4-RD（泪腺、腮腺、鼻窦、淋巴结受累)。

高血压 2 级。

治疗及疗效

予激素(甲泼尼龙 40mg 静脉滴注,q.d.,1 周后改为甲泼尼龙片 24mg,q.d.,口服)、沙利度胺(50mg,q.n.,口服),2 周后患者泪腺、腮腺肿大较前明显改善。

随访

患者每 3 个月 1 次门诊复诊,激素逐渐减量至甲泼尼龙 4mg,q.d.,p.o. 维持,患者泪腺、腮腺肿胀逐渐消失至不可触及。辅助检查提示外周血 IgG4 降至 3.2g/L 左右,血清 IgE 水平及补体C3、C4 均恢复正常水平。复查 B 超提示双侧腮腺明显缩小。

病例讨论

IgG4-RD 是一种由免疫介导的,可伴有显著组织纤维化的风湿性疾病,全身多器官多系统均可受累,最常见的受累部位包括泪腺、颌下腺、腮腺、胰腺、胆道、腹膜后等,患者可因受累器官的肿大,进而压迫邻近组织和 / 或器官导致相应的症状,且多数患者伴有浅表或内脏的淋巴结肿大。目前 IgG4-RD 的诊断主要是依据 2011 年日本制定的综合诊断标准和 2019 年 ACR/EULAR 制定的国际分类标准。2011 年的综合诊断标准主要包括临床表现、血清 IgG4 水平和组织病理学三个方面。2019 年的国际分类标准则是对排除和纳入标准进行了明确的说明,对于不符合排除标准,同时符合纳入标准的患者进行临床表现、血清 IgG4 水平、病理学及免疫组织化学等 8 个领域进行积分,总计分 ≥ 20 分则符合 IgG4-RD 的分类。

口腔及颌面部受累是 IgG4-RD 最常见也是临床表现最突出的受累区域之一,主要包括唾液腺、泪腺、眼眶和面颈部淋巴结。历史上曾将双侧泪腺、腮腺或下颌下腺对称性无痛性肿大称为米库利兹综合征(Mikulicz syndrome),一度被认为是干燥综合征的不典型临床表现,但随着临床病理研究的进展,现已将其归属于 IgG4-RD。患者可无症状,在查体时被无意发现,部分患者可表现为轻 - 中度口干和 / 或眼干,晚期则会出现严重的口干。颈部淋巴结肿大常位于受累腺体周围,临床中不易被发现。泪腺亦是 IgG4-RD 眼部病变最常受累的部位之一,最常见的症状是双眼睑肿胀,少部分患者无症状,主要的影像学特征为泪腺弥漫性肿大,边界清晰。其他眼部受累主要包括眼直肌、视神经、软组织、眶骨、三叉神经等,患者可因相应部位的肿胀而出现突眼、视力下降、视野缺损甚至失明等临床表现。此外,有研究报道显示,泪腺和 / 或唾液腺受累的患者发生鼻窦炎、哮喘的概率较高。

相较于内脏受累,浅表腺体是最常用于病理活检以明确诊断的部位,其病理表现主要包括显著的淋巴组织增生伴淋巴滤泡形成,纤维组织增生可呈席纹状,其中生发中心很常见,可见闭塞性静脉炎。唾液腺组织在低倍镜下可见小叶结构破坏,小叶间隔纤维化,HE 染色可见蓝染的小叶被红染的胶原包绕,形成"拼图"样的结构。受累腺体在高倍镜下可见大量淋巴细胞和浆细胞浸润,免疫组织化学提示有大量 IgG4$^+$ 浆细胞,用于诊断 IgG4-RD 受累的病理诊断临界值是 IgG4$^+$ 细胞 > 10 个 /HPF,以及 IgG4/IgG 比值 > 40%。由于泪腺免疫组织化学中 IgG4$^+$ 细胞数明显升高,有学者提出泪腺中 IgG4$^+$ 细胞数的判定标准应提高到 100 个 /HPF。

IgG4-RD 患者的治疗应遵循该病总的治疗原则,糖皮质激素是治疗 IgG4-RD 的一线治疗药物,可用于疾病的诱导缓解和维持治疗。传统免疫抑制剂,包括吗替麦考酚酯、硫唑嘌呤、环磷酰胺、沙利度胺等,与糖皮质激素联用有助于有效控制疾病,减少疾病的复发。因唾液腺或泪腺受累所致的口干和眼干症状经原发病治疗后可得到有效改善,少部分患者须使用人工唾液或人工泪腺缓解,对于无系统受累的 IgG4 相关眼部性疾病患者,也可考虑使用球周注射糖皮质激素实现临床缓解,但相较于系统性治疗,局部注射的复发率较高。

本病例报告了一例以双侧泪腺、腮腺肿胀为主要临床特点的典型米库利兹病类型的 IgG4-RD 患者,经病理活检明确诊断,系统评估同时合并鼻窦和淋巴结受累,无其他内脏受累,予足量激素联合免疫抑制剂(沙利度胺)治疗后达到完全缓解状态。在临床中,IgG4-RD 的诊疗需多学科协作及系统评估,重点排除感染、肿瘤等其他病因可能,进而早诊断,早治疗,减少患者的漏诊与误诊。

(胡阳阳 陈 雨)

专家点评

董凌莉教授: IgG4-RD 是一种异质性很强的疾病,2019 年发表在 *Annals of the Rheumatic Diseases*(风湿病学年鉴)的一项基于 2 个国际队列的研究表明,IgG4-RD 患者依据其脏器受累模式可被划分为 4 个临床表型(clinical phenotype),即"胰腺 - 肝脏 - 胆道疾病组"(占 31%)、"腹膜后纤维化和 / 或主动脉炎组"(占 24%)、"头 - 颈部局限组"(占 24%)和"典型米库利兹综合征和系统受累组"(占 22%)。因此在临床实践中,具有米库利兹综合征表现的患者,须注意评估其系统脏器受累情况。本例患者因有典型的对称性唾液腺及泪腺肿大,并伴有全身多部位淋巴结受累,属于"典型米库利兹综合征和系统受累组"。该组患者多为老年男性,在就诊时血清 IgG4 水平常显著增高并伴有血清 IgE 水平增高,并对糖皮质激素治疗应答较佳。此外,患者由于唾液腺和泪腺受累,有可能会存在"干燥"症状(sicca)。因此,在进行鉴别诊断时,该临床表型的 IgG4-RD 应注意与干燥综合征相鉴别。

参考文献

[1] DESHPANDE V. IgG4 related disease of the head and neck[J]. Head Neck Pathol, 2015, 9(1): 24-31.

[2] LI W, CHEN Y, SUN Z P, et al. Clinicopathological characteristics of immunoglobulin G4-related sialadenitis[J]. Arthritis research & therapy. 2015;17(1):186.

[3] WALLACE Z S, NADEN R P, CHARI S, et al. The 2019 American College of Rheumatology/ European League Against Rheumatism classification criteria for IgG4-related disease[J]. Ann Rheum Dis, 2020, 79(1): 77-87.

[4] SOGABE Y, OHSHIMA K, AZUMI A, et al. Location and frequency of lesions in patients with IgG4-related ophthalmic diseases[J]. Graefes Arch Clin Exp Ophthalmol, 2014, 252(3): 531-538.

[5] UMEHARA H, OKAZAKI K, MASAKI Y, et al. Comprehensive diagnostic criteria for IgG4-related disease (IgG4-RD), 2011[J]. Mod Rheumatol, 2012, 22(1): 21-30.

[6] WALLACE Z S, ZHANG Y, PERUGINO C A, et al. Clinical phenotypes of IgG4-related disease: An analysis of two international cross-sectional cohorts[J]. Ann Rheum Dis, 2019, 78(3): 406-412.

[7] LANZILLOTTA M, MANCUSO G, DELLA-TORRE E. Advances in the diagnosis and management of IgG4 related disease[J]. BMJ. 2020;369: m1067.

病例 2

泰它西普成功诱导缓解 IgG4 相关性疾病一例

病例介绍

患者,男性,54 岁,主因"双侧颌下腺和腮腺肿大 4 年余,再发加重 1 个月"入院。

患者 4 年余前无明显诱因出现双侧颌下腺和腮腺肿大,伴口干、纳差,无瘙痒、疼痛和局部皮肤破溃,无发热、皮疹、消瘦等。于 2017-03-29 至外院行手术切除右侧颌下腺及颈部肿大组织,术后病理(图 2-1)提示唾液腺组织伴部分区域纤维组织增生,其间可见较多淋巴细胞及浆细胞浸润,其中 IgG4$^+$ 细胞绝对值 > 200 个 /HPF,IgG4$^+$/IgG$^+$ 细胞比值 > 40%,CD3 及 CD20 示 T 细胞、B 细胞分布规则,κ 与 λ 轻链比值正常,PD1(T 细胞,+),CD21(FDC 网,+),CD30(少数活化细胞,+),Ki67(生发中心高增殖)。为进一步诊治,就诊于我院风湿免疫科,查血清 IgG4 16.4g/L。PET/CT 示:双侧腮腺及左侧颌下腺弥漫性代谢增高,全身多发淋巴结(枕后、双侧颈部、右锁骨上、双侧腋窝、纵隔内及双侧肺门、腹膜后、双侧髂血管旁、双侧盆壁及双侧腹股沟)肿大、代谢增高,诊断考虑"IgG4 相关性疾病",予泼尼松 30mg,q.d.,口服,辅以护胃、补钙等,患者双侧颌下腺及腮腺肿大较前明显缩小,后激素序贯减量,至 2020 年 1 月完全停用。2021 年 5 月,患者自觉颌下腺肿大复发,性质同前,再次于我院就诊,门诊查血清 IgG4 27.50g/L,IgG 41.45g/L;补体 C3 0.53g/L,补体 C4 0.04g/L。血生化示:肌酐 127μmol/L,eGFR 54.8ml/(min·1.73m^2)。尿常规、血常规、CRP 及肿瘤标志物等未见明显异常。为进一步诊治,门诊以"IgG4 相关性疾病"收治入院。起病以来,患者精神、睡眠、饮食可,二便正常,体力、体重无明显改变。

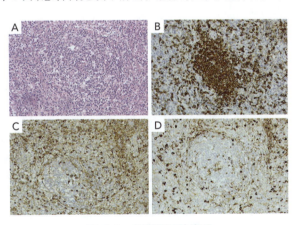

图 2-1 右侧颌下腺病理

A. 右侧颌下腺 HE 染色图;B. 右侧颌下腺 CD20 染色图;C. 右侧颌下腺 IgG 染色图;D. 右侧颌下腺 IgG4 染色图。IgG$^+$ 浆细胞绝对值 > 200 个 /HPF,IgG4$^+$/IgG$^+$ 细胞比值 > 40%

既往史 "慢性支气管炎"病史若干年,具体不详;否认高血压、糖尿病、冠心病等病史;否认外伤、输血、传染病及过敏史;近期无外出旅行;婚育史、家族史均无特殊。

入院查体 体温 36.6℃,脉搏 106 次 /min,血压 110/79mmHg,神清,查体未见明显异常。双侧瞳孔等大等圆,正常,咽无充血,颈软,气管居中,甲状腺未触及肿大,全身皮肤、巩膜无黄染,颈部可见手术缝合口。左侧颌下腺可触及鹌鹑蛋大小肿块,质韧,活动可,颈部可扪及数个黄豆大小淋巴结,活动可。胸廓对称,双肺呼吸音清,未闻及干、湿啰音。心界正常,心律齐,未闻及杂音。腹平软,未触及肝脾肿大,未触及包块,无压痛及反跳痛,腹壁反射存在,肛门生殖器未查。双下肢无明显水肿。

病例特点

1. **中年男性,慢性病程。**

2. **临床特点** 主要包括:双侧颌下腺及腮腺肿大,伴口干,激素治疗有效,但激素停用后复发;实验室检查提示血清 IgG4 升高,影像学提示颌下腺、腮腺及全身多发淋巴结肿大;右侧颌下腺病理提示 IgG4$^+$ 浆细胞绝对值 > 200 个 /HPF,IgG4$^+$/IgG$^+$ 细胞 > 40%。

3. **既往史** "慢性支气管炎"病史。否认高血压、糖尿病、冠心病等慢性疾病。否认"结核、乙型肝炎"等传染病史。否认特殊药物、食物过敏史。否认输血史。

4. **查体** 生命体征平稳,全身皮肤巩膜无黄染,颈部可见手术缝合口,左侧颌下腺可触及鹌鹑蛋大小肿块,质韧,活动可,颈部可扪及数个黄豆大小淋巴结,活动可。心肺、腹部查体未见明显异常,神经系统未见明显异常。

5. **辅助检查** 详见上。

初步诊断

颌下腺肿大原因待查:IgG4 相关性疾病?

鉴别诊断

IgG4-RD 可累及全身不同脏器,临床须与其他疾病进行鉴别。血清 IgG4 升高可见于多种疾病,如恶性肿瘤、结缔组织病、系统性血管炎、慢性感染、过敏性疾病、炎性肌成纤维细胞瘤等。该指标对疾病诊断的灵敏度较高,但特异度低。因此须结合病理活检结果进行确诊。

1. **淋巴瘤** 淋巴瘤通常存在淋巴结肿大表现,淋巴结外器官的浆细胞浸润和嗜酸性粒细胞浸润也很常见。恶性淋巴瘤的外周血淋巴细胞计数常显著升高。淋巴瘤的 B 症状(不明原因发热,体温 > 38℃,半年内体重减轻10% 以上,盗汗)在 IgG4 相关性疾病中发生较少。除淋巴结肿大外,患者外周血淋巴细胞计数正常,无淋巴瘤 B 症状,且根据患者的病理学结果可排除淋巴瘤。

2. **干燥综合征** 一种以慢性唾液腺炎、干燥性角膜炎和口干症为主要临床表现,病因不明的自身免疫病。多见于 40 岁以上的中年女性,临床表现主要为口干、眼干,唾液腺肿大以腮腺多见,亦可伴下颌下腺、舌下腺以及小唾液腺肿大,多为双侧,少部分为单侧发生。干燥综合征和 IgG4-RD 在组织学和影像学上区别较大,米库利兹病的腺体实质通常比较均匀,病理上 IgG4 相关性疾病受累组织以大量 IgG4 阳性浆细胞弥漫性浸润为特征;而干燥综合征患者受累腺体实质萎缩,几乎没有 IgG4 阳性浆细胞。该患者主要为无痛性颌下腺肿大,结合其实验室检查和组织病理学结果,可以排除干燥综合征。

3. 慢性唾液腺炎 以慢性化脓性唾液腺炎多见,多发生于下颌下腺及腮腺。可由结石、异物、瘢痕挛缩等堵塞导管和放射线损伤后继发感染而发病;或由急性唾液腺炎转变而来。长期口腔内压力增高,可逆行感染发生慢性唾液腺炎。病变常为单侧,表现唾液腺局部肿大,酸胀感,进食时加重。挤压患侧唾液腺,导管口可流出少量黏稠而有咸味的液体。唾液腺造影表现为主导管呈腊肠状,末梢导管呈点球状扩张,有时大时小的消长史,抗感染治疗常可起效。患者主要为无痛性颌下腺肿大,无酸胀感和进食时加重,且对激素治疗敏感,可排除慢性唾液腺炎。

入院后检查

1. 实验室检查

血常规、凝血功能未见明显异常。血生化:肌酐 127μmol/L,eGFR 50.1ml/(min·1.73m^2)。炎症指标:ESR 72mm/h,CRP 0.54mg/L。免疫全套:IgG 41.45g/L,IgM 0.92g/L,IgE 463.8IU/ml,IgG1 23.2g/L,IgG2 5.58g/L,IgG3 1.44g/L,IgG4 27.5g/L,补体 C3 0.53g/L,补体 C4 0.04g/L。风湿相关指标:抗核抗体 ANA 1 ∶ 1 000 核均质型,余(-);RF 142IU/ml;抗 CCP、AKA、ANCA、抗磷脂抗体谱均阴性。

2. 影像学检查

头颅磁共振平扫(图 2-2A):双侧腮腺及左侧颌下腺稍肿胀,T$_2$WI 信号稍增高,信号欠均匀,结合病史考虑 IgG4 相关性疾病所致;右侧颌下腺呈术后改变;双侧咽旁间隙、双侧枕后、双侧腮腺后方、双侧颈部及锁骨上窝、左侧颌下淋巴结增多,部分增大。腹部磁共振(图 2-2A):双肾实质多发异常楔形灶,T$_2$WI 信号稍低,结合病史,考虑为 IgG4 相关性疾病所致可能;肝内数个囊肿可能;肝门部及腹膜后淋巴结增多,部分增大。胸部 CT:右肺中叶胸膜下少许淡薄影,少许间质性改变可能;双肺多发微小结节;双侧腋窝及纵隔淋巴结、腹膜后淋巴结增多增大。心脏彩超未见明显异常。

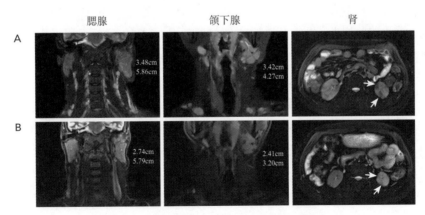

图 2-2 治疗前后患者头颅及腹部磁共振对比

A. 泰它西普治疗前,双侧腮腺、左侧颌下腺及头颈部多处淋巴结肿大,肾脏皮质区可见多处低 T$_2$WI 信号的楔形病灶(箭头所示);B. 治疗 12 个月时,双侧腮腺、左侧颌下腺及头颈部淋巴结肿大恢复正常大小,肾脏病灶区域较前显著缩小。

进一步分析

患者双侧腮腺、颌下腺及颈部淋巴结无痛性肿大,伴血清 IgG4 水平(27.500g/L)显著增高。同时,患者合并肌酐升高,eGFR 下降,补体 C3、C4 水平降低;颌下腺及腮腺 MRI 提示双侧腮腺及左侧颌下腺稍肿胀,T_2WI 信号稍增高,信号欠均匀;双侧咽旁间隙、双侧枕后、双侧腮腺后方、双侧颈部及锁骨上窝、左侧颌下淋巴结增多,部分增大。腹部 MRI 示:双肾实质多发异常信号灶,考虑肾脏受累。结合患者典型的 IgG4 相关性疾病的病理学表现(大量淋巴细胞和浆细胞浸润,$IgG4^+$/IgG^+ 细胞 > 40%,$IgG4^+$ 细胞 > 10 个/HPF),其他自身特异性抗体阴性,诊断"IgG4 相关性疾病(腮腺、颌下腺、肾脏及淋巴结同时受累)"明确,患者同时符合 2019 年 ACR/EULAR IgG4 相关性疾病的分类标准及 2020 年 IgG4 相关性疾病综合诊断标准。

进一步诊治

患者此次为激素减停药后出现的复发,而患者对长期使用激素所引起的副作用顾虑较大,与患者充分沟通和商议后,短期激素治疗诱导缓解,尝试性给予生物制剂(泰它西普)治疗。具体用药方案为:甲泼尼龙 40mg,q.d.,静脉滴注 1 周后停药,同时给予泰它西普 160mg,每周一次皮下注射。

最终诊断

IgG4 相关性疾病(腮腺、颌下腺、肾脏及淋巴结受累)。

治疗及疗效

出院 1 个月后,患者左侧颌下腺、双侧腮腺及淋巴结较前明显好转,复查 IgG4 水平 11.400g/L,肌酐 116μmol/L,eGFR 61.2ml/(min·1.73m²),补体 C3 0.56g/L,补体 C4 0.04g/L,均较用药前改善。头颅磁共振平扫示:双侧腮腺、颌下腺及淋巴结肿大均较前缩小。腹部磁共振平扫示:低 T_2WI 信号的楔形病灶范围较前缩小。继续泰它西普 160mg,每周 1 次皮下注射维持。

随访

出院 6 个月复查,患者颌下腺及腮腺明显缩小,血清 IgG4 下降至 8.45g/L,肾功能复查示肌酐 110μmol/L,eGFR 65.2ml/(min·1.73m²);补体 C3 0.92g/L,补体 C4 0.16g/L,恢复至正常水平。头颅磁共振平扫示:双侧腮腺、颌下腺及淋巴结肿大均较前有所好转。腹部磁共振平扫示:低 T_2WI 信号的楔形病灶范围较前缩小。

出院 12 个月复查,患者颌下腺及腮腺已不可触及,复查血清 IgG4 水平降至 2.18g/L,肾功能提示肌酐 100μmol/L,eGFR 72.7ml/(min·1.73m²),均较前改善。补体 C3 1.04g/L,补体 C4 0.24g/L 维持在正常范围内。头颅磁共振平扫示(图 2-2 B):双侧腮腺、颌下腺及淋巴结均恢复至正常大小;腹部磁共振平扫示(图 2-2 B):低 T_2WI 信号的楔形病灶范围较前明显缩小。

病例讨论

IgG4 相关性疾病（immunoglobulin-G4 related disease, IgG4-RD）是一种由免疫系统介导、可累及全身多器官的慢性系统性炎症伴纤维化的罕见疾病。IgG4-RD 的发病机制包括固有免疫和适应性免疫的共同参与，目前一线治疗药物是糖皮质激素，然而在激素减量的过程中复发率可高达70%，且长期使用激素副作用诸多，例如：诱发和加重感染、消化性溃疡、骨质疏松、股骨头坏死等。虽然传统的改善病情抗风湿药（DMARDs）可以协助激素减量，但是这些药物因为缺乏靶向性，系统副作用仍较大。因此，具有靶向性的生物制剂在 IgG4-RD 的治疗中具有良好的应用前景。

本病例是一例典型的累及腮腺、颌下腺、肾脏及淋巴结的"米库利兹综合征伴系统受累"类型的 IgG4 相关性疾病临床病例。患者 IgG4 水平显著升高；影像学发现腮腺和颌下腺对称性肿大，肾皮质出现典型的楔形病灶；受累组织病理学呈现典型的 IgG4$^+$ 浆细胞浸润，诊断 IgG4-RD 明确，患者激素治疗有效，但在激素规律减量至停药过程中出现复发，并新发肾脏受累。考虑患者对长期使用激素所致副作用的顾虑，该患者在短期内使用激素的同时尝试加用生物制剂治疗。

已有多项研究表明，B 细胞在 IgG4-RD 的发病中扮演了重要角色：Della-Torre 等人的研究提示，B 细胞可以直接促进 IgG4-RD 受累组织纤维化；Mattoo 与 Wallace 等人的研究表明，循环浆母细胞在 IgG4-RD 中存在克隆型扩增，并且可作为反映 IgG4-RD 疾病活动度的生物标志物，其水平与 IgG4-RD 的疾病活动状态高度相关；骨髓中的长寿命浆细胞则被认为是利妥昔单抗（rituximab）治疗 IgG4-RD 后血清 IgG4 水平未降回正常范围的重要因素。近些年，针对 B 细胞相关靶点的生物制剂［如利妥昔单抗，obexelimab，泰它西普（telitacicept）］在 IgG4-RD 领域中的临床研究陆续被报道。2012 年 Stone 教授团队早期开展的一项前瞻性单臂研究，探究利妥昔单抗（靶向 CD20）治疗 IgG4-RD 的疗效，研究共纳入 10 位患者，其中 90% 的患者病情得到了显著好转，所有患者均停止了激素和 DMARDs 的使用，血清 IgG4 水平也显著下降，且只有两位患者复发。随后 2015 年 Stone 教授的另一项研究又纳入了 30 例 IgG4-RD 患者，97% 的患者对利妥昔单抗的治疗实现了疾病应答，60% 的患者实现了完全缓解。利妥昔单抗已经是当前治疗 IgG4-RD 的一个重要生物制剂。然而，上述研究中仍有近四分之一的患者在 1 年内出现了复发。2023 年 Stone 教授团队报告了 obexelimab（靶向 CD19 和 FcγR Ⅱ B）治疗 IgG4-RD 的潜在效应。与利妥昔单抗不同的是，obexelimab 是通过抑制 B 细胞功能，而非清除 B 细胞发挥效应。这项研究发现，80% 的患者达到了主要终点，并且 53% 的患者实现了完全缓解。

同样是基于抑制 B 细胞功能的思路，考虑到 BLyS（B lymphocyte stimulator）和增殖诱导配体（APRIL）对 B 细胞存活和成熟的重要性，以及 IgG4-RD 患者显著增高的 BLyS 和 APRIL 水平。我们团队也纳入了 10 例患者，进行了一项基于 BLyS/APRIL 双靶点抑制剂的单臂临床研究，该研究于 2023 年发表在 *Ann Rheum Dis* 期刊。泰它西普是将 BLyS 受体 TACI 的胞外特定的可溶性部分与人 IgG1 的 Fc 部分构建成的融合蛋白。由于 TACI 受体对淋巴细胞发育成熟的两个关键调节因子 BLyS 和 APRIL 均具有很高的亲和力，可以阻断 BLyS 和 APRIL 与它们的细胞膜受体之间的相互作用，从而达到抑制 BLyS 和 APRIL 生物学活性的目的，高效阻断 B 淋巴细胞的增殖和存活。在我们这项研究中，患者仅接受了 1 周的糖皮质激素治疗。60% 的患者在第 24 周时实现了部分缓解。本案例中的患者在试验后继续使用泰它西普治疗，并在第 60 周时 IgG4-RD Response Index（*RI*）降到了 1，目前这个患者的 IgG4-RD *RI* 是 0。然而，在我们的研究中，40% 的患者应答较差。因此，我们分析了纳入患者的基线实验室数据，发现应答较好患者基线炎症相关指标和血清免疫球蛋白水平较高，而应答较差患者基线 T 细胞、B 细胞绝对计数较高。基于上述信息，我们进一步分析并探讨了 BLyS 抑制剂贝利尤单抗（belimumab）治疗其他自身免疫病的研究，以及与 BLyS 相关的机制研究。我们发现一个有意思的现象，即贝利尤单抗往往可以在先用其他药物，如利妥昔单抗，压制急性炎症后，发挥疗效预防疾病复发。并且，B 细胞活化因子（B cell-activating factor of the TNF family, BAFF）可能对处于相对静息状态的初始 B 细胞和记忆 B 细胞的存活更加重要。因此，我们推测，泰它西普可能更适用于诱导缓解后减少疾病复发，后续有待大样本的临床双盲安慰剂对照研究来验证。

（胡紫薇　陈　雨）

专家点评

董凌莉教授：虽然 IgG4-RD 患者对糖皮质激素治疗的效果普遍较好，但是长期使用糖皮质激素治疗可产生高血压、糖尿病等副作用。并且，在停药和低剂量糖皮质激素维持治疗阶段，IgG4-RD 极易复发。虽然传统的改善病情抗风湿药（DMARDs）能有效协助减少糖皮质激素用量并减少复发，但其起效常较慢，并因作用范围广泛而毒副作用相对较大。因此，使用作用精准且副作用较小的靶向制剂，是当前学界公认的 IgG4-RD 治疗新方向。多项研究表明，B 细胞在 IgG4-RD 的发病中扮演重要角色，靶向 B 细胞是治疗 IgG4-RD 的潜在有效手段。虽然有研究表明利妥昔单抗（靶点为 CD20）可有效改善 IgG4-RD 患者病情，但其并不完美：持续的外周 B 细胞清除可能损害患者所需的正常体液免疫功能，导致低丙种球蛋白血症，增加患者感染风险。并且，有研究表明，有近 42% 的患者在接受利妥昔单抗治疗后出现病情复发。因此，找到一种既能在低剂量糖皮质激素（甚至无糖皮质激素）情况下有效治疗疾病，又能保存患者正常所需体液免疫功能的靶向药物，对提升 IgG4-RD 的整体治疗效率具有重大意义。

泰它西普是一种由我国自主研发的新型生物制剂，可通过靶向阻断 BLyS 和 APRIL 与 B 细胞表面受体结合来抑制 B 细胞成熟及浆细胞抗体分泌，在不清除多数 B 细胞的情况下治疗 B 细胞介导的自身免疫病。本案例患者在接受泰它西普治疗 12 个月后达到完全缓解，并在此期间未出现因药物治疗导致的感染。然而需要说明的是，泰它西普并非对所有 IgG4-RD 患者均有较好疗效：一项前瞻性、单臂研究表明，虽然 60% 的患者在第 24 周时收获了较好疗效，但是仍有 40% 的患者对泰它西普的治疗应答不佳。目前泰它西普在 IgG4-RD 中的应用仍处于初期阶段，未来仍需要基于大样本的临床研究来验证其在临床上的有效性和安全性，并探讨适宜接受该药治疗的确切患病人群。

参考文献

[1]   WALLACE Z S, NADEN R P, CHARI S, et al. The 2019 American College of Rheumatology/ European League Against Rheumatism classification criteria for IgG4-related disease[J]. Ann Rheum Dis, 2020, 79(1): 77-87.

[2]   UMEHARA H, OKAZAKI K, KAWA S, et al. The 2020 revised comprehensive diagnostic (RCD) criteria for IgG4-RD[J]. Mod Rheumatol, 2021, 31(3): 529-533.

[3]   KIYAMA K, KAWABATA D, HOSONO Y, et al. Serum BAFF and APRIL levels in patients with IgG4-related disease and their clinical significance[J]. Arthritis Res Ther, 2012, 14(2): R86.

[4]   YAO X T, REN Y P, ZHAO Q, et al. Pharmacokinetics analysis based on target-mediated drug distribution for RC18, a novel BLyS/APRIL fusion protein to treat systemic lupus erythematosus and rheumatoid arthritis[J]. Eur J Pharm Sci, 2021, 159: 105704.

[5]   SHI F, XUE R, ZHOU X X, et al. Telitacicept as a BLyS/APRIL dual inhibitor for autoimmune disease[J]. Immunopharmacol Immunotoxicol, 2021, 43(6): 666-673.

[6]   DELLA-TORRE E, RIGAMONTI E, PERUGINO C, et al. B lymphocytes directly contribute to tissue fibrosis in patients with IgG4-related disease[J]. J Allergy Clin Immunol, 2020, 145(3): 968-981.

[7]   CORNABY C, GIBBONS L, MAYHEW V, et al. B cell epitope spreading: Mechanisms and contribution to autoimmune diseases[J]. Immunol Lett, 2015, 163(1): 56-68.

[8]   MATTOO H, MAHAJAN V S, DELLA-TORRE E, et al. De novo oligoclonal expansions of circulating plasmablasts in active and relapsing IgG4-related disease[J]. J Allergy Clin Immunol, 2014, 134(3): 679-687.

[9]   PERUGINO C A, STONE J H. IgG4-related disease: An update on pathophysiology and implications for clinical care[J]. Nat Rev Rheumatol, 2020, 16(12): 702-714.

[10] CAI S Z, HU Z W, CHEN Y, et al. BLyS/APRIL dual inhibition for IgG4-RD: A prospective single-arm clinical trial of telitacicept[J]. Ann Rheum Dis, 2023, 82(6): 881-883.

[11] PENG L Y, NIE Y X, ZHOU J X, et al. Withdrawal of immunosuppressants and low-dose steroids in patients with stable IgG4-RD (WInS IgG4-RD): An investigator-initiated, multicentre, open-label, randomised controlled trial[J]. Ann Rheum Dis, 2024, 83(5): 651-660.

病例 3

IgG4 相关性垂体炎合并垂体功能减退一例

病例介绍

男，40 岁，主因"多尿、烦渴、多饮 5 年"，2023 年 5 月入院。

2018 年患者无诱因出现多尿、烦渴、多饮，喜冷饮，饮水量 10L/d，尿量与饮水量相当，日夜尿量相当，夜尿 3 ~ 5 次。后出现性欲下降、性功能减退。否认发热、头痛、视力和视野改变、纳差、恶心、呕吐、嗜睡、怕冷、便秘、水肿、乏力等。上述症状逐渐加重，饮水量可高达 20L/d，每 2 小时排尿 1 次。2021 年 3 月就诊于当地内分泌科查血压 130/80mmHg，血常规、肝功、肾功、电解质正常。垂体功能：禁水加压试验提示完全性中枢性尿崩症。部分性激素、胰岛素样生长因子 1（insulin like growth factor-1, IGF-1）减低；甲状腺功能、早 8 时血皮质醇（compound F, F）/ 促肾上腺皮质激素（adrenocorticotropic hormone, ACTH）正常范围。

病因筛查 免疫球蛋白 G（immunoglobulin G, IgG）、免疫球蛋白 M（immunoglobulin M, IgM）、免疫球蛋白 A（immunoglobulin A, IgA）、补体（complement）C3、C4 均（-）。垂体增强磁共振成像（magnetic resonance imaging, MRI）：垂体柄结节状增粗、均匀强化，垂体信号不均，垂体后叶短 T_1 信号消失（图 3-1A）。肾上腺增强电子计算机断层扫描（computed tomography, CT）：双侧肾上腺结节样增粗伴轻度强化。诊断为"中枢性尿崩症"。2021 年 3 月 22 日查部分性激素水平减低较前明显，甲状腺功能、早 8 时血 F、生长激素（growth hormone, GH）在正常范围内，视野大致正常。颅底 CT 平扫见垂体窝内软组织密度影，密度欠均，鞍背部分骨质吸收。2021 年 3 月行经鼻蝶窦入路垂体柄活检术，术中取部分增粗的垂体柄病变，为白色鱼肉状、血供一般。术后病理：小块纤维组织，未见明确正常垂体结构，组织内可见多量淋巴细胞及浆细胞浸润，伴散在吞噬细胞浸润，胶原纤维增生、局部硬化。免疫组织化学：局部 IgG4 阳性细胞 > 20 个 /HPF，IgG4/IgG > 10%，CD138（浆细胞，+），S-100（部分 +）。特殊染色：网织纤维（丰富）。手术当日起，给予头孢曲松抗感染、去氨加压素 0.1mg，p.o.，q.12h. 替代治疗，术后当晚出现低热，最高体温 37.5℃，头痛，数字分级评分法（Numerical Rating Scale, NRS）7 ~ 8 分，伴嗜睡、乏力、恶心，呕吐 1 次，并有双眼视野缺损。予地塞米松 5mg，i.v.、甲氧氯普胺对症治疗，术后次日起予氢化可的松 100mg 静脉注射，每日 1 次，症状缓解，视野恢复。5 天后改为泼尼松早 10mg，晚 5mg。2021 年 4 月复查部分性激素减低较前加重，新见血 F（早 8 时）、促甲状腺激素（thyroid stimulating hormone, TSH）、游离三碘甲状腺原氨酸（free triiodothyronine, FT_3）、游离甲状腺素（free tetraiodothyronine, FT_4）减低。继续口服去氨加压素 0.1mg 每 12 小时一次,多尿、烦渴明显减轻;同时继续口服泼尼松并逐渐减量至 2021 年 5 月底停药,后再次出现头痛,NRS 4 ~ 5 分,伴乏力,否认纳差、恶心、呕吐、意识障碍。2021 年 7 月查血钠 141.9mmol/L,肝肾功能正常;早 8 时血 F/ACTH、甲状腺功能、部分性激素减低大致同前。垂体增强 MRI:垂体柄增粗,较术前略缩小。予左甲状腺素 37.5μg 每日 1 次,并加用泼尼松 2.5mg 每日 1 次,十一酸睾酮 250mg 肌内注射,每月一次。头痛缓解,乏力减轻,饮水 2L/d,夜尿 0 次。垂体相关激素变化见表 3-1。

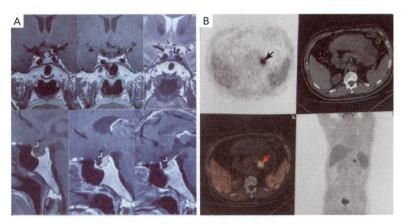

图 3-1　患者术前 MRI 和 FAPI-PET/CT

A. 垂体增强 MRI,箭头所示为垂体柄增粗灶,均匀强化;B. 2023 年 5 月 5 日 FAPI-PET/CT 见胰体部 FAP 高表达稍低密度结节影,符合 IgG4-RD 受累表现。

表 3-1　垂体相关激素变化情况

项目	2021-03	2021-03-22	2021-04-05	2021-07-22
T/$(ng \cdot ml^{-1})$	0.81	0.686	0.00	0.31
LH/$(mIU \cdot ml^{-1})$	0.58	0.62	0.00	0.51
FSH$(mIU \cdot ml^{-1})$	1.44	1.25	0.45	0.65
PRL/$(ng \cdot ml^{-1})$	4.84	6.33	12.88	12.72
E$_2$/$(pg \cdot ml^{-1})$	58.00	8.00	5.00	8.97
P/$(ng \cdot ml^{-1})$	0.43		0.09	
IGF-1/$(ng \cdot ml^{-1})$	74.30			73.00
TSH/$(mIU \cdot L^{-1})$	1.33	1.29	0.49	0.64
FT$_3$/$(pg \cdot ml^{-1})$	5.76	2.92	2.29	5.28
FT$_4$/$(ng \cdot dl^{-1})$	16.83	0.96	1.44	10.85
F(8AM)/$(\mu g \cdot dl^{-1})$	14.5	12.98	1.44	10.6

续表

项目	2021-03	2021-03-22	2021-04-05	2021-07-22
ACTH (8AM)/(pg·ml^{-1})	27.2			14.2
GH/(ng·ml^{-1})		0.19	0.13	0.05

注:T. 睾酮;LH. 黄体生成素;FSH. 卵泡刺激素;PRL. 催乳素;E$_2$. 雌二醇;P. 孕酮;IGF-1. 胰岛素样生长因子 -1;TSH. 促甲状腺激素;FT$_3$. 游离三碘甲状腺原氨酸;FT$_4$. 游离甲状腺素;F(8AM). 早 8 时血皮质醇;ACTH(8AM). 早 8 时促肾上腺皮质激素;GH. 生长激素。

2021 年 12 月查垂体平扫 MRI、胸 CT 平扫大致同前,此后未再复查,感轻度乏力、易疲劳。起病以来,精神、食欲、睡眠可。病初体重稳定 94kg,2019 年主动减重 15kg,近 2 年体重稳定。

既往史 高脂血症 2 年。维生素 D 缺乏 2 年,口服维生素 D$_3$ 胶囊 400IU 每日 1 次至今。有长期吸烟、饮酒史,已戒 2 年。育有 1 子 1 女,儿子患颅咽管瘤,余无殊。

入院查体 腹型肥胖,BMI 28.65kg/m^2,右膝伸侧可见淡红色斑片状皮疹,局部皮肤粗糙增厚,范围约 4cm×2cm,皮肤不干。双侧颌下腺肿大,质地偏硬。甲状腺、泪腺、腮腺未及肿大。心肺(-)。

病例特点

1. 青年男性,慢性病程。

2. 以多尿、烦渴、多饮起病,后出现性功能减退,去氨加压素治疗后多尿、烦渴缓解,垂体柄活检术后出现头痛、恶心、呕吐、嗜睡、乏力,化验示全垂体功能减退,糖皮质激素、左甲状腺素、十一酸睾酮替代治疗后症状均缓解。

初步诊断

鞍区占位原因待查:① IgG4 相关性垂体炎可能性大;②中枢性尿崩症;③继发性肾上腺皮质功能减退可能;④继发性甲状腺功能减退;⑤低促性腺激素性性腺功能减退;⑥生长激素缺乏可能。

高脂血症。

肝囊肿。

鉴别诊断

垂体柄增粗病因方面主要考虑与以下疾病相鉴别。

1. 自身免疫性垂体炎 包括淋巴细胞性垂体炎、黄瘤病性垂体炎、肉芽肿性垂体炎、IgG4 相关性垂体炎及其他类型垂体炎(如免疫检查点抑制剂相关垂体炎等),确诊依赖病理。患者垂体柄活检病理提示局部 IgG4$^+$ 细胞 > 20/HPF,IgG4/IgG > 10%,考虑 IgG4 相关性垂体炎可能。IgG4 相关性疾病除垂体受累外,还可出现胰腺、腹膜后脏器、腮腺、泪腺、下颌下腺等部位受累,患者目前无相关症状及体征,入院后筛查 IgG4,并完善腹部超声、泌尿系超声、唾液腺超声等,进行其他系统筛查。

2. 肿瘤

(1)原发良性肿瘤中最常见的是颅咽管瘤和拉特克囊肿（Rathke pouch cyst），颅咽管瘤是来源于拉特克囊（Rathke pouch）残余细胞的良性肿瘤，沿鼻咽部至间脑的连线，呈实性或囊实混合性，大部分位于鞍内或鞍上，特征性影像学表现为"蛋壳"样钙化灶；拉特克囊肿在垂体影像学上可表现为囊性占位，边缘较规则，可因囊内蛋白含量不同在 T_1、T_2 呈不同信号表达。该患者鞍区磁共振仅见垂体柄增粗，未见囊性改变，CT 上未见钙化，影像学上不符合。

(2)生殖细胞肿瘤，多见于儿童和青少年，除了有垂体和垂体柄受累外，还可有松果体、脊髓等多病灶，累及鞍区的患者最常见的表现是中枢性尿崩症。可完善血 β- 人绒毛膜促性腺激素（β-human chorionic gonadotrophin, β-hCG）、癌胚抗原（carcinoembryonic antigen, CEA）、甲胎蛋白（alpha fetoprotein, AFP）检查，行腰穿送检脑脊液 CEA、AFP、β-hCG 协助鉴别，并取外院垂体柄活检病理至我院会诊，以进一步除外。

(3)垂体腺瘤、视路胶质瘤、脑膜瘤。该患者既往垂体磁共振未见明确垂体内占位、硬膜尾征等影像表现，入院复查垂体增强 MRI 明确目前鞍区病变情况可进一步鉴别，最终依靠活检病理明确诊断。

(4)实体肿瘤鞍区转移，该患者无消耗症状，无原发瘤或其他器官转移的表现，病情进展并不迅速，考虑可能性低。

(5)血液系统肿瘤累及鞍区，多发性骨髓瘤的鞍区受累多见，亦须警惕白血病等累及鞍区，可完善血涂片、血 / 尿免疫固定电泳，以协助排除诊断。

3. 浸润性疾病
包括朗格汉斯细胞组织细胞增生症（langerhans cell histiocytosis, LCH）、埃德海姆 - 切斯特病（Erdheim-Chester disease, ECD）、结节病等，为全身多系统受累疾病，可累及垂体柄导致中枢性尿崩，但均需要依靠病理检查明确诊断。LCH 可累及皮肤、肝、脾、甲状腺、骨、肺、淋巴结等，其中约 10% 可出现垂体、垂体柄受累，更多见于儿童，但成人亦有发病。本例患者病程中没有骨痛、骨折及咳嗽、咳痰、自发性气胸等其他系统受累表现，外院胸部 CT、甲状腺超声、腹部超声未见受累表现，本次入院可再次复查以除外诊断。其他浸润性疾病，如结节病，较为少见，多累及肺部，出现纵隔淋巴结肿大及肺间质病变，可伴有血管紧张素转化酶（angiotensin converting enzyme, ACE）水平升高，可完善血清 ACE、胸部 CT 协助进一步除外。

4. 感染性疾病
如结核、非结核分枝杆菌、真菌或其他细菌等多种病原体引起的颅内感染，可造成垂体脓肿，影像学可有特征性表现。该患者无发热，有间断头痛，但既往影像学不支持，可完善腰穿送检脑脊液常规、生化、病原学进一步除外，并复查鞍区影像以进一步鉴别。

入院后检查

1. 常规

血常规正常。肝肾功能：白蛋白 44g/L，总胆红素 7.4μmol/L，碱性磷酸酶 95U/L，谷丙转氨酶 15U/L，血肌酐 68μmol/L，UA 424μmol/L（↑），尿素 3.70mmol/L，葡萄糖 4.4mmol/L，钾 3.7mmol/L，镁 0.93mmol/L，矫正钙 2.18mmol/L，磷 1.37mmol/L。血脂：甘油三酯 4.62mmol/L（↑），高密度脂

蛋白胆固醇 0.64mmol/L（↓），总胆固醇 4.32mmol/L，低密度脂蛋白胆固醇 1.96mmol/L。胰酶损伤标志物正常。便常规 + 隐血(-)，便苏丹Ⅲ染色(+)。炎症指标：超敏 C 反应蛋白(hypersensitive C-reactive protein, hsCRP)2.33mg/L，红细胞沉降率(erythrocyte sedimentation rate, ESR)6mm/h，肿瘤坏死因子 α 10.6pg/ml(↑)，白细胞介素 6 2.0pg/ml，白细胞介素 8 9.0pg/ml，白细胞介素 10 5.0pg/ml。感染指标：乙型肝炎、丙型肝炎、HIV、梅毒相关标志物，以及 PCT、T-SPOT.TB 均阴性。肿瘤标志物在正常范围。IgG 17.09g/L(↑)，IgG4 2 984mg/L(↑)，总 IgE 238.0KU/L(↑)，IgA、IgM、C3、C4(-)。抗核抗体谱、抗中性粒细胞胞质抗体(antineutrophil cytoplasmic antibody, ANCA)、抗磷脂抗体谱均阴性。腰穿：脑脊液压力 210mmH$_2$O(2.058kPa，1mmH$_2$O=9.8Pa)(↑)，脑脊液常规、生化、细胞学均正常。细胞因子：白细胞介素 6 15.7pg/ml，白细胞介素 8 55.0pg/ml，白细胞介素 10 5.0pg/ml，肿瘤坏死因子 α 4.5pg/ml。

2. 全面评估垂体与垂体后叶（未停去氨加压素）功能

血钠 140mmol/L，血渗透压(Sosm)294mmol/L，尿渗透压(Uosm)587mmol/L，尿比重 1.018；停泼尼松 48 小时后查血 F(早 8 时)8.1μg/dl，ACTH(早 8 时)24.5pg/ml，24 小时尿游离皮质醇(urinary free cortisol, UFC)33.7μg(24 小时尿体积 1 700ml)。甲状腺功能：TSH 0.276μIU/ml(↓)，FT$_4$ 0.87ng/dl，FT$_3$ 2.70pg/ml，抗甲状腺过氧化物酶抗体、抗甲状腺球蛋白抗体(-)。性激素：卵泡刺激素(follicle-stimulating hormone, FSH)0.21IU/L(↓)，黄体生成素(luteinizing hormone, LH) < 0.2IU/L(↓)，催乳素(prolactin, PRL)17.6ng/ml(↑)，孕酮(progesterone, P)0.28ng/ml，睾酮(testosterone, T)3.97ng/ml，雌二醇(estradiol, E$_2$)27pg/ml。GH 0.2ng/ml，IGF-1 111ng/ml。

3. 影像学

浅表淋巴结彩超：双腋下、双侧腹股沟淋巴结可见，皮质与髓质分界清。唾液腺彩超：双侧颌下腺实质回声不均。胸腹盆增强 CT：双肺上叶微结节，双侧胸膜局限性增厚，两肺门及纵隔多发小淋巴结，胰腺形态饱满，余未见异常。垂体平扫 + 增强 MRI：垂体柄增粗(横径 3.5mm，前后径 2.8mm)，垂体后叶短 T$_1$ 信号消失。

进一步分析

垂体功能方面：目前中枢性尿崩、低促性腺激素性性腺功能减退、继发性甲状腺功能减退诊断明确，入院后复查 IGF-1 在同龄人正常范围内，停用泼尼松 48 小时后复查早 8 点血 F 水平不低，目前考虑生长激素缺乏和肾上腺皮质功能减退证据不足。

垂体柄增粗方面：结合病史及垂体柄病理结果，诊断考虑 IgG4 相关垂体炎可能性大，IgG4 相关性疾病受累脏器方面，存在干眼症，但泪腺无肿大，无口干证据，但超声提示颌下腺回声不均，可完善颌下腺活检进一步明确。影像未见明确甲状腺、肝脏、胆、胰腺、脾及肾脏等脏器受累表现，未见腹膜后主动脉周围肿物，但患者大便苏丹Ⅲ染色(+)，提示存在胰腺外分泌功能受损，结合影像提示胰腺形态略饱满，须警惕胰腺受累可能。可行 ^{68}Ga- 成纤维细胞活化蛋白抑制物(fibroblast activation protein inhibitor, FAPI)- 正电子发射计算机体层显像仪(positron emission tomography and computed tomography, PET/CT)检查进一步评估 IgG4-RD 受累脏器情况。

进一步诊断

完善 ^{18}F- 氟代脱氧葡萄糖(fludeoxyglucose, FDG)-PET/CT 检查:垂体柄增粗,最宽处直径约 0.5mm,放射性摄取未见明显增高;胰体部见一稍低密度结节影,大小约 2.2cm×1.8cm,放射性摄取增高(SUV$_{max}$ 4.5)。^{68}Ga-FAPI-PET/CT:垂体柄增粗,最宽处直径约 0.5mm,放射性摄取未见明显增高,考虑 FAP 未见明确表达;胰体部见一稍低密度结节影,大小约 2.2cm×1.8cm,放射性摄取增高(SUV$_{max}$ 14.5),考虑 FAP 高表达,符合 IgG4-RD 受累表现(图 3-1B)。

垂体柄活检病理会诊:(垂体柄)增生的纤维组织内见大量淋巴细胞、浆细胞及部分组织细胞浸润,未见正常垂体结构,考虑淋巴细胞性垂体炎。原单位免疫组织化学:IgG(+),IgG4(+),IgG4 > 20 个 /HPF,IgG4(+)/IgG(+) 约 10%,CD138(浆细胞,+),Ⅳ型胶原蛋白(collagen Ⅳ)(灶 +),Ki-67(指数约 10%),S-100(局灶 +)。Masson 染色(-),网织纤维(MF 2 级)。眼科会诊:泪腺区未扪及肿大,双眼干眼症,视力、视野、眼底正常。免疫系统检查:抗核抗体谱均(-),类风湿因子、抗中性粒细胞胞质抗体(-);血管紧张素转化酶(-);结核感染 T 细胞斑点试验(T-SPOT.TB)阴性。综合以上检查结果,考虑 IgG4-RD 诊断明确,受累病灶包括垂体、胰腺、颌下腺(不除外),存在中枢性尿崩、继发甲减、低促性腺激素性性腺功能减退,继发性肾上腺皮质功能减退不除外,胰腺外分泌功能受损可能。

最终诊断

IgG4 相关性疾病(垂体、胰腺、颌下腺受累)。

中枢性尿崩症;继发性甲状腺功能减退;低促性腺激素性性腺功能减退;继发性肾上腺皮质功能减退不除外。

治疗及疗效

给予泼尼松 60mg,q.d.,规律减量。

替代治疗方面 去氨加压素,每日三次,分别为 0.05mg、0.1mg、0.1mg,左甲状腺素加量为 50μg 每日 1 次。经上述治疗后患者症状明显好转,尿量每日 2 000ml 左右。

病例讨论

IgG4 相关性垂体炎(IgG4 related hypophysitis, IgG4-RH)指 IgG4-RD 累及垂体,临床罕见,有报道在 2 006 例鞍区占位中仅有 4 例确诊为 IgG4-RH。IgG4-RH 男性较女性多见,临床表现主要包括视觉异常(19/31,61%)、尿崩症(70/89,79%)、垂体前叶功能减退(86/102,84%),最常见性腺功能减退,其次是肾上腺。MRI 可见垂体后叶亮斑消失(35/37,95%)、垂体柄增粗(90/92,98%),垂体前叶呈典型垂体炎表现,鞍区肿块类似于垂体腺瘤,有时延伸到海绵窦和鞍上区域,甚至导致视野缺损,另有表现为空泡蝶鞍的病例。IgG4-RH 中有 25% 的患者血清 IgG4 水平正常,而 75% 的患者有丙种球蛋白水平升高。在器官受累方面,有 36% 的患者为单发 IgG4-RH,其他患者存在系统性 IgG4-RD,分别有 30%、20%、20%、10% 的患者累及 1、2、3、4 个其他器官,最多累及 7 个,最常累及唾液腺、肺、胰腺和腹膜后。近年来，^{68}Ga-FAPI-PET/CT 因可显示成纤维细胞活性而与传统的 ^{18}F-FDG-PET/CT 相结合用于辅助 IgG4-RD 的诊断，在胰腺、胆管 / 肝、唾液腺有更高的阳性率。病理学上，与其他受累器官相似，IgG4-RH 典型表现包括：淋巴浆细胞浸润，每个高倍显微镜视野中有超过 10 个 IgG4 阳性浆细胞，占所有浆细胞的至少 40%，同时可见局灶性席纹状纤维化。糖皮质激素应用的剂量从生理替代量到冲击量都有报道，均可使患者获得明显病情改善。其他报道应用的治疗药物包括利妥昔单抗、奥法木单抗，以及硫唑嘌呤、吗替麦考酚酯、环磷酰胺及来氟米特等传统免疫抑制剂，都取得了不同程度的缓解。

（孙渤缘　陈盈宇　刘　巍　朱惠娟）

专家点评

张文教授：垂体是 IgG4-RD 的少见受累器官之一。本例患者临床表现为中枢性尿崩和逐渐进展的垂体功能减退，血清 IgG 和 IgG4 均有升高。垂体活检病理显示淋巴细胞及浆细胞浸润和席纹状纤维化，IgG4$^+$ 浆细胞 > 10/HPF。尽管组织中 IgG4$^+$ 浆细胞占 IgG$^+$ 浆细胞的比例不足 40%，但其他病理表现均符合 IgG4-RD 的特征。同时 ^{68}Ga-FAPI-PET/CT 显像见 IgG4-RD 胰腺和颌下腺受累，因此考虑 IgG4-RD 导致的垂体炎。予泼尼松 60mg 每日 1 次合并去氨加压素、左甲状腺素替代治疗后症状明显好转。对于 IgG4-RH 患者，当应用激素获得炎症的消退后仍有垂体功能不可逆损伤时，应及时补充相应的激素进行替代治疗。

IgG4-RD 的诊断本身就有一定的挑战性，目前分类标准仍然在不断完善中。本例患者因垂体炎行活检提示 IgG4-RD 可能，病理不典型。^{68}Ga-FAPI-PET/CT 显像通过显示成纤维细胞活性可发现当前炎症状态不活跃的受累器官，协助疾病诊断，可能成为新的辅助 IgG4-RD 诊断的手段之一。

参考文献

[1]　CHAKRABORTY A M, SUSHANT K S, DEBAJYOTI C, et al. IgG4-related hypophysitis: A monocentric experience from North India[J]. Surg Neurol Int, 2022, 13: 578.

[2]　AMIRBAIGLOO A, ESFAHANIAN F, MOUODI M, et al. IgG4-related hypophysitis[J]. Endocrine, 2021, 73(2): 270-291.

[3]　LUO Y P, PAN Q Q, YANG H X, et al. Fibroblast activation protein-targeted PET/CT with ^{68}Ga-FAPI for imaging IgG4-related disease: Comparison to ^{18}F-FDG PET/CT[J]. J Nucl Med, 2021, 62(2): 266-271.

[4]　VASAITIS L, WIKSTRÖM J, AHLSTRÖM S, et al. Histopathological findings in the landscape of IgG4‑related pathology in patients with pituitary dysfunction: Review of six cases[J]. J Neuroendocrinol, 2021, 33(3): e12942.

[5]　WALLACE Z S, NADEN R P, CHARI S, et al. The 2019 American College of Rheumatology/European League Against Rheumatism classification criteria for IgG4-related disease[J]. Ann Rheum Dis, 2020, 79(1): 77-87.

病例 **4**

激素联合利妥昔单抗治疗 IgG4 相关性硬脊膜炎一例

病例介绍

患者,女性,47岁,主因"腰痛伴双下肢无力和麻木 2 个月"入院。

患者 2019 年 1 月起无明显诱因出现持续性腰背部疼痛,呈放射样刺痛,后逐渐进展加重,伴双下肢无力和麻木,排尿困难,无晨轻暮重、吞咽困难、呼吸困难、语言障碍等,无消瘦、皮疹、口眼干、口腔溃疡、关节痛等,就诊于当地的医院,行脊髓磁共振提示颈髓、胸髓脊髓变性,PET/CT 提示颈髓及胸髓弥漫性糖代谢增高,SUV_{max} 7.7,考虑炎性病变;右肩关节区肌肉前结节糖代谢异常增高,考虑恶性肿瘤病变可能。当地诊断考虑恶性肿瘤伴转移,建议转至我院进一步诊治。起病以来,患者神志清,精神可,饮食睡眠可,留置导尿,大便未解,体力较前下降明显,体重无明显变化。

既往史 否认高血压、冠心病、糖尿病等病史;否认乙型肝炎、结核等传染病史,否认药物及食物过敏史,否认冶游史及家族遗传史。

入院查体 体温 36.5℃,脉搏 81 次 /min,血压 109/79mmHg;神清,推床入室,全身浅表淋巴结及腺体无肿大,双侧瞳孔等大等圆,直径为 3mm,对光反射灵敏,双眼球活动自如,双侧鼻唇沟对称,伸舌居中,心、肺、腹部查体未见明显异常。神经系统查体:双上肢肌力5级,左下肢肌力1级,右下肢肌力 0 级,肌张力正常,双下肢腱反射活跃,踝阵挛,颈软,双侧病理征(+),T_2 以下浅感觉减退,指鼻试验稳准,跟 - 膝 - 胫试验不能配合,脑膜刺激征阴性。

病例特点

1. **中年女性,亚急性起病。**

2. **临床特点** 主要为腰痛,双下肢乏力伴麻木,排便困难。

3. **既往史、家族史无特殊。**

4. **体格检查** 生命体征平稳,心、肺、腹部查体未见明显异常。神经系统查体:双下肢肌力明显减弱,左下肢肌力 1 级,右下肢肌力 0 级,肌张力正常,双下肢腱反射活跃,踝阵挛,颈软,双侧病理征(+),T_2 以下浅感觉减退,指鼻试验稳准,跟 - 膝 - 胫试验不能配合,脑膜刺激征阴性。

初步诊断

脊髓炎性脱髓鞘性病变。

鉴别诊断

1. 视神经脊髓炎 视神经脊髓炎谱系疾病（neuromyelitis optica spectrum disorder, NMOSD）以免疫介导的严重脱髓鞘及轴突损伤为主要特征，主要累及视神经和脊髓。患者多为急性发作，表现为双侧视神经炎或横贯性脊髓炎，血清水孔蛋白 4（aquaporin 4, AQP4）抗体阳性可支持诊断。该患者亚急性起病，以脊髓病变为主要症状，须考虑该诊断可能，但患者无视力突发下降表现，入院后进一步完善腰穿、血清及脑脊液 AQP4 抗体以检查明确。

2. 急性脊髓病 长节段的脊髓病变还须考虑急性脊髓病的可能，包括鞘内肿瘤、血管异常（如硬脊膜动静脉瘘和脊髓前动脉闭塞引起的梗死）、代谢性疾病（如维生素 B_{12} 缺乏引起的脊髓亚急性联合变性）、放疗及病毒感染（如 HIV-1、HTLV-1）等，入院后可考虑行硬脊膜动静脉畸形检查并酌情通过 MRI 或动脉造影进行排除。

3. 副肿瘤性脊髓病 是由转移、代谢及营养缺陷、感染、凝血病和癌症治疗以外的机制引起的一组与全身癌症相关的异质性神经系统疾病。较罕见，最常见的共存癌是肺癌和乳腺癌，其他实体肿瘤和淋巴瘤亦有报道。该患者 PET/CT 示颈髓及胸髓弥漫性糖代谢增高，同时患者右肩关节区肌肉前结节糖代谢异常增高，须警惕恶性肿瘤病变可能；不支持点为患者暂无其他部位肿瘤证据和病理支持，入院后完善病理活检可明确诊断。

入院后检查

1. 入院后完善相关辅助检查

血常规、肝肾功能、凝血、甲状腺功能均正常范围。炎症指标：血沉 87mm/h（↑），超敏 C 反应蛋白 99.0mg/L（↑）。感染：乙型肝炎、丙型肝炎、HIV、梅毒、呼吸道病原体相关标志物，以及 TORCH-IgM、EBV-DNA、CMV-DNA、T-SPOT.TB 均阴性。肿瘤：肿瘤标志物全套、血清免疫固定电泳均阴性。风湿免疫：IgG4 1.480g/L（↑）（参考范围：0 ~ 1.35g/L），IgG4/IgG 9.49%（↑）；总 IgE 113.30IU/ml。抗核抗体谱 ANA 核仁型 1 : 100，余 (-)；IgG、IgA、IgM、ANCA、狼疮抗凝物、抗心磷脂抗体、抗 β₂-GP1 抗体均正常范围。腰穿测脑脊液压力 200mmH₂O，脑脊液清亮透明，脑脊液细胞学：镜下见较多淋巴细胞，单核细胞，未见其他。脑脊液常规、生化及细菌、真菌培养、抗 AQP4 抗体均阴性，脑脊液 IgG 亚型：IgG1 2.68g/L（↓），IgG2 0.84g/L（↓），IgG4 0.773g/L。

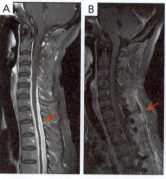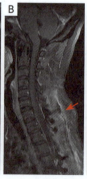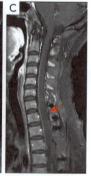

图 4-1　患者不同时期的颈椎、胸椎增强 MRI

A. 起病时，$C_5 \sim T_{11}$ 椎管内髓外硬膜下见长条状中度均匀强化影，包绕脊髓，脊髓压缩变窄；B. 手术 3 个月后，脊髓受压消失，椎体后缘及附件旁软组织肿胀；C. 利妥昔单抗维持 1 年后，脊髓腔宽度恢复正常，硬脊膜无增厚。

2. 影像学检查

（1）头颅 MRI 提示：右侧额叶皮质下缺血灶。

（2）颈椎、胸椎增强 MRI 提示：$C_5 \sim T_{11}$ 水平脊膜强化增厚，脊髓变窄（图 4-1A）；部分胸椎椎旁竖脊肌少许水肿。

进一步分析

患者 $C_5 \sim T_{11}$ 水平脊髓弥漫性病变,伴相应部位神经系统受压症状,外周血清 IgG4 轻度升高,肿瘤标志物、LDH 均正常,脑脊液压力升高,但脑脊液细胞学、常规、生化、感染及免疫指标筛查均阴性;结合影像学 PET/CT 提示右肩部皮下软组织结节高代谢信号,颈髓及胸髓腔($C_4 \sim T_9$ 水平)高代谢,须考虑肿瘤可能(转移瘤或淋巴瘤?),进一步拟行脊髓病变部位活检明确诊断。IgG4 相关性疾病所致脊髓病变方面证据尚不充分,患者仅有脊髓弥漫性占位和血清 IgG4 轻度升高,非 IgG4-RD 常见受累部位,需要通过病理活检以明确诊断。

进一步诊断

患者于神经外科行 $T_1 \sim T_{12}$ 增厚脊膜切除 + 脊髓减压术,术后病理示(图 4-2):送检纤维结缔组织中可见较多淋巴细胞及浆细胞浸润,伴局灶多核巨细胞反应,未见肿瘤,CD138(+),CD38(+),IgG4 30 个 /HPF,IgG4$^+$/IgG$^+$ 浆细胞约 40%,结合患者病史及影像学,符合 IgG4 相关硬脊膜炎病理改变。

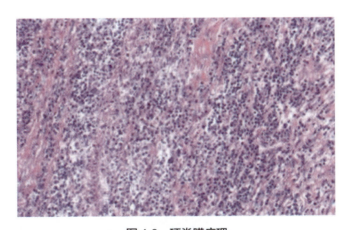

图 4-2　硬脊膜病理

可见较多纤维结缔组织及较多淋巴细胞及浆细胞浸润。

最终诊断

IgG4 相关性硬脊膜炎。

治疗及疗效

入院后予甲泼尼龙 500mg,q.d.,i.v.,冲击 3 天后减至甲泼尼龙 40mg,q.d.,i.v.,7 天,丙种球蛋白 20g,q.d.,i.v.gtt.,冲击 3 天,环磷酰胺累计 0.6g,患者自觉双下肢无力及麻木症状改善不明显。为进一步加强原发病治疗,加用利妥昔单抗 400mg 静脉滴注,每周 1 次,连用 4 周,1 个月后患者双下肢无力及麻木症状较前明显缓解,复查淋巴细胞亚群提示 B 淋巴细胞计数从基线值 111/μl 降至 0/μl。此后激素改为泼尼松 35mg,q.d.,口服。患者出院。

随访和预后

患者出院后根据每次监测 B 细胞计数情况分别于第 8 周、第 4 个月及第 10 个月行利妥昔单抗 100mg 临时静脉滴注治疗，激素每 2 周减 1 片（5mg/ 片），减至 4 片后每 2 周减半片，逐渐减至泼尼松 5mg，q.d.，口服维持，患者双下肢无力及麻木症状逐渐改善，由只能平躺逐渐恢复至可床旁坐立，1 年后患者可自行站立行走，双下肢肌力恢复至 5 级，肌张力正常，双侧病理征转阴性。复查影像学（前图 4-1B、C）提示脊髓腔恢复正常宽度。

病例讨论

IgG4-RD 是一种免疫介导的、以非特异性炎症和纤维化为主要特点的自身免疫病，几乎可以累及全身所有器官。中枢神经系统受累在该病中罕见，其中，又以垂体和 / 或硬脑膜受累多见，而几乎不会累及脑和脊髓实质。部分学者认为 IgG4 相关性硬脑膜炎是非特异性硬脑膜炎在排除了感染、肿瘤后的最主要病因。

IgG4 相关性硬脊膜炎属于 IgG4 相关性硬脑膜炎（IgG4 related hypertrophic pachymeningitis，IgG4-RHP）的一种，后者的临床表现通常由受累病灶对周围组织的压迫效应造成，与其他原因引起的脑膜炎表现相似，如眶周、前庭、脑干、脊神经根等部位受压可表现为听觉或视力下降、运动神经麻痹和感觉障碍等。如颅腔内或硬脑膜受压则可表现为头痛、颈项强直、癫痫等。作为 IgG4 相关性疾病谱的一部分，IgG4-RHP 如同时合并神经系统以外器官（如唾液腺、泪腺、腹膜后纤维化、胰腺、肺、肾脏、前列腺等）受累，可因受累部位的不同引起相应症状。

血清 IgG4 水平是诊断该病的重要线索之一，研究显示，在经病理证实的 IgG4 相关硬脑膜患者中，40% ~ 80% 的血清 IgG4 水平呈轻到中度升高，如显著升高往往提示患者同时合并其他器官受累，相反，如果患者以硬脑膜受累为该病的唯一表现，其血清 IgG4 水平往往在正常范围。由于血脑屏障的存在，脑脊液常规和脑脊液 IgG4 水平亦可以较好地反映硬脑膜受累情况，患者脑脊液蛋白通常轻到中度升高，而葡萄糖和细胞计数一般正常，可以和感染等其他病因相鉴别。脑脊液血清 IgG4 水平可高于正常范围，在一项临床研究中，通过对比 IgG4-RHP、健康人和其他硬脑膜炎患者（感染性、肿瘤性和炎性）的脑脊液 IgG4 水平发现，IgG4 相关性硬脑膜炎患者的脑脊液 IgG4 的水平是明显高于后两者的，但由于该研究样本量太少，还需大型研究数据来支持。此外，有最新研究显示，在活动性 IgG4 相关性硬脑膜炎患者的脑脊液中可检测到 IgG4 寡克隆带，且经治疗好转后消失，可能的解释是，在某些未知抗原的刺激下，脑脊液中抗原特异性 B 细胞经体细胞高频突变，转化为能分泌抗体的浆母细胞的正常过程受到限制，使其转化为特异性分泌寡克隆 IgG4 分子的浆细胞。

IgG4-RHP 的影像学表现主要为线性硬脑膜增厚或局部膨出的肿块。常用的检测手段为增强 MRI 和 CT，比较而言，MRI T_2 加权可以更好地显示病灶部位硬脑膜增厚和强化，T_1 窗则能更加清晰地显示硬脑膜边缘的炎症特点。CT 能够更好地显示病灶周围的骨骼结构，有助于发现有无骨侵蚀。PET/CT 也可以用于评估硬脑膜受累情况，同时有助于评估全身其他器官和 / 或组织受累情况。

病理活检是诊断 IgG4-RHP 的金标准。目前 IgG4-RD 病理诊断主要基于 2011 年 IgG4-RD 国际研讨会上达成的专家共识,值得注意的是,IgG4-RHP 的病理类型更加倾向于以纤维化改变为主,受累的硬脑膜组织中淋巴细胞和浆细胞的浸润程度、IgG4$^+$ 浆细胞数目及比值较其他以增殖性改变为主的病变的受累组织,如淋巴结、肺、小唾液腺和泪腺等相对较小。

糖皮质激素是治疗 IgG4-RD 的一线用药,根据 2015 年 IgG4-RD 国际专家共识,初始剂量首选泼尼松 30 ~ 40mg,q.d.[0.5 ~ 1mg/(kg·d)],维持 2 ~ 4 周后逐渐减量,对于快速进展的患者,可考虑行糖皮质激素冲击,迅速抑制炎症以避免不可逆的神经系统损伤。此外,当 IgG4-RHP 出现脊髓压迫症状时,也可考虑紧急手术治疗以尽量减少神经功能缺损和癫痫发作的风险,如脊柱减压。通过脑干压迫或脑积水的分流手术,既可以快速通过解除脊髓压迫来改善症状,又可以为组织病理学评估提供足够的组织标本。利妥昔单抗是最早应用于 IgG4-RD 的生物制剂,其靶点是前 B 细胞和 B 淋巴细胞的 CD20 抗原。主要通过抗体介导的细胞毒作用,激活补体、诱导凋亡导致 B 细胞耗竭,以防止 B 细胞分化为新的浆细胞而改变 IgG4 相关性疾病的病程。最早美国梅奥医学中心(Mayo Clinic)于 2008 年报道了 1 例使用激素及硫唑嘌呤效果不佳的 IgG4 相关胰腺炎并发硬化性胆管炎患者应用利妥昔单抗治疗后临床症状和影像学均明显缓解的个案,使用方法为 375mg/m^2,每周 1 次,连续四周后改为每 3 个月 1 次维持。2015 年首个前瞻性、开放标签式临床研究进一步证实了单独应用利妥昔单抗诱导 IgG4-RD 疾病缓解的有效性,使用方法为 1 000mg/次,每 2 周 1 次,连用 2 次,6 个月后评估患者的临床表现及影像学,发现均明显改善,IgG4-RD *RI* 评分显著下降,且 77% 的患者在观察期内无复发倾向。然而,关于利妥昔单抗应用于 IgG4-RHP 的个案报道很少见。Balaban 等报道了一例通过鞘内注射小剂量利妥昔单抗治疗难治性 IgG4-RHP 并达到疾病缓解的病例报道。本例 IgG4 相关性硬脊膜炎经激素和丙种球蛋白冲击治疗后效果不佳,改用利妥昔单抗治疗后实现诱导缓解,并在维持期取得了良好的疗效,提示利妥昔单抗在难治性 IgG4-RD 患者中的应用价值。

(陈 雨)

专家点评

董凌莉教授:IgG4-RHP 是 IgG4-RD 的一种罕见类型,临床很难诊断,须综合患者临床表现、体格检查、影像学、血清学、脑脊液检查和病理学表现等进行综合判断。其中,典型的 IgG4-RD 的组织病理学表现是诊断的关键,但由于活检部位隐匿,受限于有创操作的危险性和复杂性,该病在实际中主要依赖于临床诊断,在没有条件实施活检时,应将血清和脑脊液 IgG4 水平升高作为提示诊断的重要证据。因此,在本病的诊疗过程中,需要始终注重鉴别诊断,积极排除感染、肿瘤和其他免疫性疾病,从而去伪存真,提高诊断的准确率。该病治疗的一线药物是糖皮质激素,传统 DMARDs 药物如甲氨蝶呤、硫唑嘌呤、环磷酰胺在该病中的疗效尚不肯定,本病例是一例激素联合利妥昔单抗诱导缓解治疗 IgG4 相关性硬脊膜炎的成功案例,并在后续维持期使疾病得到了较好的稳定。

参考文献

[1] LU L X, DELLA-TORRE E, STONE J H, et al. IgG4-related hypertrophic pachymeningitis: Clinical features, diagnostic criteria, and treatment[J]. JAMA Neurol, 2014, 71(6): 785-793.

[2] DE VIRGILIO A, DE VINCENTIIS M, INGHILLERI M, et al. Idiopathic hypertrophic pachymeningitis: An autoimmune IgG4-related disease[J]. Immunol Res, 2017, 65(1): 386-394.

[3] DELLA-TORRE E, GALLI L, FRANCIOTTA D, et al. Diagnostic value of IgG4 Indices in IgG4-related hypertrophic pachymeningitis[J]. J Neuroimmunol, 2014, 266(1/2): 82-86.

[4] BALABAN D T, HUTTO S K, PANZARINI B P, et al. Treatment of IgG4-related disease-associated hypertrophic pachymeningitis with intrathecal rituximab: A case report[J]. Front Neurol, 2023, 14: 1189778.

IgG4 相关性疾病继发肺癌一例

病例介绍

患者,男性,46 岁,主因"进行性下肢肌无力伴消瘦 1 年"入院。

患者 1 年前无明显诱因出现活动后下肢无力表现,进行性加重,伴消瘦,无发热、肢体麻木、皮疹、脱发、口腔溃疡、关节肿痛、外阴溃疡、口干眼干、双手发绀、光过敏等表现,无腮腺肿大、胸闷胸痛、腹痛、黄疸、水肿等表现。半月前曾就诊于当地医院,下肢肌无力进行性加重,常规行血生化检测结果提示谷草转氨酶(53U/L)、碱性磷酸酶(708U/L)、γ- 谷氨酰转移酶(222U/L)等指标水平增高,IgG 27.30g/L,其中 IgG4 15.9g/L,进一步行上腹部增强磁共振检查,结果提示考虑肝硬化可能性大、伴脾大。患者为进一步诊治,门诊以"IgG4 相关性疾病?"收入住院。

起病以来,患者精神、睡眠尚可,饮食一般,大小便如常,体力降低,近 1 年体重下降 7kg。

既往史 1 年前因多饮、多尿在当地医院内分泌科确诊"尿崩症",规律口服去氨加压素,自诉控制可。有血吸虫病及肝硬化病史多年,未系统治疗。否认高血压、糖尿病、结核等系统性疾病史,否认手术、外伤、输血史,否认药物及食物过敏史。

入院查体 体温 36.2℃,脉搏 78 次 /min,呼吸 19 次 /min,血压 120/77mmHg,神志清楚,全身皮肤及巩膜未见黄染,浅表淋巴结未扪及肿大。颈软,双肺呼吸音清,未闻及干、湿啰音。心音有力,律齐,各瓣膜听诊区未闻及明显病理性杂音。腹平软,全腹无压痛及反跳痛,未扪及包块,肝右肋下未及,脾左肋下 1 指。双肾区无叩击痛。双侧下肢及颜面部无水肿。四肢关节无肿胀及畸形,无压痛。四肢肌张力及肌力可,生理反射存在,病理反射未引出。

辅助检查 外院上腹部磁共振 + 增强提示"考虑肝硬化可能性大、伴脾大"。血生化:谷丙转氨酶 30U/L,谷草转氨酶 53U/L,碱性磷酸酶 708U/L,γ- 谷氨酰转移酶 222U/L;IgG 27.30g/L,IgG4 15.9g/L。

病例特点

1. **中年男性**,慢性病程。
2. **临床特点** 主要包括:活动后下肢乏力,呈进行性加重,伴体重下降。
3. **既往史** 1 年前因多饮、多尿在当地医院内分泌科确诊"尿崩症";有血吸虫病及肝硬化病史,未系统治疗。

4. **体格检查** 生命体征平稳,心、肺、腹部查体未见明显异常。四肢肌张力及肌力可,生理反射存在,病理反射未引出。

5. **辅助检查** 肝脏磁共振提示考虑肝硬化可能;实验室检查提示免疫球蛋白 IgG 27.30g/L,其中 IgG4 15.9g/L。

初步诊断

IgG4 相关性疾病?
肝硬化:原因待查。
尿崩症。

鉴别诊断

1. **肝肿瘤性病变** 中年男性,进行性乏力伴消瘦,磁共振提示肝硬化,既往合并血吸虫肝病且未规律治疗,须排除肝肿瘤性病变可能。不符合点为该患者无明显消化系统症状,如恶心、呕吐、纳差、腹胀等,无肝区闷胀样疼痛,此种疼痛多数表现为渐进性、非持续性的闷胀、隐痛,随着疾病的进展,逐步出现疼痛加重。同时该患者病程中无明显黄疸及尿液颜色加重。

2. **病毒性肝炎** 中年男性,进行性乏力伴消瘦,磁共振提示肝硬化,且既往未规律治疗,同时须除外病毒性肝炎可能。不支持点:患者食欲正常,病程中无黄疸、肝区疼痛、上腹部不适、尿液加深、皮肤和眼球巩膜黄染、肝掌、蜘蛛痣等表现。

3. **重症肌无力** 最常见的表现为提睑肌无力所致上睑下垂和眼外肌无力所致复视,口咽肌无力会导致构音障碍和吞咽困难,全身型患者则可表现为颈伸肌和屈肌及四肢肌无力。该患者仅为下肢乏力,无其他骨骼肌无力表现,不支持该诊断。

4. **慢性肾脏疾病** 患者 1 年前因多饮、多尿在当地医院内分泌科确诊"尿崩症",须明确为中枢性或肾性尿崩症。前者多为垂体受累所导致,后者多因慢性肾脏疾病尤其是肾小管疾病、低钾血症、高钙血症等,均可影响肾浓缩功能而引起多尿、口渴等症状,但应同时合并相应原发疾病的临床特征。

入院后检查

1. **实验室检查**

血常规:红细胞计数 $3.63 \times 10^{12}/L(\downarrow)$ [参考范围:$(4.80 \sim 5.90) \times 10^{12}/L$],血红蛋白 109.0g/L($\downarrow$)(参考范围:130.0 $\sim$ 175.0g/L)。尿常规:尿比重 1.002($\downarrow$)(参考范围:1.010 $\sim$ 1.025)。血生化:谷丙转氨酶 38U/L(参考范围:$\leqslant$ 40U/L),谷草转氨酶 69U/L($\uparrow$)(参考范围:$\leqslant$ 40U/L),总蛋白 86.9g/L($\uparrow$)(参考范围:64 $\sim$ 83g/L),白蛋白 36.3g/L,球蛋白 50.6g/L($\uparrow$)。炎症相关指标:血清铁蛋白 553.3μg/L($\uparrow$),红细胞沉降率 119mm/h($\uparrow$),超敏 C 反应蛋白 15.19mg/L($\uparrow$);总 IgE 197.80IU/ml($\uparrow$);白介素 6 19.09pg/ml;抗核抗体谱示 ANA 1 : 100,核颗粒型($\uparrow$),余抗体未见异常。IgG 亚型:IgG1 12.10g/L($\uparrow$),IgG2 8.93g/L($\uparrow$),IgG3 1.310g/L($\uparrow$),IgG4 18.40g/L($\uparrow$)。大便

常规、肾功能、凝血 +D- 二聚体、甲状腺功能、类风湿(抗 CCP、AKA、RF)、抗磷脂抗体谱、ANCA、血清免疫固定电泳、肿瘤全套,以及甲型肝炎、乙型肝炎、丙型肝炎、戊型肝炎、HIV、梅毒、自身免疫性肝炎相关标志物均未见明显异常。

2. 影像学检查

肝脏磁共振提示肝脏边缘欠光整,波浪状改变,肝裂增宽;肝脏多发类圆形长 T_2 信号,较大者直径约 10mm;肝门区结构清晰。肝内外胆管无扩张。胆囊不大,壁无增厚,腔内未见异常信号。脾大。胰腺形态、信号强度未见异常。腹膜后淋巴结增多稍大。肝脏增强磁共振:肝硬化、脾大;肝内多发强化结节,考虑炎性结节(Ig4-RD 累及可能),肝右叶条片状稍长 T_2 信号,考虑炎性病变所致;肝囊肿;肝门部、腹膜后淋巴结增多稍大(图 5-1)。

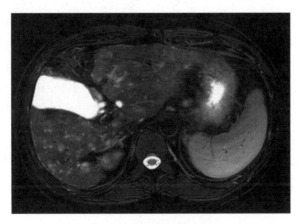

图 5-1 肝脏增强磁共振

示肝硬化、脾大;肝内多发强化结节灶,考虑炎性结节(IgG4 相关性疾病累及可能),肝右叶条片状长 T_2 信号,考虑炎性病变所致。

进一步分析

患者肝功能不全,炎症指标 ESR、超敏 CRP 升高,影像学提示肝硬化并肝多发炎性结节,脾大,感染、肿瘤相关筛查阴性,结合血清 IgG4 升高明显,诊断须考虑 IgG4 相关性疾病肝脏受累可能,确诊需要病理组织活检。患者 1 年前因多饮、多尿在当地医院内分泌科确诊"尿崩症",已规律口服去氨加压素,入院查尿比重偏低,如诊断 IgG4-RD 明确,从疾病一元论角度考虑,由 IgG4 相关性疾病继发尿崩症所致可能性大,建议行尿崩症试验、垂体磁共振等检查进一步评估。此外,特殊的影像学检查对于鉴别 IgG4-RD 脏器受累亦很重要,如脏器增强磁共振,^{18}F-FDG-PET/CT 检查等。

进一步诊断

该患者完善了 ^{18}F-FDG 标记的 PET/CT 检查,结果显示肝左叶、右后叶局部代谢不均匀性增高,不除外肿瘤性病变;右侧心膈角区、肝门部、门腔间隙、腹膜后多发淋巴结增大,代谢增高,考虑淋巴结转移可能;合并肝硬化及脾大;右侧锁骨下淋巴结稍大,代谢轻度增高;右侧第 1 前肋骨质密度稍高,代谢轻度增高;右肺下叶囊腔,代谢无增高,考虑良性病变可能;双肺气肿。结合 FDG-PET/CT 结果,该患者仍不能排除肿瘤性疾病可能。为明确诊断,进一步行肝穿刺活检,病理可见大量淋巴细胞、浆细胞浸润,免疫组织化学提示 IgG4$^+$ 浆细胞 > 80 个 /HPF,IgG4$^+$/IgG$^+$ 浆细胞比值约 70%(图 5-2)。

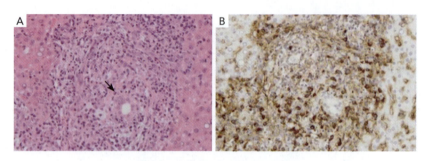

图 5-2　肝组织穿刺活检病理

A. 免疫组织化学可见大量 IgG4 阳性浆细胞浸润(> 80 个 /HPF);B. 免疫组化提示 IgG4$^+$/IgG$^+$ 浆细胞比值约 70%。

尿崩症方面,患者已规律口服去氨加压素治疗,完善垂体磁共振示:斜坡后部柄和软组织肿块增厚和增强,从疾病一元论角度分析,考虑患者因 IgG4-RD 垂体受累致中枢性尿崩症可能性大(图 5-3)。

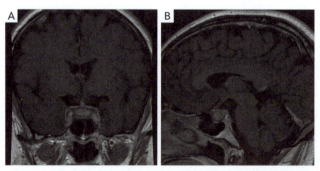

图 5-3　垂体磁共振提示斜坡后部柄和软组织肿块增厚和增强

A. 冠状位视图;B. 矢状位视图。

予该患者糖皮质激素(甲泼尼龙 40mg,q.d.,p.o.,激素每 2 周减量 5mg,至 10mg,q.d.,维持)和免疫抑制剂(硫唑嘌呤 50mg,q.d.,p.o.)联合治疗,后续每 2 ~ 3 个月复查,血清 IgG4 水平逐渐降至正常,肝脏结节复查、垂体受累肿块也较前缩小,因此 IgG4-RD 相对预后可。

两年半后,患者常规体检复查肺部 CT(图 5-4)提示胸部可疑肿瘤:右肺下叶可见不规则囊状透亮影,壁稍增厚,边缘毛刺,邻近胸膜可见牵拉,对比既往胸部 CT 实性部分增多,多考虑肿瘤性病变可能;双肺肺气肿;右肺下叶钙化灶;双肺可见多发微小结节,约 2 ~ 3mm;左肺上叶舌段可见条索灶。双侧腋窝及纵隔淋巴结未见明显增大;双侧胸膜未见增厚、粘连。病程中无发热、咳嗽、咳痰,无痰中带血、胸闷、呼吸困难等不适。为明确病变性质,患者行肺部 CT 三维成像(图 5-5)后,于胸腔镜下行右下肺切除 + 系统淋巴结清扫 + 胸腔粘连松解 + 肺修补术,术后病理提示为右肺下叶浸润性腺癌(中低分化,$T_{2a}N_0$ Ⅰ B 期)(图 5-6)。

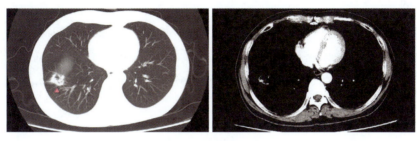

图 5-4 肺部 CT

红色箭头示右侧肺叶出现不规则影。

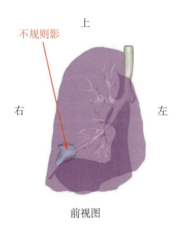

图 5-5 肺 CT 三维成像提示右侧肺叶出现不规则影

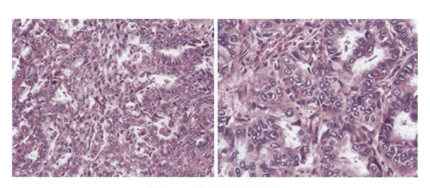

图 5-6 肺组织 H&E 染色

右肺下叶切除术后病理中低分化腺癌。左:100 倍显微镜视野;右:200 倍显微镜视野。

最终诊断

IgG4 相关性疾病(肝脏、垂体受累)。

肝硬化。

尿崩症。

右肺下叶恶性肿瘤(中低分化腺癌,$T_{2a}N_0$ Ⅰ B 期)。

治疗及疗效

肺中低分化腺癌最经典的治疗方式为手术,该肿瘤特点是具有高度浸润和破坏性生长,易侵犯血管和淋巴管壁,而出现较多的血行及淋巴转移,手术只能切除看得见的实体瘤,不能切除看不见的转移病灶。该患者行肺癌切除术后,续接化疗,IgG4-RD 方面继续激素 5mg,q.d.,口服维持。

随访

幸运的是,该患者后续行靶向基因检测提示患者对吉非替尼、达可替尼、伏美替尼、阿美替尼等敏感,患者后续行伏美替尼治疗,目前随访尚未复发。

病例讨论

消化系统是 IgG4-RD 最早也是广泛被关注的部位,主要包括胰腺、胆管、胆囊、肝脏、胃肠道等部位。相较于胰腺和胆管受累,IgG4 相关肝脏受累较为罕见,主要包括炎性假瘤、慢性活动性肝炎,或由 IgG4 相关硬化性胆管炎延伸至肝门部位引起肝酶和 / 或胆管酶升高,胆汁淤积等。少部分患者如不进行正规治疗,随着病程的延长,可出现肝硬化甚至失代偿。影像学上,IgG4 相关肝病存在不同的受累特征,最常见的为炎性假瘤,由于其缺乏特异性,影像学上往往与肿瘤难以鉴别,存在误导性,往往只能通过活检才能明确诊断。其他损伤表现包括广泛的胆管损伤、门静脉炎、小叶性肝炎、胆汁淤积、肝硬化等,须结合患者其他器官受累特征、实验室检查、影像学和病理学检查,积极排查肿瘤、感染等其他疾病,综合诊断。

我们在此报道了一例 IgG4 相关性疾病(肝脏、垂体受累)继而罹患右肺下叶恶性肿瘤(中低分化腺癌 $T_{2a}N_0$ Ⅰ B 期)的病例。IgG4-RD 并发恶性肿瘤时,二者发生的先后顺序并无规律,恶性肿瘤在 IgG4-RD 诊断前、诊断时和诊断后均可发生,由于该患者首次就诊时行 PET/CT 并未发现肺部病灶代谢升高,我们判断该患者肺部的恶性肿瘤为继发于 IgG4-RD。现有研究显示,IgG4-RD 患者发生恶性肿瘤,尤其是实体肿瘤和血液系统恶性肿瘤的风险较正常人明显增加,一项基于日本 IgG4-RD 患者的流行病学研究表明,日本 IgG4-RD 患者罹患恶性肿瘤的概率估计是 10 900/100 000 患者,其中以 IgG4 相关性肾病患者罹患恶性肿瘤的比例最高(17.1%)。来自亚洲、欧洲和美洲的一些研究也相继提示 IgG4-RD 患者的恶性肿瘤患病率较普通人群更高。根据北京协和医院的一项共计 587 例 IgG4-RD 患者的前瞻性队列研究数据提示,我国 IgG4-RD 患者罹患恶性肿瘤的发病率显著增高[标化发病率(SIR)2.78,95% *CI* 1.33 ~ 5.12],尤其是自身免疫性胰腺炎患者在 IgG4-RD 患者与罹患恶性肿瘤具有更强关联(*OR*=6.230,95% *CI* 1.559 ~ 24.907)。此外，我国中山大学孙逸仙纪念医院的一项荟萃分析表明，IgG4-RD 患者相较于整体人群有更高的恶性肿瘤患病率，尤其是胰腺恶性肿瘤和淋巴瘤。基于以上流行病学数据，推测其可能的发病机制是，IgG4-RD 主要病理基础为浆细胞浸润和慢性炎症纤维化，持续性的慢性炎症为恶性肿瘤的生长提供了良好的微环境，与干燥综合征易继发淋巴瘤的发生机制类似；干燥综合征相关的 B 淋巴细胞激活因子一旦过表达，会引起自体反应的幼稚 B 细胞的入侵，并在结外组织中的克隆滤泡及边缘区中存活并克隆，发生突变形成淋巴瘤。而 IgG4-RD 同样可能会伴随 B 淋巴细胞的异常增殖，继而诱发肿瘤。

IgG4-RD 作为全身多个组织和 / 或器官均可受累的系统性疾病，以受累器官的瘤样肿大为主要表现，少部分患者会出现发热、体重下降等非特异性临床表现，临床实践中很容易被误诊为肿瘤。而另一方面，随着人们对 IgG4-RD 疾病的逐渐认识，一些恶性肿瘤，如胰腺癌、胆管癌、淋巴瘤、肺癌等，也会模拟 IgG4-RD 出现血清 IgG4 的升高和器官的肿胀，如缺乏病理活检证实，很容易被过度诊断为 IgG4-RD 而耽误患者的治疗时机。此外，还须警惕 IgG4-RD 和肿瘤同时发生的情况，有研究显示，IgG4 相关自身免疫性胰腺炎患者同时发生恶性肿瘤的风险为正常人群的 2.7 倍。

（王　贝　陈　雨）

专家点评

董凌莉教授：这是一例 IgG4 相关性疾病(肝脏、垂体受累)继而罹患右肺下叶恶性肿瘤的病例。该患者首次就诊时行 PET/CT 并未发现肺部高代谢病灶，因此判断该患者肺部的恶性肿瘤可能为继发于 IgG4-RD。IgG4-RD 患者发生恶性肿瘤的风险较正常人明显增加，但目前关于导致 IgG4-RD 与罹患恶性肿瘤存在关联的确切机制仍不明确。恶性肿瘤在 IgG4-RD 诊断前和诊断后均可发生：Wallace 等人的研究表明，IgG4-RD 患者出现肿瘤病史的频率超过对照(匹配后)3 倍；Keller-Sarmiento 等人的研究表明，患者在 IgG4-RD 确诊后所罹患的恶性肿瘤多发生在确诊后的 36 个月内。IgG4-RD 受累脏器常表现为瘤样肿大，而肿瘤的副肿瘤综合征亦可以表现为 IgG4-RD 的形式，即恶性肿瘤和 IgG4-RD 可相互模拟。因此在临床实践中，临床医生应十分注重 IgG4-RD 和恶性肿瘤之间的鉴别，并对患者保持随访，警惕 IgG4-RD 患者罹患恶性肿瘤。

参考文献

[1] MASAKI Y, KUROSE N, YAMAMOTO M, et al. Cutoff values of serum IgG4 and histopathological IgG4+ plasma cells for diagnosis of patients with IgG4-related disease[J]. Int J Rheumatol, 2012, 2012: 580814.

[2] LIN W, LU S, CHEN H, et al. Clinical characteristics of immunoglobulin G4-related disease: A prospective study of 118 Chinese patients[J]. Rheumatology (Oxford), 2015, 54(11): 1982-1990.

[3] ZEN Y, NAKANUMA Y. IgG4-related disease: A cross-sectional study of 114 cases[J]. Am J Surg Pathol, 2010, 34(12): 1812-1819.

[4] I NOUE D, YOSHIDA K, YONEDA N, et al. IgG4-related disease: Dataset of 235 consecutive

patients[J]. Medicine (Baltimore), 2015, 94(15): e680.

[5] KANIE K, BANDO H, IGUCHI G, et al. IgG4-related hypophysitis in patients with autoimmune pancreatitis[J]. Pituitary, 2019, 22(1): 54-61.

[6] POO S X, THAM C S W, SMITH C, et al. IgG4-related disease in a multi-ethnic community: Clinical characteristics and association with malignancy[J]. QJM, 2019, 112(10): 763-769.

[7] TANG H Q, YANG H X, ZHANG P P, et al. Malignancy and IgG4-related disease: The incidence, related factors and prognosis from a prospective cohort study in China[J]. Sci Rep, 2020, 10(1): 4910.

[8] TANAKA A. IgG4-related sclerosing cholangitis and primary sclerosing cholangitis[J]. Gut Liver, 2019, 13(3): 300-307.

[9] SUMIMOTO K, UCHIDA K, IKEURA T, et al. Nationwide epidemiological survey of immunoglobulin G4-related disease with malignancy in Japan[J]. J Gastroenterol Hepatol, 2022, 37(6): 1022-1033.

[10] YU T F, WU Y X, LIU J, et al. The risk of malignancy in patients with IgG4-related disease: A systematic review and meta-analysis[J]. Arthritis Res Ther, 2022, 24(1): 14.

[11] WALLACE Z S, WALLACE C J, LU N, et al. Association of IgG4-related disease with history of malignancy[J]. Arthritis Rheumatol, 2016, 68(9): 2283-2289.

[12] KELLER-SARMIENTO L, VIAPIANA N, LANZILLOTTA M, et al. Increased prevalence of malignancies in patients with IgG4-related disease: Implications for clinical care[J]. Rheumatology (Oxford), 2024: keae243.

病例 **6**

IgG4 相关性肥厚性硬脑膜炎一例

病例介绍

患者,男性,22 岁,主因"听力下降、视力下降 3 年半,加重 3 个月"入院。

患者 3 年半前起无明显诱因先后出现双耳听力下降,随后出现双眼视力下降、视物模糊,伴头痛、一过性黑矇、走路不稳、嗜睡、消瘦,体重下降 5kg,无发热、流涕、鼻塞、咳嗽、咳痰、恶心、呕吐等。当地医院检查提示左耳纯音高频下降 60%,右耳下降 30%,视野缺损,予营养神经药物(甲钴胺、胞磷胆碱)、高压氧治疗无好转。进一步检查提示 ANCA(-),血清 IgG4 9.94g/L,腰穿测脑脊液压力 200mmH₂O。头 MRI 平扫 + 增强示:脑膜增厚强化(未见报告单),诊断为"IgG4 相关性疾病,肥厚性硬脑膜炎,视神经炎",予醋酸泼尼松 80mg,q.d.,p.o.,硫唑嘌呤 100mg,q.d.,p.o. 治疗,后激素逐渐减量(每两周减 5mg,减至醋酸泼尼松 7.5mg,q.d.,p.o. 维持),患者上述症状较前明显缓解,头痛、黑矇发作症状消失,但后续在激素减量过程中上述症状多次反复,当地医院根据患者病情加减激素剂量,并先后应用甲氨蝶呤、吗替麦考酚酯等多种免疫抑制剂治疗,定期监测血清 IgG4 波动在 2.57 ~ 3.16g/L 之间。1 年前因肺结核停用免疫抑制剂,继续醋酸泼尼松 7.5mg,q.d.,p.o.,维持治疗。3 个月前患者听力下降、视力下降再次加重,双眼仅有光感,伴剧烈头痛,为持续顶枕部刺痛,查血清 IgG4 2.7g/L,腰穿测脑脊液压力 270mmH₂O,脑脊液白细胞 16×10⁶/L,脑脊液蛋白 833mg/L,考虑 IgG4-RD 复发,予甲泼尼龙 500mg,q.d.,静脉滴注冲击治疗 5 天,同时予甘露醇脱水降颅内压,冲击治疗后患者上述症状较前好转,复查脑脊液压力降至 200mmH₂O,但激素冲击后出现消化道出血,低血压性休克,再次停用激素,予抑酸、补液等对症后出血停止。1 月前患者因听力、视力无改善再次加用泼尼松 50mg,q.d.,但仅听力下降稍好转,视力下降无明显改善,现为进一步诊治收入我院。患者自发病以来,无皮肤巩膜黄染、无腹痛、腹泻、大便颜色变浅,无眼睑、颌下腺、面颊部肿胀,无皮疹等,食欲、进食可,大小便如常,睡眠、精神欠佳,体重较前下降 5kg。

既往史 1 年前诊断肺结核,治疗方案为异烟肼 0.3g,q.d.;利福喷丁 0.45g,每周 2 次;乙胺丁醇 0.75g,q.d.,抗结核治疗至今。3 个月前消化道出血。否认高血压、冠心病、糖尿病史。否认乙型肝炎、肿瘤病史。否认过敏性疾病史。否认吸烟、饮酒史。个人史、婚育史、家族史无特殊。

入院查体 体温 36.7℃,脉搏 78 次 /min,呼吸 20 次 /min,血压 110/70mmHg,神清,精神可,粗测听力减退。查视力:右眼 0.02 ;左眼 光感。视野:右眼鼻下方及颞侧中心视岛残留,左眼鼻侧视野缺损。全身皮肤未见黄染、苍白、出血,全身浅表淋巴结未及肿大,双肺呼吸音清,未闻及干、湿啰音。

心率 78 次 /min,律齐,各瓣膜区未闻及杂音,腹软,无压痛、反跳痛、肌紧张,肠鸣音 4 次 /min,双下肢不肿。

辅助检查 (院外)实验室检查 IgG 21.9g/L,IgE 408IU/ml,IgG4 9.94g/L。眼眶 MRI 平扫 + 增强:双侧视神经增粗、鞘膜轻度强化,鞘膜下少量积液,双侧视盘隆起伴强化,双侧球壁、眼球筋膜鞘(Tenon 囊)稍增厚伴强化,炎症可能。头颅 MRI 平扫 + 增强:脑膜增厚强化,符合肥厚性硬脑膜炎表现。胸部 CT:左肺上叶少许斑点状、小片状密度增高影。胃镜:胃窦炎(充血渗出型,中度)。肠镜:未见异常。

病例特点

1. **青年男性,慢性病程,急性加重。**

2. **临床特点** 听力下降,视力下降,伴头痛、一过性黑矇、走路不稳、嗜睡。血清 IgG4 水平升高,头颅 MRI 提示肥厚性硬脑膜炎。足量激素治疗有效,但激素减量过程中多次出现病情反复。

3. **既往史** 肺结核,规律抗结核治疗 1 年。3 个月前消化道出血。

4. **体格检查** 生命体征平稳,粗测听力减退。视力:右眼 0.02,左眼 光感。视野:右眼鼻下方及颞侧中心视岛残留,左眼鼻侧视野缺损。心、肺、腹部查体未见明显异常,双下肢不肿。

初步诊断

IgG4 相关性肥厚性硬脑膜炎。

陈旧性肺结核。

鉴别诊断

1. **感染性肥厚性硬脑膜炎** 头颅、五官的感染性疾病[细菌(如结核、梅毒)、病毒、真菌],如乳突炎、中耳炎、鼻窦炎等感染后继发出现硬脑膜炎,通过压迫周围血管和神经,出现相应的症状。但患者病程中无持续发热、鼻窦炎、中耳炎等表现,须完善结核、梅毒、真菌检查、脑脊液找病原体等检查,进一步明确。

2. **肿瘤性肥厚性硬脑膜炎** 肿瘤晚期可出现硬脑膜转移,转移瘤对硬脑膜压迫造成相应症状。但是患者为青年男性,无肿瘤病史,头颅磁共振未见肿瘤样病变,而且病史持续 3 年半,未见全身肿瘤表现,不支持此诊断。

3. **肉芽肿性多血管炎** 多见于老年男性,常出现上呼吸道、肺和肾脏的临床受累,1/3 患者出现神经系统受累,多表现为肥厚性硬脑膜炎,病理可见血管壁的纤维素样坏死。该患者为青年男性,无鼻塞、流涕、眼红、眼痛等,无咳嗽、咳痰、咯血等,影像学未见中耳炎、鼻窦炎、肺部病变等,与肉芽肿性多血管炎不符,可完善 ANCA,必要时脑膜活检,以进一步明确。

入院后检查

入院后完善相关实验室检查。

1. 常规检查

血常规:WBC 8×10^9/L[($3.5 \sim 9.5$)$\times 10^9$/L],Hb 130g/L(115 ~ 150g/L),PLT 268×10^9/L[(125 ~ 350)$\times 10^9$/L]。血 生 化:ALT 30U/L(7 ~ 40U/L),AST 23U/L(10 ~ 45U/L),Cr 57μmol/L(40 ~ 111μmol/L),ESR 47mm/h(0 ~ 15mm/h)。

2. 感染相关检查 HIV 抗体(-),梅毒螺旋体抗体(-),T-SPOT(-),真菌 G 试验(-),隐球菌抗原(-)。

3. 免疫相关检查 RF(-),抗 CCP 抗体(-),ANA1 ∶ 80(细胞质型),抗 ENA 抗体(-),ACL(-),抗 β_2-GP1 抗体(-),IgG 1 920mg/dl(700 ~ 1 600mg/dl),IgE 890IU/ml,ANCA(-),IgG4 3.2g/L(0 ~ 2g/L)。

4. 肿瘤相关检查 肿瘤标志物(-)。

5. 腰穿

脑脊液压力 270mmH₂O。脑脊液常规:无色,透明度清,白细胞 16×10^6/L,红细胞 1×10^6/L,单个核细胞 15/16,多个核细胞 1/16,潘氏试验 1+。脑脊液生化:葡萄糖 2.0mmol/L,氯 123mmol/L,蛋白 906mg/L。脑脊液 IgM 1.96mg/L,IgG 349mg/L,IgA 24.6mg/L。脑脊液找细菌、抗酸杆菌均阴性,墨汁染色阴性,送检抗 NMO、MBP、MOG、AQP4 抗体均为阴性。血清、脑脊液免疫参数分析:于脑脊液中可以见到数条 IgG 条带。

6. 影像学检查

头颅 MRI 平扫 + 增强:脑膜顶叶弥漫性线状增厚强化,符合肥厚性硬脑膜炎表现(图 6-1)。胸部 CT:左肺上叶少许钙化灶。

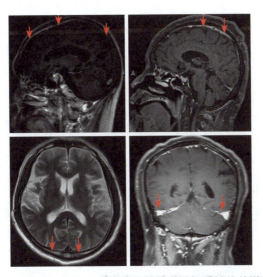

图 6-1 头颅 MRI 平扫 + 增强提示脑膜顶叶弥漫性线状增厚强化

进一步分析

入院后结合患者症状:视力下降、听力下降、头痛,血清 IgG、IgG4 水平升高,头 MRI 提示硬脑膜炎,考虑诊断为肥厚性硬脑膜炎较明确,近期上述症状加重,血沉、IgG、IgG4 水平升高,考虑疾病活动可能性大,但患者长期服用激素、免疫抑制剂,属于免疫抑制宿主,应警惕感染,尤其是机会性病原体感染的可能。之前激素治疗出现结核感染、消化道出血等严重不良反应,且激素治疗效果不佳,未完全缓解,考虑再次激素冲击治疗的风险较大。

进一步诊断

入院后完善结核、真菌、梅毒等相关血清学检查,均为阴性,脑脊液找细菌、真菌、结核检查均阴性,不支持感染性硬脑膜炎。完善肿瘤标志物检查,为阴性,影像学未见肿瘤样病变,肿瘤性疾病证据不足。入院后完善肺、肾脏相关检查,无异常,ANCA 阴性,不支持肉芽肿性多血管炎。根据患者临床表现,血清 IgG、IgG4 水平升高,脑脊液中可以见到 IgG 条带,影像学可见肥厚性硬脑膜炎表现,考虑 IgG4 相关性疾病、肥厚性硬脑膜炎诊断成立。

最终诊断

IgG4 相关性肥厚性硬脑膜炎。

治疗及疗效

患者再次大剂量激素冲击消化道出血风险仍较大,与患者及家属充分沟通,予利妥昔单抗 500mg/ 周 ×2 次治疗。规律抗结核治疗已满 1 年,目前 CT 显示为陈旧病变,改为异烟肼 0.3,q.d.,预防性抗结核治疗。醋酸泼尼松逐渐减量。

随访

患者后续每半年应用利妥昔单抗 500mg 一次,听力、视力较前明显好转,复查影像学提示硬脑膜硬化消失,未再出现疾病反复,治疗 1 年后复查 IgG4 0.461g/L,ESR 2mm/h。复查头颅磁共振示:硬脑膜未见增厚改变,目前泼尼松已减量至 5mg,q.o.d. 维持,随访病情稳定。

病例讨论

肥厚性硬脑膜炎(hypertrophic cranial pachymeningitis, HCP)是一种罕见的神经系统疾病,以硬脑膜增厚、炎性纤维化为特征,临床主要表现为头痛和颅神经受累,还可导致一系列其他神经系统症状。HCP 可由多种病因引起,如感染(结核、梅毒、细菌等)、外伤、药物刺激、恶性肿瘤的浸润及转移、自身免疫病的慢性炎症,以及鞘内用药、血液透析等,其中自身免疫性慢性炎症以 ANCA 相关性小血管炎和 IgG4 相关性疾病最为多见。HCP 在 IgG4 相关性疾病中的患病率约为 2%,属于罕见病中的罕见脏器受累。此例患者年轻男性,出现头痛、视神经、位听神经受累表现,头颅磁共振提示硬脑膜炎,考虑 HCP,脑脊液检测除外感染,否认药物应用及外伤史,未发现恶性肿瘤证据,考虑自身免疫病最为可能,结合血清中 IgG4 水平升高、脑脊液中可见 IgG 免疫条带,符合 IgG4 相关性肥厚性硬脑膜炎诊断。IgG4 相关性肥厚性硬脑膜炎很少有 IgG4 相关性疾病其他脏器受累表现,超过一半病例为单独出现 HCP。

病理检查是 IgG4 相关性肥厚性硬脑膜炎确诊的金标准,镜下可见硬脑膜异常增厚,纤维结缔组织增生,呈席纹状纤维化,大量淋巴细胞和浆细胞浸润,部分可见嗜酸性粒细胞浸润,合并闭塞性静脉炎,免疫组织化学染色提示 IgG4 阳性浆细胞浸润。但脑膜活检穿刺风险高,患者难以接受,因此,目前 IgG4 相关性肥厚性硬脑膜炎多为临床诊断。

头痛和颅神经麻痹是 HCP 最常见的临床表现,其中颅神经受累中视神经受损最为多见,可出现视力障碍和视野缺损。此例患者出现头痛、视力下降、视野缺损、视盘水肿、听力下降、行走不稳,考虑存在视神经、位听神经受累。经激素、免疫抑制剂、抗 CD20 单抗治疗后上述症状有所缓解。结合患者典型神经受累表现,血清 IgG4 水平升高,MRI 提示典型肥厚性硬脑膜炎表现,激素、免疫抑制剂、抗 CD20 单抗治疗有效,考虑 IgG4 相关性肥厚性硬脑膜炎诊断,此例患者的遗憾是未行硬脑膜活检明确诊断,属临床诊断病例。

IgG4 相关性肥厚性硬脑膜炎的治疗目前尚无统一标准,糖皮质激素治疗作为首选,严重神经功能障碍者可采用激素冲击或利妥昔单抗治疗。此例患者发病后即应用激素治疗,曾加用多种免疫抑制剂如硫唑嘌呤、甲氨蝶呤、吗替麦考酚酯等治疗,考虑年龄偏小,未应用环磷酰胺。患者应用激素治疗有效,但后期出现结核感染、消化道出血等副作用,激素减量过程中多次病情反复,因此改为利妥昔单抗治疗,应用抗 CD20 单抗治疗后患者病情稳定,IgG4 持续低水平,病情得到有效控制。

(周明珠)

专家点评

刘燕鹰教授:这是一例以视力下降、听力下降等颅神经受累起病的 HCP,属于 IgG4 相关性疾病中的少见器官受累。HCP 通常单独出现,不合并其他 IgG4 相关性疾病常见脏器受累,因此诊断过程往往较为波折。HCP 虽然罕见,但是常出现多组颅神经病变,病情较为严重,延误病情往往造成不可逆的损害,因此早期诊断与治疗至关重要。此例患者病程较长,发病年龄小,临床表现符合 HCP 的常见表现,血清 IgG4 水平升高,脑脊液中可见 IgG 免疫条带,除外中枢神经系统感染,患者和家属拒绝脑膜活检,因此 HCP 的诊断主要依据临床表现、血清及影像学诊断。该患者前期经过多轮大剂量激素治疗,包括激素冲击治疗,但在激素减量过程中病情多次反复,且出现结核感染、消化道出血等严重不良反应,在结核控制稳定后启动抗 CD20 单抗治疗,后每半年继续维持治疗,病情逐渐控制稳定。该患者在抗结核治疗过程中加用 CD20 单抗,且前期一直使用激素和免疫抑制治疗,感染风险较高,因此,CD20 单抗仅仅给予 500mg/ 周 ×2 次,未按常规给到 4 次,但依旧获得较好的治疗效果。综上,对于 IgG4 相关性肥厚性硬脑膜炎的患者,如激素减量困难或出现严重不良反应,及时加用抗 CD20 单抗治疗,可能获得满意的结果。

参考文献

[1] CHARLESTON L, COOPER W. An update on idiopathic hypertrophic cranial pachymeningitis for the headache practitioner[J]. Curr Pain Headache Rep, 2020, 24(10): 57.

[2]   ZHAO Y L, XU J F. Imaging features, clinicopathological analysis and diagnostic strategy of IgG4-related hypertrophic pachymeningitis[J]. Ann Palliat Med, 2020, 9(5): 2551-2558.

[3]   罗伟刚, 尹园园, 任慧玲, 等. 肥厚性硬脑膜炎的临床诊疗思路与研究进展 [J]. 临床神经病学杂志, 2023, 36(1): 72-76.

[4]   周衡, 曾凯, 王化冰, 等. IgG4 相关肥厚性硬脑膜炎临床、影像及病理特点研究 [J]. 中国神经免疫学和神经病学杂志, 2018, 25(1): 42-46.

[5]   MATIAS T B, CORDEIRO R A, DUARTE J A, et al. Immune-mediated hypertrophic pachymeningitis and its mimickers: Magnetic resonance imaging findings[J]. Acad Radiol, 2023, 30(11): 2696-2706.

[6]   SAITAKIS G, CHWALISZ B K. The neurology of IgG4-related disease[J]. J Neurol Sci, 2021, 424: 117420.

[7]   毛震, 赵忠, 杨淑, 等. IgG4 相关性肥厚性硬脑膜炎 1 例并文献复习 [J]. 神经损伤与功能重建, 2022, 17(10): 617-619.

IgG4 相关性中耳乳突炎一例

病例介绍

患者,女,43 岁,因"头痛、听力下降 3 个月,口角歪斜 1 个月余"入院。

患者 3 个月前无明显诱因出现头痛,以左侧颞部和耳后部疼痛为著,伴左耳听力下降及耳鸣,无头晕、恶心、呕吐、畏光等不适,就诊于当地医院,行头颅 MRI 提示"双侧额叶少许点状缺血灶,左侧中耳乳突炎",诊断为"中耳乳突炎",并予以相关治疗(具体不详),上述症状稍缓解。1 个月余前患者受凉后突发口角右侧歪斜,左口角流涎,伴左眼睑闭合不全,无吞咽困难等不适。当地医院行鼻咽部增强 MRI 示"鼻咽左侧壁 - 咽旁间隙占位,邻近骨质破坏,考虑鼻咽部新生物?感染?左侧中耳乳突炎"。进一步行鼻咽部占位组织活检提示"鼻咽被覆上皮分化尚好,间质淋巴组织显著增生"。为进一步诊治,我院门诊以"鼻咽部肿物性质待查,面瘫,中耳炎"收入我科。

既往史 "青霉素、头孢"过敏。2019 年接受"肠息肉电切术"。否认乙型肝炎、结核等传染性疾病。否认高血压、糖尿病等系统性疾病病史,否认外伤病史。个人史、婚育史、家族史无特殊。

入院查体 体温 36.3℃,脉搏 65 次 /min,血压 129/78mmHg,患者神清,精神可,步入病房,自动体位,查体合作,巩膜无黄染,浅表淋巴结未扪及肿大,左侧眼睑闭合不全,口眼歪斜,左侧无额纹。左侧颞部压痛明显,左侧面部轻度肿胀。颈软,颈静脉无怒张,气管居中,口腔黏膜未见溃疡,咽无充血,扁桃体无肿大,甲状腺未扪及肿大。双肺呼吸音清,未闻及明显干、湿啰音。心率 65 次 /min,律齐,各瓣膜区未闻及明显病理性杂音。腹软,无压痛及反跳痛,肝脾肋下未扪及,移动性浊音(-),肠鸣音活跃,双肾区无叩击痛。双下肢无水肿,四肢肌力可,生理反射存在,病理反射未引出。

病例特点

1. **中青年女性患者,慢性病程,急性加重。**

2. **临床特点** 主要包括:头痛,以左侧颞部、左侧耳后部疼痛为著,伴左耳听力下降及耳鸣,近期新发口角歪斜,伴左眼睑闭合不全。

3. **既往史** "青霉素、头孢"过敏。2019 年行"肠息肉电切术"。余无特殊。

4. **体格检查** 生命体征平稳,左侧眼睑闭合不全,口眼歪斜,左侧面部浮肿,左侧无额纹。左侧颞部明显压痛。心、肺、腹查体未见明显异常,双下肢不肿。生理反射存在,病理反射未引出。

初步诊断

鼻咽部肿物性质待查。

面瘫。

左侧中耳乳突炎。

鉴别诊断

1. 颅内恶性肿瘤 大多数患者可有颅内压增高症状,例如头痛、头晕、一过性黑矇、恶心、呕吐、视力减退等,少部分可出现意识模糊、精神不安或淡漠,甚至昏迷等精神及意识障碍。根据肿瘤的部位,也会出现特征性的定位体征,例如小脑桥脑角肿瘤常表现为耳鸣、听力下降、面部麻木、眩晕等。入院后须进一步完善影像学、组织病理学等以协助诊治。

2. 脑梗死 根据脑梗死部位及梗死面积大小,患者可出现不同临床表现,如头痛、眩晕、耳鸣,吞咽困难,吐词不清,恶心、呕吐或者肢体活动障碍等,严重时可出现偏瘫,或不同类型意识障碍,查体病理征可阳性。该患者虽然有面瘫的临床表现,但病理征阴性,且头部 MRI 不支持。

3. 脑出血 多为急性起病,患者常合并高血压、糖尿病等心脑血管疾病病史。临床上可出现头痛、头晕、意识障碍、肢体瘫痪、失语、大小便失禁、颈项强直、癫痫发作、偏盲或眼球活动障碍等神经系统表现。该患者虽然有左侧眼睑闭合不全,口眼歪斜的临床表现,但病理反射及脑膜刺激征均为阴性。且在当地医院行头部 MRI 无脑出血提示。

4. 巨细胞性动脉炎 亦称作颞动脉炎,常见于 50 岁以上的中老年患者。头痛是巨细胞性动脉炎最常见的症状,可伴有动脉触痛。也可因缺血性颅内神经病变出现视力下降、突然失明等。该患者虽有左侧颞部及耳后部疼痛,伴有听力下降,但是巨细胞性动脉炎很少会引起占位性病变、骨质破坏,必要时可完善颞动脉造影或活检以协助诊治。

入院后检查

1. 实验室检查

尿常规:红细胞(隐血)2+,尿胆红素 1+(↑)。血常规:白细胞计数 10.85×10^9/L(↑),中性粒细胞计数 7.90×10^9/L(↑),淋巴细胞百分比 18.2%(↓),红细胞计数 3.40×10^{12}/L(↓),血红蛋白 106g/L(↓),血小板计数 487.0×10^9/L(↑)。肝肾功能:球蛋白 39.2g/L(↑),碳酸氢根 29.1mmol/L(↑),碱性磷酸酶 149U/L(↑),乳酸脱氢酶 123U/L(↓)。IgG4 1.79g/L(↑),总 IgE 312.40IU/ml(↑)。凝血四项、血糖、电解质、ANCA、抗核抗体谱、抗磷脂抗体谱,以及乙型肝炎、丙型肝炎、HIV、梅毒相关标志物未见明显异常。

2. 影像学检查

头颅增强 CT:左侧鼻咽软组织增厚强化,见团片状软组织影(大小约 59mm×23mm),多考虑肿瘤性病变可能,累及左侧腭帆张、提肌、左侧头长肌、左侧部分腮腺、外耳道,伴左侧咽后及颈动脉血管鞘周围淋巴结转移可能;左侧中耳乳突炎(图 7-1)。胸部 CT 未见明显异常。

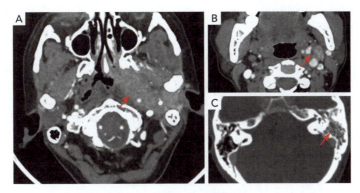

图 7-1　增强 CT 检查结果

增强 CT 扫描提示左侧鼻咽软组织增厚强化,见团片状软组织影(A),左侧咽后及颈动脉血管鞘周围淋巴结转移可能(B),左侧中耳乳突炎(C)。

进一步分析

患者血清 IgG4 升高,增强 CT 提示左侧鼻咽软组织增厚强化,诊断上的重点是考虑 IgG4-RD 和肿瘤间的鉴别。鉴于临床上实体肿瘤、淋巴瘤等疾病均可模拟 IgG4-RD,^{18}F-FDG-PET/CT 对于鉴别诊断及评估器官受累的类型、范围,均有重要意义。该患者进一步行 PET/CT 全身显像:①左侧鼻咽侧壁及咽旁间隙增厚,代谢率轻度增高(SUV$_{max}$ 6.6),结合病史,考虑为炎性改变。②右侧软腭代谢轻度增高(SUV$_{max}$ 4.1);左侧鼻腔黏膜增厚,代谢无增高;术后改变可能。③左肺上叶结片影,代谢无增高,伴周围条索灶,炎性病变可能。双肺散在多发微小、小结节,代谢无增高,建议观察。右肺中叶小钙化灶。双肺散在条索灶。双肺上叶肺大疱。④肝内多发囊肿。

进一步诊断

为进一步明确患者左侧鼻咽软组织的性质,该患者进一步于计算机导航辅助下内镜下行代谢摄取最高部位左侧颅底、颞下窝病损切除活检术 + 鼻中隔成形术 + 左侧下鼻甲成形术。术后组织病理学(左侧颞下窝肿物、咽鼓管区新生物、咽鼓管区外侧新生物)结果示:纤维结缔组织增生伴大量以浆细胞、淋巴细胞及中性粒细胞为主的急慢性炎症细胞浸润,结合免疫组织化学,考虑 IgG4 相关性疾病可能。免疫组织化学:浆细胞 MUM1(+),IgG(+),IgG4(+,热点区域细胞数 > 50 个 /HPF、IgG4/IgG > 40%),κ 及 λ 轻链(散在 +,未显示明确单克隆性);背景淋巴细胞 CD20(B 淋巴细胞,+;阳性对照,+),CD3(T 淋巴细胞,+);残存上皮 PCK 及 CK7(+),p40(肌上皮细胞,+);ERG(血管内皮,+);Ki-67 LI 5% ~ 20%(图 7-2)。

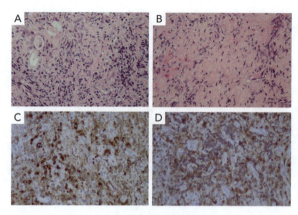

图 7-2　颞下窝病损病理

纤维结缔组织增生伴大量以浆细胞、淋巴细胞及中性粒细胞为主的急慢性炎症细胞浸润(图 A 和图 B)。免疫组织化学提示大量 IgG4 阳性浆细胞浸润,热点区域细胞数 > 50 个 /HPF、IgG4/IgG > 40%(图 C 和图 D)。

最终诊断

IgG4 相关性疾病(鼻咽部受累)。

中耳炎(左侧)。

面神经炎(左侧)。

治疗及疗效

糖皮质激素是治疗 IgG4-RD 的一线药物,与免疫抑制剂联用较单用糖皮质激素控制疾病更加有效,可减少患者复发。给予该患者甲泼尼龙 40mg,q.d.,静脉滴注,吗替麦考酚酯 0.75g,b.i.d.,口服,辅以营养神经、止痛等对症支持治疗。患者头痛较前显著改善,逐渐停服镇痛药,出院后激素规律减量,但在患者激素减至泼尼松 25mg,q.d. 时左侧头痛复发,性质同前,再次就诊于我院,完善相关检查:中耳乳突 CT 提示左侧中耳腔、鼓窦及乳突蜂房内可见软组织密度影,周围骨质未见明显吸收,考虑左侧中耳乳突炎;双侧筛窦及蝶窦软组织影,蝶窦左侧壁骨质稍吸收,炎性病变可能。头颅增强磁共振提示左侧中颅窝底、咽旁软组织及腮腺深叶内异常强化灶(图 7-3A),累及左侧头长肌、咽鼓管圆枕、腭帆张肌、腭帆提肌,包绕左侧颈动脉鞘血管,左侧中颅窝底硬脑膜增厚、强化(图 7-3B),左侧斜坡、颞骨乳突部及岩部骨质异常强化;双侧颈动脉鞘周围淋巴结稍增多,左侧稍增大;C_4 椎体异常强化灶。考虑原发病在激素减量后复发,再次给予足量激素甲泼尼龙早 40mg、晚 20mg 治疗原发病,免疫抑制剂调整为环磷酰胺 0.8g 静脉滴注,辅以镇痛、护胃等对症支持治疗,患者自觉头痛无显著改善,且出现吞咽困难、声嘶,精神、饮食差。为进一步明确病因,患者再次行显微镜下左颞硬脑膜病变活检术,病变组织完善细菌、真菌、诺卡菌属与放线菌属培养、结核 / 非结核分枝杆菌核酸测定,以及高通道测序等检查,结果均为阴性。活检组织病理示:致密的纤维组织显慢性炎,伴组织细胞增生及淋巴细胞、浆细胞、中性粒细胞浸润,局灶肉芽肿组织形成。免疫组织化学提示 IgG4(散在 +),IgG(散在 +),IgG4/IgG 约 30%。结合病理及免疫组织化学结果,考虑为 IgG4-RD 可能性大,脑膜与左侧颅底病变炎症控制不佳,排除感染后,患者给予激素冲击(甲泼尼龙 1 000mg,q.d.,静脉滴注)3 天后序贯减量至甲泼尼龙 80mg,q.d.,静脉滴注,患者头痛较前再次明显改善,后续激素序贯减量至泼尼松 50mg,q.d.,口服,并联用免疫抑制剂环磷酰胺 100mg,q.d.,口服加强原发病治疗,辅以营养神经等对症支持。

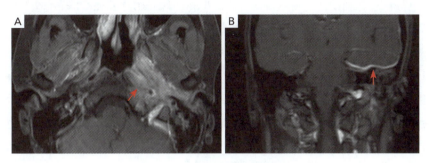

图 7-3　增强磁共振检查结果

增强磁共振提示左侧中颅窝底、咽旁软组织及腮腺深叶内异常强化灶(A),左侧中颅窝底硬脑膜增厚、强化(B)。

随访

患者出院后激素序贯减量,2 个月后患者复诊,自诉颞部、耳后部疼痛较前显著好转,耳鸣减轻,听力较前稍好转。因患者后续长期于外地复查调药,未再随诊。

病例讨论

IgG4-RD 相关耳部受累较罕见,单侧或双侧耳部均可受累,临床表现多样,缺乏特异性,需要与感染、肿瘤、ANCA 相关性血管炎等相鉴别,很容易出现误诊、漏诊。由于样本量小,目前尚缺乏关于 IgG4-RD 耳部受累的流行病学数据。日本的一项回顾性队列研究中,12.8%(5/39)的 IgG4-RD 患者出现了耳部受累,其中 2 例患者表现出浆液性中耳炎,2 例患者表现出嗜酸性粒细胞性中耳炎,还有 1 例患者出现听力丧失。在临床研究和病例报道中总结的 IgG4-RD 耳部受累的常见临床表现中,除了软组织的肿块效应、神经压迫或血管损伤等原因导致的耳痛或头痛、耳鸣、耳溢液,眩晕、听力下降甚至丧失等不适外,部分患者还可出现面神经受累,表现为周围性面瘫、感觉异常等。少部分患者可因中耳或乳突占位性病变出现硬脑膜炎、乳突骨质破坏等。因患者首诊科室大部分为耳科,患者常被诊断为分泌性中耳炎、中耳乳突炎、嗜酸性粒细胞性中耳炎、耳聋等。分泌性中耳炎是因疾病累及鼻咽部,导致咽鼓管堵塞,中耳乳突炎是因中耳炎没有得到有效控制,病变由中耳腔发展到乳突腔所致;嗜酸性粒细胞性中耳炎则以嗜酸性粒细胞浸润中耳和乳突腔为特征。患者在耳科经抗感染等对症治疗效果差,如不及时诊断,随着病程的进展,则会出现器官功能的永久性损伤,如内耳纤维化进展为骨纤维化后可导致听力永久丧失。

IgG4-RD 耳受累最常见的影像学评估工具为 CT 和 MRI,主要表现为中耳和乳突腔内的软组织影,伴或不伴有骨质破坏,也可见耳蜗骨化,部分患者如合并鼻窦受累,可同时见鼻窦腔多发软组织影,少部分患者如合并硬脑膜受累,行头颅 MRI 可见硬脑膜肥厚。但是,仅凭影像学检查无法明确病变性质,尤其是对于以耳部病变为主要临床表现的患者,确诊还须结合血清 IgG4 水平和组织病理学,排查感染、恶性肿瘤、血管炎、窦组织细胞增生伴巨大淋巴结病[又称罗萨伊 - 多尔夫曼病(Rosai-Dorfman disease)]等其他疾病可能后综合判断。

我们在此报道了一例以难治性头痛、听力下降为首发临床表现,经活检证实为 IgG4 相关中耳乳突炎的病例。该患者辅助检查提示血清 IgG4 和 IgE 升高,中耳乳突 CT 提示左侧中耳腔、鼓窦及乳突蜂房内软组织密度影,头部增强磁共振提示左侧中颅窝底、咽旁软组织及腮腺深叶内异常强化灶,左侧中颅窝底硬脑膜增厚、强化。进一步完善颅底、颞下窝软组织活检病理提示大量淋巴细胞和 IgG4$^+$ 浆细胞浸润,IgG4$^+$ 细胞数 > 50 个 /HPF,IgG4$^+$/IgG$^+$ > 40%。结合临床症状、实验室检查、影像学及病理结果,诊断 IgG4-RD 明确,患者经足量激素联合吗替麦考酚酯等治疗后,症状有所改善,但在激素减量后再发,甚至有加重趋势,加强原发病治疗后仍无改善。是免疫抑制状态下新发感染还是原发病没有控制,为此病例的关键鉴别点。该患者再次复行左侧颞下窝肿物、咽鼓管区新生物、咽鼓管区外侧新生物膜活检,排查感染后,结合病理及免疫组织化学结果,最终诊断考虑脑膜与左侧颅底病变与 IgG4-RD 疾病控制不佳有关,后经激素冲击及环磷酰胺加强原发病治疗,最终症状得以控制稳定。

IgG4-RD 相关耳受累的治疗原则同该病总的治疗原则,应结合患者年龄、病情严重程度、有无其他器官受累、感染风险等制定个体化方案。现有的研究和病理报道提示,中耳炎临床表现的严重度与 IgG4-RD 的活动度密切相关,患者对治疗的反应与激素和免疫抑制治疗的强度密切相关,早期和应用足够强度的激素,使用环磷酰胺等较强的免疫抑制剂,或联合使用生物制剂利妥昔单抗,有助于临床症状尽早得到有效控制:一例以右侧中耳炎、右耳听力丧失、头痛为主要临床表现,同时伴随右侧面部感觉轻微减弱的 IgG4-RD 患者,经过激素冲击(甲泼尼龙 500mg)治疗 3 天后症状即显著改善;一例以右侧耳漏、耳鸣伴传导性听力损失为首发症状的女性 IgG4-RD 患者,予泼尼松 40mg,q.d. 口服治疗后症状改善不佳,并逐渐出现左侧耳鸣和听力下降和剧烈头痛,加用利妥昔单抗治疗后才得以逐步缓解;一例复发性中耳炎伴听力丧失的 IgG4-RD 患者,使用利妥昔单抗联合环磷酰胺治疗后,临床症状得到显著缓解,复查影像学提示右侧中耳腔内的炎性假瘤显著缩小。

(胡阳阳 陈 雨)

专家点评

董凌莉教授: IgG4-RD 相关耳受累临床中很少见,属于非典型部位受累,该类患者难以通过 2019 年 ACR/EULAR 标准被分类,但仍可依据日本综合诊断标准(修订版)最终诊断 IgG4-RD。由于非典型脏器受累的 IgG4-RD 患者缺乏 IgG4-RD 的典型脏器受累模式,影像学和病理学信息对于其 IgG4-RD 的最终诊断(以及与其他疾病的鉴别诊断)尤为重要。IgG4-RD 相关的中耳乳突炎的患者可表现出头痛、面神经麻痹、听力下降等临床症状。因此,当患者出现上述症状,在排除恶性肿瘤、感染等情况存在的情况下,可以考虑存在 IgG4-RD 的可能性,并通过影像学和病理学手段完成最终诊断。需要注意的是,患者经治疗后如出现病情反复,因激素和免疫抑制治疗后患者处于免疫力低下状态,考虑患者原发病控制不佳可能性的同时,一定要谨慎地与感染或肿瘤相鉴别,必要时可考虑再次活检,通过病理证实。

参考文献

[1] BALDIZAN VELASCO L, ANGULO C M. Otologic manifestations of IgG4-related disease[J]. Acta Otorrinolaringol Esp (Engl Ed), 2023,74(5): 320-331.

[2] BAPTISTA B, CASIAN A, GUNAWARDENA H, et al. Neurological manifestations of IgG4-related disease[J]. Curr Treat Options Neurol, 2017, 19(4): 14.

[3] DESHPANDE V, ZANE N A, KRAFT S, et al. Recurrent mastoiditis mimics IgG4 related disease: A potential diagnostic pitfall[J]. Head Neck Pathol, 2016, 10(3): 314-320.

[4] WALLACE Z S, NADEN R P, CHARI S, et al. The 2019 American College of Rheumatology/European League Against Rheumatism classification criteria for IgG4-related disease[J]. Ann Rheum Dis, 2020, 79(1): 77-87.

[5] POLIANSKIS M, IVASKA J, DADONIENE J, et al. Immunoglobulin G4-related disease presenting as temporal bone lesion with facial nerve palsy[J]. ORL J Otorhinolaryngol Relat Spec, 2022, 84(6): 473-479.

[6] SAN S, LIN C D, TSAI S T, et al. Immunoglobulin G4-related disease presented as recurrent otitis media and mixed hearing loss treated with cyclophosphamide and rituximab: A case report[J]. Arch Rheumatol, 2019, 34(2): 233-237.

[7] UMEHARA H, OKAZAKI K, KAWA S, et al. The 2020 revised comprehensive diagnostic (RCD) criteria for IgG4-RD[J]. Mod Rheumatol, 2021, 31(3): 529-533.

病例 8

以肾脏受累为突出表现的 IgG4 相关性疾病一例

病例介绍

患者,女性,49 岁,主因"发现右肾肿物 3 个月,眼睑肿胀 2 个月"就诊。

患者 3 个月前体检发现右肾肿物,病程中无发热、腰痛、颜面水肿等不适。就诊于当地医院,查肾脏 CT 平扫示"右肾中部不规则肿物,界限不清";腹部 MRI 平扫示"双肾多发结节及肿物,性质待定,不除外恶性;肝门区及腹膜后多发淋巴结"。右肾穿刺活检示纤维结缔组织内较多纤细的梭形细胞,伴浆细胞、嗜酸性粒细胞浸润,免疫组织化学:IgG(+),IgG4(+),倾向良性 / 低度恶性病变。2 个月前无明显诱因出现双侧眼睑肿胀,不伴眼干和视物模糊。为进一步诊治就诊于我院。起病以来,患者神志清,精神可,饮食睡眠可,二便正常,体力较前下降明显,体重无明显变化。

既往史 "脑垂体瘤"病史,具体不详;发现糖尿病 4 个月。否认乙型肝炎、结核等传染性疾病。否认高血压、冠心病等系统性疾病病史,否认外伤病史。个人史、婚育史、家族史无特殊。

入院查体 体温 36.8℃,脉搏 75 次 /min,血压 120/78mmHg,患者神清,精神可,步入病房,自动体位,查体合作,巩膜无黄染,浅表淋巴结未扪及肿大,双眼睑肿胀,泪腺肿大,右眼结膜充血。颈软,颈静脉无怒张,气管居中,口腔黏膜未见溃疡,咽无充血,扁桃体无肿大,甲状腺未扪及肿大。双肺呼吸音清,未闻及明显干、湿啰音,心率 75 次 /min,律齐,各瓣膜区未闻及明显病理性杂音。腹软,无压痛及反跳痛,肝脾肋下未扪及,移动性浊音(-),肠鸣音活跃,双肾区无叩击痛。双下肢无水肿,四肢肌力可,生理反射存在,病理反射未引出。

病例特点

1. **中年女性,起病隐匿,无全身症状。**
2. **临床特点** 主要包括:双侧泪腺肿胀,肾脏多发结节及肿物,肺间质性病变。
3. **既往史** 脑垂体瘤、糖尿病史。余无特殊。
4. **体格检查** 生命体征平稳,表浅淋巴结未触及,双眼睑肿胀,泪腺肿大。心、肺、腹部查体未见明显异常。
5. **辅助检查** 肾穿刺活检示纤维结缔组织内较多纤细的梭形细胞,伴浆细胞、嗜酸性粒细胞浸润。

初步诊断

IgG4 相关性疾病可能性大。

2 型糖尿病。

鉴别诊断

1. 肾脏间叶源性肿瘤　该病的影像学特征是肾脏内部低密度区域,边界不清,通常没有明显包膜,大小及形态不一,可有钙化和坏死表现。组织病理活检可见恶性肿瘤异形细胞、核分裂增多,以及不良的细胞形态、肿瘤细胞特征性形态及排列方式。患者目前肾脏穿刺病理不支持,必要时再次行活检以明确诊断。

2. 炎性肌成纤维细胞瘤　好发于儿童、青少年。成人也可发病,女性多见。病理可见较多肌成纤维细胞浸润,免疫组织化学示波形蛋白(vimentin)(+)、平滑肌肌动蛋白(SMA)(+)、MSA(+)、ALK(+),CD34(+)、CD117(+)、CK(+)、EMA(-)。激素治疗效果不佳。患者目前肾脏穿刺病理不支持,必要时再次行活检以明确诊断。

入院后检查

1. 辅助检查

电解质:P 1.76mmol/L(↑)。ESR 64mm/h(↑),hsCRP 15.82mg/L(↑)。免疫球蛋白检查:IgG 20.5g/L(↑),IgG4 6.22g/L(↑),总 IgE 103KU/L(↑)。血常规、尿常规、肝肾功能、血糖、抗核抗体谱、抗中性粒细胞胞质抗体、凝血四项,以及乙型肝炎、丙型肝炎、HIV、梅毒相关标志物均未见明显异常。

2. 影像学检查

腹部增强 MRI 见肝门区及腹膜后多发淋巴结,部分较饱满,较大者短径约 7mm;双肾实质多发结节、团块状异常信号,多数基底位于肾包膜下,较大者凸向肾窦,右肾受累较重,部分病变融合,致使右肾上极增大变形。肾脏病变呈 T_1 等信号、T_2 低信号改变,DWI 呈高/稍高信号,ADC 值减低。右侧肾盂壁增厚,呈 T_1 等信号、T_2 稍低信号,增强后强化较明显(图 8-1)。右肾穿刺活检病理会诊:纤维黏液样基质内较多纤细的梭形细胞,伴浆细胞、嗜酸性粒细胞浸润。免疫组织化学示:IgG4 > 10 个/HPF,IgG4⁺/IgG⁺ 比例约 40%,倾向良性/低度恶性病变(图 8-2)。眼眶常规 MRI 示双侧泪腺肿胀明显,双侧眼睑肿胀,双侧下直肌稍增粗;垂体菲薄;双侧上颌窦及筛窦黏膜增厚,右侧额窦内见混杂信号影(图 8-3)。胸

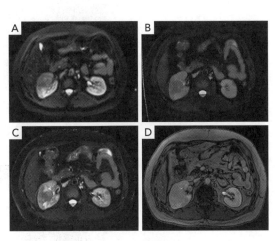

图 8-1　肾脏 MRI

A-D:双肾实质多发结节、团块状异常信号,较大者凸向肾窦,右肾受累较重,部分病变融合,右肾上极增大变形。肾脏病变呈 T_1 等信号、T_2 低信号改变(A-B),DWI 呈高/稍高信号,ADC 值减低(D)。右侧肾盂壁增厚,呈 T_1 等信号、T_2 稍低信号(A-B),增强后强化较明显(C)。

部高分辨率 CT 示双肺底可见间质性改变,双肺散在局部支气管壁增厚,考虑炎性改变可能(图 8-4)。

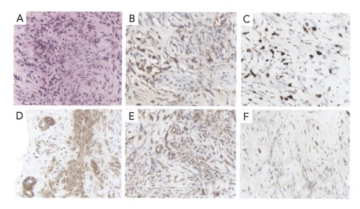

图 8-2　右肾病理活检病理

纤维结缔组织内较多纤细的梭形细胞,伴浆细胞、嗜酸性粒细胞浸润。免疫组织化学示:IgG4 > 10/HPF, IgG4$^+$/IgG$^+$ 比例约 40%。A. HE 染色;B. IgG4;C. Ki67;D. α-SMA;E. vimentin 7;F. CD117。

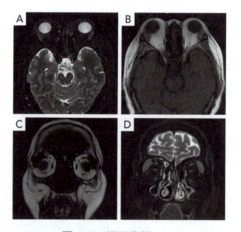

图 8-3　眼眶常规 MRI

双侧泪腺肿胀明显,双侧眼睑肿胀,双侧下直肌稍增粗。

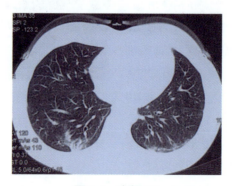

图 8-4　胸部 CT

双肺底可见间质性改变。

进一步分析

患者血清 IgG4 水平升高,炎症指标增高,影像学检查发现全身多器官受累,考虑 IgG4 相关性疾病(IgG4-related disease, IgG4-RD)。但其肾脏的影像和病理表现均非典型 IgG4-RD 特点,特别是病理显示较多纤细的梭形细胞,因此需要与肾脏间叶源性肿瘤及炎性肌成纤维细胞瘤等疾病进行鉴别。

进一步诊断

经风湿免疫科、肿瘤科、影像科和病理科会诊讨论,肿瘤科认为肾脏来源恶性间叶源性肿瘤可能性低,病理科再次分析,最终排除肾脏来源恶性间叶源性肿瘤可能,病理特征比较符合 IgG4-RD,最终诊断 IgG4-RD 可能性大。给予患者泼尼松每日 1 次 50mg 口服及吗替麦考酚酯每日 3 次,每次 0.75g 口服治疗。2 个月后复查,眼睑及泪腺肿大消退,血清 IgG4 2.30g/L,较基线明显下降。腹部增强 MRI 示双侧肾脏病变较前有所缩小;肺 CT 示肺部间质性改变消失。

最终诊断

IgG4 相关性疾病(肾脏、泪腺、眼肌、肺部受累)。

病例讨论

IgG4-RD 是一种免疫介导的纤维炎症性疾病,可累及全身各个脏器,其特征是血清 IgG4 水平增高(> 1.35g/L),受累器官中有大量 IgG4 阳性浆细胞及淋巴细胞浸润,典型病理学特征为席纹状纤维化及闭塞性脉管炎。目前应用的诊断标准和分类标准均强调须排除模拟 IgG4-RD 的疾病,如肿瘤、窦组织细胞增生伴巨大淋巴结病、抗中性粒细胞胞质抗体(ANCA)相关血管炎等,且 IgG4-RD 患者的肿瘤发生率较正常人群偏高,因此诊断该病时除外肿瘤非常关键。本例患者影像学检查显示泪腺、眼肌肿大,且血清 IgG4 明显增高,病理示浆细胞及嗜酸性粒细胞浸润,以上结果均提示 IgG4-RD 的可能。但右肾占位病变体积较大,病理未见典型席纹状纤维化,且较多纤细的梭形细胞,提示不能除外低度恶性病变,因此疑诊 IgG4-RD,主要与肾脏来源的恶性肿瘤相鉴别。

研究表明,大约有 12% ~ 23% 的 IgG4-RD 患者有肾脏受累,称为 IgG4 相关性肾病(IgG4-related kidney disease, IgG4-RKD)。IgG4-RKD 可表现出多种临床及组织学特征,如肾小管间质性肾炎(tubulointerstitial nephritis, TIN)、膜性肾小球肾病(membranous glomerular nephropathy, MGN)、肾盂炎、肾积水和急性肾衰竭。腹部 CT 或 MRI 的表现有多种类型,包括:弥漫性肾脏增大;多发结节影,病灶常为圆形或楔形低密度影,主要累及肾皮质;单侧或双侧肾盂软组织占位病变;输尿管周围炎等。CT 增强扫描前期,与肾实质相比呈低密度,延迟扫描可见轻度强化;MRI 的 T_1WI 上呈等信号或低信号,T_2WI 呈低信号,增强扫描呈轻度强化。病理学特征方面,IgG4-TIN 显示程度不一的肾间质纤维化,可出现席纹状纤维化,大量淋巴细胞及浆细胞浸润。

本例患者需要与肾脏间叶源性肿瘤(renal interstitial tumor)相鉴别。肾脏间叶源性肿瘤是一种肾脏恶性肿瘤,起源于肾间质细胞,包括平滑肌细胞、纤维细胞、脂肪细胞等。肿瘤的组织学类型有多种,包括平滑肌瘤、脂肪瘤、纤维瘤和混合型等,以平滑肌瘤最常见。该病的影像学特征是肾脏内部的低密度区域,边界不清,通常没有明显包膜,肿瘤大小及形态不一,可有钙化和坏死表现。组织病理活检可见到恶性肿瘤异形细胞、核分裂增多,以及不良的细胞形态、肿瘤细胞特征性形态及排列方式。如平滑肌瘤的细胞形态类似于肌肉细胞,排列成束状或环状;纤维瘤的细胞形态类似于纤维细胞,排列成束状或者网状。IgG4-RD 肾脏病变模拟肾脏肿瘤有诸多病例报道,如一位有 5 年尿崩症病史的 62 岁女性在增强 CT 上发现一个孤立的肾脏肿块。[18]F-FDG PET/CT 示右肾高代谢性肿块。此外,垂体柄的摄取增加。肾活检组织病理学检查证实了 IgG4-RD 的诊断。经泼尼松和环磷酰胺治疗后,肾脏病变有明显的影像学改善。

通过多学科会诊讨论,肿瘤科认为肾脏来源恶性间叶源性肿瘤的可能性低,病理科再次细致分析,最终排除了肾脏来源恶性间叶源性肿瘤的可能,按照 IgG4-RD 进行治疗,给予泼尼松联合免疫抑制剂治疗,患者症状好转。

IgG4-RD 患者发生恶性肿瘤的风险较正常人明显增高,且 IgG4-RD 和肿瘤相互模拟,因此临床上常需要进行仔细鉴别。

(孙睿婕)

专家点评

张文教授:本例患者隐匿性起病,查体发现肾脏占位性病变,病程中出现双侧泪腺和眼肌的肿大,肺部 CT 提示间质性改变和支气管炎症病变。从该患者受累器官的类型看,符合 IgG4-RD 受累模式,但其肾脏的影像和病理表现均非典型的 IgG4-RD 特点,特别是病理显示较多纤细的梭形细胞,不能除外低度恶性病变,因此需要与肿瘤进行鉴别。IgG4-RD 与肿瘤之间可相互模拟,该患者病理可见较多梭形细胞,除肾脏间叶源性肿瘤外,还包括炎性肌成纤维细胞瘤等疾病需要鉴别。最终经过多学科会诊后考虑为 IgG4-RD,给予糖皮质激素和免疫抑制剂治疗,病变好转。IgG4-RD 的诊断目前尚无金标准,须结合临床表现、血清 IgG4 水平、影像学和病理学等进行综合诊断,而排除模拟疾病也是避免误诊的重要环节之一。对于不典型表现的患者均须进行严格的鉴别,以最大限度避免误诊。

参考文献

[1] BOZZALLA CASSIONE E, STONE J H. IgG4-related disease[J]. Curr Opin Rheumatol, 2017, 29(3): 223-227.

[2] QUATTROCCHIO G, ROCCATELLO D. IgG4-related nephropathy[J]. J Nephrol, 2016, 29(4): 487-493.

[3] SALVADORI M, TSALOUCHOS A. Immunoglobulin G4-related kidney diseases: An updated review[J]. World J Nephrol, 2018, 7(1): 29-40.

[4] HU G L, HUO L, LI F, et al. Renal involvement of immunoglobulin G4-related disease presenting as a solitary hypermetabolic mass mimicking renal tumor on ^{18}F-FDG PET/CT[J]. Clin Nucl Med, 2023, 48(8): e400-e402.

病例 **9**

IgG4 相关性
肺病一例

病例介绍

患者,女性,71岁,主因"体检发现肺部阴影1年余,加重1周"入院。

患者1年前于当地医院体检发现左肺下叶结片影,无发热、乏力、盗汗、呼吸困难、胸闷、心慌、胸痛、咳嗽咳痰、咯血等不适,未行特殊处置。1周前于当地医院复查胸部CT,提示"左肺下叶结片影较前增大,不除外肿瘤性病变;双肺下叶新增结节,多为感染;右肺中叶感染病灶较前缩小;左上肺磨玻璃结节大小同前,密度较前稍减低"。为进一步诊治,就诊于我院胸外科。起病以来,精神、睡眠、食欲尚可,大小便正常,体力及体重未见明显改变。

既往史 高血压病史15年,收缩压最高达170mmHg,平时规律服用降压药(依那普利、美托洛尔),血压控制良好;颈椎病20余年。否认糖尿病、肝炎、结核等病史。有甲状腺结节手术、胆囊切除术和鼻甲肥大切除术手术史。否认药物及食物过敏史。余个人史、婚育史、家族史无特殊。

入院查体 体温36.5℃,脉搏76次/min,呼吸20次/min,血压120/70mmHg,神志清楚,查体合作。全身皮肤、巩膜无黄染,浅表淋巴结无肿大,颈软,颈静脉无怒张,气管居中,胸廓对称,呼吸平稳,双肺呼吸音清,未闻及明显干、湿啰音,心律齐,各瓣膜听诊区未闻病理性杂音。腹软,无压痛、反跳痛,肝、脾肋下未及,墨菲征(Murphy sign)(-),移动性浊音(-),肠鸣音正常,双下肢不肿,生理反射正常,病理反射未引出。

辅助检查 胸部CT平扫示"左肺下叶结片影较前略增大,大小约1.3cm×1.1cm,边缘可见毛刺;左上肺类圆形磨玻璃影,大小基本同前,密度较前略降低;双肺下叶新增结节,较大者位于右肺下叶,直径约0.7cm;两侧肺门及纵隔结构未见异常。检查诊断:左肺下叶结片影较前增大,不除外肿瘤性病变;双肺下叶新增结节多为感染;右肺中叶感染病灶较前缩小;左上肺磨玻璃结节大小同前,密度较前稍减低。

病例特点

1. **老年女性患者,慢性病程。**

2. **临床特点** 主要包括:体检发现左肺下叶结片影1年余且近期复查有增大。

3. **既往史** 长期高血压、颈椎病病史,有甲状腺结节手术、胆囊切除术和鼻甲肥大切除术手术史。

4. 体格检查 生命体征平稳,未触及明显肿大淋巴结,双肺呼吸音清,未闻及明显干、湿啰音,其他体格检查无特殊。

5. 辅助检查 胸部 CT 提示左肺下叶结片影较前略增大,大小约 1.3cm×1.1cm,边缘可见毛刺,不能除外肿瘤性病变。

初步诊断

肺肿物性质待查。

高血压 2 级(高危)。

颈椎病。

鉴别诊断

1. 肺癌 老年女性患者,胸部 CT 提示左肺下叶结片影,且边缘可见毛刺,符合肺恶性肿瘤的影像学表现,但患者病程中无发热,无咳嗽咳痰、咯血、胸痛等临床表现,仍需要行肺组织活检病理检查以明确诊断。

2. 肺结核 患者多有午后低热、盗汗等全身中毒症状,胸部 CT 呈多形态表现(可同时存在渗出、增殖、纤维和干酪样病变),也可伴有钙化。痰脱落细胞学和纤维支气管镜检查有助于鉴别诊断。该患者无相关临床症状,须进一步完善相关检查以明确诊断。

3. 肺结节病 典型的结节病表现为双侧肺门及纵隔对称性淋巴结肿大,可伴有肺内网状、结节状或片状阴影,进一步行组织活检病理可证实。

入院后检查

1. 入院后完善相关辅助检验检查,肺癌肿瘤标志物、血常规、尿常规、肝肾功能、血糖、凝血功能、血栓弹力图,以及乙型肝炎、丙型肝炎、HIV、梅毒相关标志物均无显著异常。

2. 影像学检查

胸部及心脏直接增强 CT 检查提示:双肺见多微小结节,大小范围约 2 ~ 6mm,左肺舌叶者为磨玻璃结节,约 7mm;左肺下叶见结节灶,似见分叶,增强可见强化,大小约 9mm×9mm,不除外肿瘤性病变可能;右肺中叶节段性不张;右肺中叶及下叶少许条索灶;右侧胸膜局部增厚、粘连;左侧锁骨上淋巴结增多(图 9-1A、图 9-2A)。肺功能检查提示中末期呼气流速下降,外周阻力增加。肝、胆、胰、脾超声提示脂肪肝,肾脏超声、双下肢静脉超声无显著异常。

为进一步明确诊断,在征得患者及其家属知情同意后,在全麻下行单孔胸腔镜下左下肺结节楔形切除 + 胸腔粘连松解 + 肺修补术,术后病检提示:送检(左下)肺组织部分区域见多量以淋巴细胞、浆细胞为主的慢性炎症细胞浸润,无坏死性肉芽肿形成,考虑为炎症性病变;浸润炎症细胞中含大量 IgG4 阳性细胞的浆细胞(50 个 /HPF),部分区域与 IgG 阳性细胞的比例接近 40%,建议结合临床进一步完善相关检查以排除 IgG4 相关性疾病可能。分子病理:结核分枝杆菌基因检测(-)。特殊染色:抗酸染色(-)。

患者术后病理可见大量 IgG4 阳性细胞的浆细胞(50 个 /HPF),部分区域与 IgG 阳性细胞的比例接近 40%,考虑 IgG4 相关性疾病可能。结合患者无其他病灶,复查肺 CT 提示肺原发病灶已切除(图 9-1B),故未予以药物治疗。术后予患者抗感染祛痰及对症支持治疗,患者恢复顺利,按时拔除胸管,拔管后复查胸部 X 线见肺复张良好,无明显感染征象,嘱门诊规律随诊后出院。

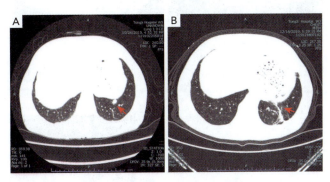

图 9-1 手术前后的胸部 CT 影像

手术前(A)与手术后(B)的胸部 CT 影像图,提示术后左肺下叶结节灶消失。

进一步诊断

术后 2 年,患者无明显诱因出现轻微胸痛,伴咳嗽、咳痰,为白色脓痰,无发热,自服"阿莫西林"后,痰液变稀薄,复查胸部及心脏 CT 平扫提示:左肺下叶术后改变;左肺下叶结节影,较前片新增,考虑肿瘤可能(图 9-2)。再次就诊于我院呼吸内科,完善相关辅助检验检查。总 IgE 648.20IU/ml(↑)。IgG 亚型全套:IgG3 0.906g/L(↑),IgG4 19.300g/L(↑)。红细胞沉降率 23mm/h(↑)。抗核抗体谱:ANA 1 ∶ 1 000 着丝点型,抗着丝点 B 抗体(+)。类风湿因子 41IU/ml(↑)。支气管肺泡灌洗液液基细胞学见纤毛柱状上皮、巨噬细胞、中性粒细胞,偶见表层鳞状上皮细胞。超敏 C 反应蛋白、免疫全套、抗磷脂抗体全套、ANCA、G 试验、GM 试验、PCT、免疫固定电泳、(支气管肺泡灌洗液)细菌 + 真菌 + 结核分枝杆菌培养、(支气管肺泡灌洗液)结核 Xpert 检查等均无明显异常。患者血清 IgG4 明显升高,结合 2 年前肺部病变病理结果,考虑 IgG4 相关性疾病肺部受累复发,为进一步诊治转入我科。转入我科后,进一步完善 PET/CT 评估有无其他器官受累。①双肺下叶、双肺上叶多发结节灶,部分代谢增高;右肺门代谢增高淋巴结;腹膜后多发肿大及代谢增高淋巴结;上述考虑肿瘤性病变。②左肺下叶术后改变;双肺另见微、小结节,部分为磨玻璃密度,代谢无增高;右肺中叶条片影,代谢无增高;双侧胸膜局部增厚、粘连。③双侧颈部、双侧锁骨上淋巴结增多,左侧锁骨上淋巴结稍大;纵隔淋巴结增多、部分钙化,部分稍大;肝胃间隙淋巴结增多;上述淋巴结代谢无增高。④冠状动脉及主动脉管壁多发钙化斑块。⑤血吸虫性肠病可能。⑥脑萎缩;右侧顶叶、右侧侧脑室前角旁稍低密度影,代谢无增高。双侧上颌窦炎。⑦双上肢、双侧肩关节部分肌肉代谢增高,炎性改变? ⑧左侧第 4 前肋骨折(图 9-3)。综上,考虑患者最终诊断为 IgG4 相关性疾病(累及肺、淋巴结)。

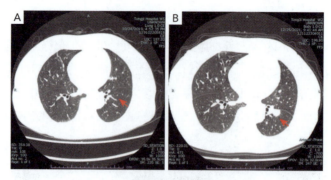

图 9-2　手术前后的胸部 CT 影像

手术前（A）与复发后（B）胸部 CT 影像图，提示左肺下叶结节影，较前新增。

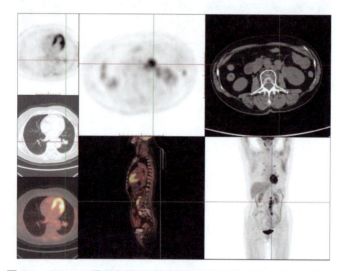

图 9-3　PET/CT 显示左肺下叶及腹膜后多发肿大淋巴结，代谢增高

最终诊断

IgG4 相关性疾病（累及肺、淋巴结）。

高血压 2 级（高危），冠状动脉粥样硬化。

颈椎病。

血吸虫肠病可能。

脑萎缩。

治疗及随访

给予患者泼尼松 35mg，q.d.，口服，同时予以护胃、补钙等对症支持，1 个月后患者复查胸部 CT 显示双肺多发小、微结节较前部分消失，纵隔、右肺门及左锁骨上淋巴结部分较前缩小（图 9-4）。半年后患者停用激素，复查胸部 CT 显示双肺散在多发结节及结节灶，部分较前新发，纵隔、右肺门及左锁骨上淋巴结增多，较前部分淋巴结增大。以上考虑 IgG4 相关肺部病变较前复发，激素加至泼尼松每日 1 次 10mg 口服，并加用吗替麦考酚酯每日 2 次，每次 0.5g 口服，后患者病情逐渐控制平稳。每 3 ~ 6 月复查血清 IgG4 及血清 IgE 水平均已恢复正常并保持稳定，肺部 CT 示较前无新发结节，泼尼松逐渐减至每日 1 次 5mg，吗替麦考酚酯减至每日 1 次 0.25g 口服维持。

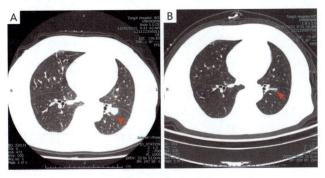

图 9-4　激素治疗前后的胸部 CT 影像

激素治疗前（A）与激素治疗后（B）胸部 CT 影像图，提示治疗后左肺下叶结节影面积较前明显缩小。

病例讨论

IgG4 相关性疾病（IgG4-related disease, IgG4-RD）是一种免疫介导的慢性纤维炎症性疾病，通常表现为占位性病变，几乎可影响任何器官，包括胰腺、泪腺和唾液腺、肝、肺和肾脏等。与 IgG4-RD 总体情况一样，肺部受累通常见于中老年人，男性比女性更常见。据统计，15% ~ 35% 的 IgG4-RD 患者会出现胸部受累，且大多数 IgG4 相关性肺病是在检查胸外病变时偶然发现的。仅有 13% 的 IgG4-RD 患者表现为孤立性胸部受累，而在日本一项基于 4 304 例患者的研究中，孤立性肺部受累估计仅占 8%。

IgG4 相关性肺病作为异质性很强的一类疾病，不同患者受累的部位和性质差异很大，因此患者的临床表现也多种多样，缺乏特异性，临床症状多与受累部位相关。根据临床表现的不同，可以分为四种类型：炎性假瘤、间质性肺炎、机化性肺炎和淋巴瘤样肉芽肿病。气道受累的患者以干咳和喘息症状多见，肺间质受累的患者以气促和呼吸困难常见，胸膜受累或胸腔积液患者可出现胸痛和呼吸困难，而纵隔炎患者常表现为胸痛、呼吸困难及声音嘶哑。发热在 IgG4-RD 患者中罕见，但在以肺部受累为主的患者中发生率较高。淋巴结肿大也是 IgG4 相关性肺病的常见表现之一，但亦有高达 75% 的患者无临床症状，仅在影像学检查或体检时发现。

胸部 CT 扫描是评估 IgG4-RD 肺部累及程度应用最广泛的成像方法，表现为多态性和非特异性。①气道受累：IgG4 相关性肺病较为常见和特异的表现之一，病变累及支气管和气管壁，伴发与支气管伴行的血管炎或血管周围炎。CT 常提示支气管血管束征，可见平滑的或结节样支气管壁增厚，支气管内肿块或管腔狭窄。②肺间质受累：影像学提示间质炎症性改变、实变影、磨玻璃影或圆形磨玻璃影、网格影及小叶间隔增厚等。③胸膜和心包受累：影像学表现为胸膜增厚或肿块，少数患者合并胸腔积液，性质为渗出液。④肺实质受累：CT 上表现为肺内局灶致密影、结节或肿块样病变，肿块边缘光滑或不规则，部分肿块甚至可伴有毛刺，需要与原发性肺癌相鉴别。⑤纵隔受累:包括淋巴结肿大和硬化性纵隔炎两种类型。纵隔和肺门多发淋巴结肿大在 IgG4-RD 中较为常见,约占 50%;硬化性纵隔炎较为少见,主要表现为包绕胸椎或升主动脉、主动脉弓及降主动脉的软组织占位病变。值得注意的是,部分胸部影像表现可能与特定的 IgG4-RD 胸外受累有关。一项针对 48 例 IgG4-RD 胸部受累者的研究表明,圆形磨玻璃影表现可能与 IgG4 相关胰腺炎有关,淋巴结肿大可能与唾液腺炎有关,间质性疾病可能与嗜酸性粒细胞增多症有关。其中潜在的病理生理机制尚未知晓,而这些发现也需要进一步的研究来证实。

IgG4-RD 几乎可在所有器官中引起纤维性炎性病变,常常表现为肿块、纤维化等,易被误诊为肿瘤性疾病或者其他自身免疫病等,这使得其诊断极具有挑战性,需要联系临床、血清学、影像学和病理学资料来共同判断。2015 年,国际共识建议进行组织活检以确诊 IgG4-RD,这也是诊断 IgG4-RD 最重要的依据。IgG4-RD 在大多数受累的器官中表现出共同的组织学特征,主要为多克隆性淋巴浆细胞浸润、席纹状纤维化和闭塞性静脉炎。大量浸润的淋巴浆细胞主要由 T 细胞、B 细胞组成,偶有生发中心和浆细胞。它们可以引起静脉通道阻塞,导致闭塞性静脉炎。淋巴浆细胞浸润的一个必需特征是存在大量 IgG4 阳性浆细胞,这需要通过免疫染色后计数每个高倍镜视野下的 IgG4 细胞总数(其阳性阈值取决于受病灶部位)和测量 IgG4/IgG 阳性浆细胞比值(通常把 > 40% 定义为异常)来半定量地评估。席纹状纤维化是一种旋动的"车轮"样纤维化,有时呈斑片状分布,小的组织活检可能会遗漏。其他"小"的组织病理学特征包括嗜酸性粒细胞增多和静脉炎,但没有管腔闭塞。此外,肉芽肿性炎症和明显的中性粒细胞浸润必须被排除。若组织学表现既不特异又不敏感,可能导致漏诊或过度诊断。至于 IgG4 相关性肺病,组织病理学常表现为弥漫性淋巴浆细胞浸润、闭塞性血管改变和纤维化,偶有嗜酸性粒细胞浸润。最常见的组织病理学表现是淋巴管周分布的富含浆细胞的炎性浸润。值得注意的是,以淋巴浆细胞浸润为特征的动脉炎在肺部病变中较为常见,并可能导致闭塞性动脉炎,这与其他器官表现不同,且在肺内这种闭塞性动脉炎通常比闭塞性静脉炎更多见。此外,在其他器官中所见的特征性席纹状纤维化在肺部病变中很少发现,特别是在非实性结节中少见。2012 年发布的关于 IgG4-RD 病理学表现共识规定,诊断 IgG4 相关性肺病的阈值为 > 50 个 IgG4[+] 浆细胞 /HPF(手术活检标本)或 > 20 个 IgG4[+] 浆细胞 /HPF(非手术活检)。两种类型活检的 IgG4/IgG 阳性浆细胞比值阈值保持相同,均为 > 40%。

诊断方面,2019 年美国风湿病学会联合欧洲抗风湿病联盟共同发布了 IgG4 相关性疾病的分类标准,是 IgG4-RD 领域的重要里程碑,此分类标准基于临床表现、生物学、影像学和组织学结果的评分来评定。其中肺部受累部分占据 4 分,表现为支气管周围血管浸润和间隔增厚,总分 ≥ 20 分即可诊断为 IgG4-RD。依据此分类标准对照本病例,患者无任何的临床表现,胸部 CT 存在较为常见实性结节型影像学表现,活检肺组织的病理表现与典型 IgG4-RD 的病理表现相符,且不符合任意一条排除标准,结合血清学、影像学等检查结果,总计 22 分,符合 IgG4-RD 的诊断;同时该病例的其他检查中未发现其他系统受累的证据。

治疗方面,建议对所有有症状的 IgG4-RD 患者进行治疗。相反,对于无症状的患者,如孤立性胸腺淋巴结肿大患者,可以不进行治疗。表现为局部形式的 IgG4-RD,如肺结节或炎性假瘤也可仅限于手术切除治疗。在其他情况下,IgG4-RD 的治疗主要基于激素、传统免疫抑制剂和生物制剂。IgG4-RD 分为诱导缓解和维持治疗两个阶段。糖皮质激素通常作为一线治疗药物,推荐剂量为 0.6mg/kg,通常在治疗后两周内即可观察到疗效。在以 0.6mg/kg 的剂量治疗 2 ~ 4 周后,糖皮质激素通常在 3 ~ 6 个月内逐渐减量。绝大多数患者对糖皮质激素治疗反应较好,治疗有效率在 80% 以上,对糖皮质激素无反应的发生率较低(少于 5%),此时应该考虑其他可能的诊断。相反,糖皮质激素减量后的复发较为常见,据估计,有 60% ~ 80% 的患者会出现复发,一般建议联合免疫抑制剂治疗。但长期糖皮质激素应用须注意感染、消化道溃疡、血糖升高、血压升高、骨质疏松等不良反应。目前文献报道用于 IgG4-RD 治疗的免疫抑制剂有吗替麦考酚酯、硫唑嘌呤、环磷酰胺、来氟米特、甲氨蝶呤、环孢素、他克莫司、艾拉莫德等。利妥昔单抗是一种抗 CD20 单克隆抗体,已被证明可有效减少糖皮质激素依赖的 IgG4-RD 患者的糖皮质激素用量。

IgG4 相关性肺病治疗的目的包括减轻呼吸道症状,预防可能导致肺纤维化的疾病进展及随后的呼吸功能下降。肺受累的 IgG4-RD 往往对糖皮质激素治疗反应良好,症状和影像学表现均可改善,但在激素减量过程中极易出现复发,持续的低剂量类固醇可用于预防长期复发。2020 年来自韩国的一个团队对于不同影像学表现的 IgG4 相关性肺病的预后进行了研究,发现 IgG4 相关性肺病的预后总体上是有利的,但不同影像学亚型之间在影像学改善和肺功能维持方面存在差异。该团队将肺部影像学表现分为实性结节型、支气管血管束型、肺泡间质型、圆形磨玻璃影型以及肺泡实变型,其中肺泡实变型完全缓解率最高,肺泡间质型完全或部分缓解率最低。本病例中初始即给予泼尼松治疗,取得了较好的初始治疗效果,但在激素减量过程中出现了复发,后采用激素联合免疫抑制剂的治疗方案,患者肺部影像学表现及血清 IgG4 水平均得到了较好的改善。

(吴学芬　陈余雪)

专家点评

董凌莉教授:肺部是 IgG4-RD 较常累及的部位,发生率约 17.6% ~ 23.4%。胸腔内器官,包括胸膜、肺实质、气道、血管和纵隔等,均可发生相应病变,表现为炎性假瘤、间质性肺炎、机化性肺炎和淋巴瘤样肉芽肿病。胸部影像学可表现为:肺门或纵隔淋巴结肿大、支气管血管束增厚、肺间质病变、小叶间隔增厚、结节或肿块、心包增厚,以及胸膜增厚和渗出。IgG4-RD 胸部受累应结合临床症状、体征、血清 IgG4 水平、影像学和病理学检查等综合诊断,且需要排除类似 IgG4-RD 的疾病。在 2019 年 ACR/EULAR 发布的 IgG4-RD 分类标准中,与胸部受累相关的得分项有 2 项:支气管血管周及间隔增厚(4 分),以及胸腔内椎体旁出现带状软组织(10 分)。相对而言,表现为包绕胸椎或主动脉的软组织占位病变的硬化性纵隔炎临床较为少见,临床占比约 2.8%。少数硬化性纵隔炎患者的纵隔内软组织可由胸腔向下延伸至腹主动脉。临床表现主要为背痛、胸痛、声音嘶哑和咳嗽,病理特征以纤维化更为突出,淋巴细胞和浆细胞浸润较腺体受累轻。

临床中有许多疾病需要与 IgG4-RD 相鉴别。IgG4-RD 受累肺中的密集不规则的浸润可模拟(mimic)癌症,并可以表现为具有高度 ^{18}F-FDG 摄入的肿块样病变。考虑到 IgG4-RD 患者罹患肿瘤的风险相对整体人群有增高,因此,当 IgG4-RD 患者(如患者同时具有胰腺和唾液腺等典型脏器受累)出现肺部症状(或影像学异常),或当仅有肺部症状(或影像学异常)患者被疑诊 IgG4-RD 时,可借助 PET/CT 及病理活检排查恶性肿瘤。该患者首次发作以肺结节病变为主，影像学表现为肿块伴毛刺，不能除外肺癌可能，最终依靠病理活检得以明确诊断。

IgG4-RD 患者胸部受累的治疗应遵循该病总的治疗原则。对于无症状的患者，如孤立性胸腺淋巴结肿大患者，可以不进行治疗。表现为局部形式的肺结节或炎性假瘤也可仅限于手术切除治疗。该患者首次发作以肺结节病变为主，手术全切后无其他部位受累，故给予随访、观察。2 年后再次出现肺部及多发淋巴结受累，给予糖皮质激素治疗有效，但在激素减量过程中疾病复发。既往研究表明，糖皮质激素减停过程中 IgG4-RD 的复发率高达 24% ~ 63%。当患者复发时，治疗方案需根据复发器官、既往用药、目前维持用药等多方面而定。对病情缓解后停药的复发者，可重复使用之前有效药物，并维持更长疗程；亦可使用糖皮质激素联合免疫抑制剂或生物制剂治疗。对于该患者，在激素减量后再次出现肺部结节，随之采用激素联合免疫抑制剂的治疗方案，后患者肺部影像学及血清 IgG4 水平均得到了较好的改善。

参考文献

[1] MORALES A T, CIGNARELLA A G, JABEEN I S, et al. An update on IgG4-related lung disease[J]. Eur J Intern Med, 2019,66: 18-24.

[2] WALLACE Z S, NADEN R P, CHARI S, et al. The 2019 American College of Rheumatology/ European League Against Rheumatism Classification Criteria for IgG4-Related Disease[J]. Arthritis Rheumatol, 2020, 72(1): 7-19.

[3] MULLER R, HABERT P, EBBO M, et al. Thoracic involvement and imaging patterns in IgG4-related disease[J]. Eur Respir Rev, 2021, 30(162): 210078.

[4] MULLER R, EBBO M, HABERT P, et al. Thoracic manifestations of IgG4-related disease[J]. Respirology, 2023, 28(2): 120-131.

[5] KANG J, PARK S, CHAE E J, et al. Long-term clinical course and outcomes of immunoglobulin G4-related lung disease[J]. Respir Res, 2020, 21(1): 273.

[6] CHEN Y, CAI S Z, DONG L L, et al. Update on classification, diagnosis, and management of immunoglobulin G4-related disease[J]. Chin Med J (Engl), 2022, 135(4): 381-392.

[7] YU T F, WU Y X, LIU J, et al. The risk of malignancy in patients with IgG4-related disease: A systematic review and meta-analysis[J]. Arthritis Res Ther, 2022, 24(1): 14.

利妥昔单抗治疗复发性
IgG4 相关性疾病一例

病例介绍

患者,女性,25 岁,因"双侧眼睑肿胀 2 个月余"入院。

患者 2 个月余前无明显诱因出现双侧眼睑肿胀,无发热、胸闷、心慌、畏光、流泪、视力下降、口干、眼干、关节痛、双下肢水肿等不适,就诊于当地医院,行头部 CT 及 MRI 提示:双侧泪腺占位,伴双侧眼外直肌、上直肌变形移位。诊断"Graves 眼病?",予糖皮质激素(具体不详)、降低眼压、抗感染等对症治疗,患者自觉上述症状改善不明显,为进一步诊治,就诊于我院风湿免疫科。患者自起病以来,精神、睡眠、饮食均尚可,二便正常,体力体重无明显改变。

既往史 否认高血压、糖尿病、冠心病、肝炎和结核等疾病病史;否认手术、外伤、输血史;否认药物、食物过敏史;家族史无特殊。

入院查体 体温 36.5℃,脉搏 97 次 /min,血压 118/83mmHg。神志清楚,查体合作,全身皮肤巩膜无黄染,双侧眼睑肿胀明显,左颌下可扪及鹌鹑蛋大小肿块,质韧,无压痛。颈软,颈静脉无怒张,气管居中,胸廓对称,呼吸平稳,双肺呼吸音清,未闻明显干、湿啰音,心律齐,各瓣膜听诊区未闻病理性杂音,腹软,无压痛、反跳痛,肝、脾肋下未及,墨菲征(-),移动性浊音(-),肠鸣音正常,双下肢不肿,生理反射正常,病理反射未引出。

辅助检查 头部 CT 及 MRI 提示"双侧泪腺占位,伴双侧眼外直肌、上直肌变形移位"。IgG 亚型检测提示血清 IgG4 6.710g/L(↑)(阈值为 1.35g/L)。

病例特点

1. **青年女性,亚急性病程。**

2. **临床特点** 主要为双侧泪腺及左侧颌下腺肿胀,无其他伴随症状。

3. 既往史、家族史无特殊。

4. **体格检查** 生命体征平稳,双侧眼睑肿胀明显,左颌下可扪及鹌鹑蛋大小肿块,质韧,无压痛。心、肺、腹部查体未见明显异常,双下肢不肿。

5. **辅助检查** 血清 IgG4 水平增高,泪腺占位及眼直肌病变。

初步诊断

IgG4 相关性疾病。

鉴别诊断

1. 格雷夫斯眼病（Graves' ophthalmopathy） 又称甲状腺相关性眼病或浸润性突眼,常伴有甲状腺功能亢进。患者常自诉眼内异物感、胀痛、畏光、流泪、复视、斜视和视力下降,出现眼睑退缩和眼球突出。查体可见眼睑肿胀,结膜充血水肿,眼球活动受限。影像学表现为眼部肌肉增粗。该患者双眼睑肿胀,眼直肌受累,须考虑该病可能,但患者无甲状腺功能亢进相关临床表现,须完善甲状腺功能、甲状腺超声等检查进一步评估。

2. 干燥综合征 患者可表现为口眼干,唾液腺肿大,实验室检查提示 IgG 升高,抗核抗体、抗 SSA/SSB 和/或抗 Ro52 抗体阳性,唇腺活检可见 1 个及以上淋巴细胞浸润灶。该患者颌下腺肿胀,须考虑该病可能,但患者否认口眼干症状,入院后须完善抗核抗体谱、免疫全套等检查,并评估有无其他器官受累,以进一步明确诊断。

3. 其他自身免疫病 血清 IgG4 水平增高可见于包括系统性红斑狼疮、类风湿关节炎、ANCA 相关血管炎等在内的自身免疫病。但是该患者无发热、关节痛、皮疹等表现,入院后可完善免疫相关检查以进一步排查。

入院后检查

1. 实验室检查

血常规:白细胞计数 10.12×10^9/L(↑),嗜酸性粒细胞百分比 9.4%(↑),嗜酸性粒细胞计数 0.95×10^9/L(↑)。血清总 IgE(T-IgE)163.00IU/ml(↑),白介素 6 4.97pg/ml(↑)。尿常规、大便常规和隐血、肝肾功能、电解质、血脂、血糖、凝血功能、甲状腺功能、血沉、超敏 C 反应蛋白、T-SPOT.TB、CMV-DNA、EBV-DNA、呼吸道病原体、免疫全套、抗核抗体谱、抗 α 胞衬蛋白抗体、抗中性粒细胞胞质抗体(ANCA)、类风湿抗体谱(RF、AKA、CCP)、淋巴细胞亚群检测,以及乙型肝炎、丙型肝炎、HIV、梅毒相关标志物检测均在正常范围。

2. 影像学检测

颌下腺超声检查:双侧下颌下腺实质回声不均,部分回声减低,呈网格状,内未见明显局限性异常回声及异常血流信号。眼眶 MRI:双侧泪腺明显增大,双侧外直肌及上直肌受压,双侧眼环完整,双侧视神经粗细均匀,双侧视神经内未见异常信号灶。胸部及腹部 CT:右肾外缘局部毛糙,肾周渗出,考虑炎性改变可能,余肺部和肝、胆、胰、脾未见明显异常(图 10-1 A～C)。

进一步分析

患者临床特点为典型米库利兹病表现(双侧泪腺及颌下腺无痛性对称性肿大),并伴血清 IgG4、IgE 和外周血嗜酸性粒细胞升高,血清其他免疫相关自身抗体检测均为阴性,诊断为"IgG4 相关性疾病"可能性大。泪腺或颌下腺活检明确病理特征可进一步支持诊断。

进一步诊断

为进一步明确患者受累组织的病理学特征并明确最终诊断,患者转至我院口腔科行下颌下腺活检。活检组织(左侧颌下腺)病理学结果提示:颌下腺肿物镜下见致密淋巴细胞浸润并伴纤维硬化,未见恶性细胞浸润(图 10-1D)。免疫组织化学提示 IgG+、IgG4+(热点区域约 90 个/HPF,IgG4+/IgG+ > 40%),CD20+(滤泡区),IgD+(套区),CD3+(滤泡间区)。患者颌下腺的组织病理活检进一步支持"IgG4 相关性疾病"的诊断,结合其全身影像学评估,提示患者同时合并肾脏受累。

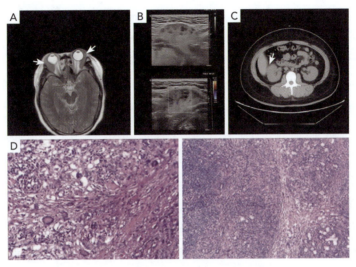

图 10-1 该例患者就诊时的影像和病理资料

A. 头部 MRI 示双侧肿大的泪腺(箭头)及受挤压移位的眼肌;B. 颌下腺超声示双侧下颌下腺回声不均并伴部分回声减低;C. 腹部 CT 示右肾周渗出(箭头);D. 颌下腺活检组织 HE 染色示多量淋巴细胞浸润并伴组织纤维化。

最终诊断

IgG4 相关性疾病(泪腺、颌下腺、肾脏受累)。

治疗及疗效

予患者泼尼松[0.6mg/(kg·d),每日 40mg]口服治疗,激素每周减 1 片(5mg),1 周后患者泪腺及颌下腺肿胀较前略有改善,但在 4 周后双侧眼睑及颌下肿胀自觉无进一步改善,门诊加用吗替麦考酚酯 0.75g,b.i.d.,口服,加强原发病治疗,后患者诉泪腺及颌下腺肿胀较前缓解,激素逐渐序贯减量,但在泼尼松减至每日 15mg 时患者再次诉双侧泪腺肿胀较前加重,查血示血清 IgG4、IgG 水平较前升高,考虑疾病复发。调整治疗方案为利妥昔单抗治疗(500mg 静脉滴注,每周 1 次,持续 4 周),泼尼松每月减半片至每日 5mg 维持,患者泪腺和颌下腺肿胀均逐渐消失至不可触及,定期复查血清 IgG4 维持在正常范围,腹部 CT 提示双肾周渗出已基本消失。

随访

患者每半年随访 1 次,激素已停用,颌下腺和泪腺肿胀未再复发,平均每半年行 1 次利妥昔单抗 500mg 静脉滴注维持至今,最后一次输注时间为 2023 年 2 月,复查指标:血清 IgG4 及 IgE 水平均在正常范围,考虑疾病控制稳定,近期已完全停药以备孕。

病例讨论

IgG4 相关性疾病(IgG4-related disease, IgG4-RD)是一种可累及全身多脏器的自身免疫病群,其关键特征为受累脏器"肿瘤样"占位,常伴血清 IgG4 水平显著增高。大量 IgG4[+] 浆细胞浸润、席纹样纤维化(storiform fibrosis)、轻到中度的嗜酸性粒细胞浸润及闭塞性静脉炎是 IgG4-RD 的特征病理表现。IgG4-RD 患者依据其受累脏器特征,可分为以下四个临床表型(clinical phenotype):"胰腺 - 肝 - 胆"组、"腹膜后纤维化和 / 或大动脉炎"组、"头 - 颈局限"组,以及"米库利兹综合征伴系统受累"组。本例患者有典型的米库利兹综合征表现(双侧泪腺、下颌下腺和 / 或腮腺的无痛性、对称性肿大),并考虑存在肾脏受累,故该患者属于"米库利兹综合征伴系统受累"组。

基于上述特征,IgG4-RD 的诊断和分类路径(当前主要采用的诊断标准是"2011 年日本 IgG4 相关性疾病综合诊断标准"及其 2020 年修订版;采用的分类标准是"2019 年美国风湿病学会 / 欧洲抗风湿病联盟 IgG4 相关性疾病分类标准"),主要基于以下几个节点:排除(鉴别诊断)、症状 / 体征、血清学特征,以及病理学特征。在临床上,IgG4-RD 需要与受累脏器的恶性肿瘤(如淋巴瘤)及其他可能存在 IgG4-RD 类似表现的良性疾病(如干燥综合征、原发性硬化性胆管炎、多中心卡斯尔曼病、继发性腹膜后纤维化、肉芽肿性多血管炎、结节病和嗜酸性肉芽肿性多血管炎等)相鉴别。在完成上述疾病的排除后,患者若具备其他 3 个结点中 2 个或 2 个以上结点所对应的特征,即可拟诊或诊断为 IgG4-RD。

在完善诊断和病情评估后,即可对患者进行治疗。依据《IgG4 相关性疾病诊治中国专家共识》,对激素或传统免疫抑制剂疗效不佳的、难治性或复发性的 IgG4-RD,可考虑选用包括利妥昔单抗在内的生物制剂(目前推荐利妥昔单抗的使用方法有两种,静脉输注每周 $375mg/m^2 \times 4$ 次;或静脉输注 1 000mg/ 次 ×2 次,每 2 周 1 次)。利妥昔单抗(rituximab)是一种靶向 CD20 的单克隆抗体,其可以有效清除在 IgG4-RD 发病中扮演重要致病角色的细胞群——B 淋巴细胞。当前研究表明,利妥昔单抗及其生物类似物(biosimilars,如 CT-P10)的应用,可显著降低患者循环浆母细胞及 CD4[+] 细胞毒性 T 细胞(两者均为当前已知的促进 IgG4-RD 发病的关键细胞群),并有效诱导 IgG4-RD 的疾病缓解。利妥昔单抗的维持治疗,亦有助于降低疾病的复发率。对于复治患者的利妥昔单抗用法,当前仍缺少高质量的临床研究数据,但是有研究提示,每 6 个月使用一次利妥昔单抗作为维持治疗方案,可能有助于预防 IgG4-RD 复发。

IgG4-RD 的具体诊疗思路可参照 Chen 等人和 Orozco-Galvez 等人的研究。简言之,在排除相似疾病的前提下,基于临床症状、血清学和病理学对患者进行分类 / 诊断;在随访过程中根据患者对既往治疗药物的应答(评估患者病情)调整用药策略以实现疾病的诱导缓解、维持疾病控制及预防复发。

(蔡邵哲　陈　雨)

专家点评

董凌莉教授：该例为一典型的"米库利兹综合征伴系统受累"患者。该患者的治疗策略从"以糖皮质激素为主"，过渡到了"糖皮质激素 + 激素助减剂"，再到"生物制剂 + 小剂量糖皮质激素"，最终到"药物完全停用"的疾病完全缓解状态。在临床实践中，IgG4-RD 的复发很常见：有研究表明，约有 46% ~ 90% 的患者在诊断后的 3 年内出现复发。利妥昔单抗是当前应用于治疗 IgG4-RD 的主要生物制剂，其通过靶向 CD20 清除 B 细胞（IgG4-RD 发病中的关键细胞成分），实现对疾病的治疗。数项研究表明，利妥昔单抗可有效用于复发患者的急性炎症控制，而其维持治疗可有效协助维持疾病缓解，降低复发率。Campochiaro 等人的研究提示，每 6 个月行一次利妥昔单抗治疗，可有效防止 IgG4-RD 的疾病复发。在临床中，利妥昔单抗的推荐用法是静脉输注每周 375mg/m^2（4 次）和静脉输注 1 000mg/ 次（2 次），但具体用量可依据患者的具体病情进行适当调整。需要指出的是，虽然利妥昔单抗治疗对多数患者有效，但是仍有部分患者对该药应答不佳，或在经该药治疗后频繁复发。有研究表明，基线期显著增高的血清 IgG4、IgE 和血嗜酸性粒细胞水平，是预测利妥昔单抗治疗后复发的独立标志物。因此，新型（靶向）药物的探索，以及协助用药选择的生物标志物开发，对于该病的精准、高效诊疗十分关键。

参考文献

[1] WALLACE Z S, ZHANG Y, PERUGINO C A, et al. Clinical phenotypes of IgG4-related disease: An analysis of two international cross-sectional cohorts[J]. Ann Rheum Dis, 2019, 78(3): 406-412.

[2] UMEHARA H, OKAZAKI K, KAWA S, et al. The 2020 revised comprehensive diagnostic (RCD) criteria for IgG4-RD[J]. Mod Rheumatol, 2021,31(3): 529-533.

[3] UMEHARA H, OKAZAKI K, MASAKI Y, et al. Comprehensive diagnostic criteria for IgG4-related disease (IgG4-RD)[J]. Mod Rheumatol, 2012, 22(1): 21-30.

[4] WALLACE Z S, NADEN R P, CHARI S, et al. The 2019 American College of Rheumatology/European League Against Rheumatism classification criteria for IgG4-related disease[J]. Ann Rheum Dis, 2020, 79(1): 77-87.

[5] CHEN Y, CAI S Z, DONG L L, et al. Update on classification, diagnosis, and management of immunoglobulin G4-related disease[J]. Chin Med J (Engl), 2022, 135(4): 381-392.

[6] 张文，董凌莉，朱剑，等 . IgG4 相关性疾病诊治中国专家共识 [J]. 中华内科杂志 , 2021, 60(3): 192-206.

[7] PERUGINO C A, STONE J H. IgG4-related disease: An update on pathophysiology and implications for clinical care[J]. Nat Rev Rheumatol, 2020,16 (12): 702-714.

[8] LANZILLOTTA M, FERNANDEZ-CODINA A, CULVER E, et al. Emerging therapy options for IgG4-related disease[J]. Expert Rev Clin Immunol, 2021, 17(5): 471-483.

[9] OMAR D, CHEN Y, CONG Y, et al. Glucocorticoids and steroid sparing medications

monotherapies or in combination for IgG4-RD: A systematic review and network meta-analysis[J]. Rheumatology (Oxford), 2020, 59(4): 718-726.

[10] CAMPOCHIARO C, DELLA-TORRE E, LANZILLOTTA M, et al. Long-term efficacy of maintenance therapy with rituximab for IgG4-related disease[J]. Eur J Intern Med, 2020, 74: 92-98.

[11] OROZCO-GALVEZ O, FERNANDEZ-CODINA A, LANZILLOTTA M, et al. Development of an algorithm for IgG4-related disease management[J]. Autoimmun Rev, 2023, 22(3): 103273.

[12] LANZILLOTTA M, MANCUSO G, DELLA-TORRE E. Advances in the diagnosis and management of IgG4 related disease[J]. BMJ, 2020, 369: m1067.

[13] MAJUMDER S, MOHAPATRA S, LENNON R J, et al. Rituximab maintenance therapy reduces rate of relapse of pancreaticobiliary immunoglobulin G4-related disease[J]. Clin Gastroenterol Hepatol, 2018, 16 (12): 1947-1953.

[14] KHOSROSHAHI A, CARRUTHERS M N, DESHPANDE V, et al. Rituximab for the treatment of IgG4-related disease: Lessons from 10 consecutive patients[J]. Medicine (Baltimore), 2012, 91(1): 57-66.

[15] EBBO M, GRADOS A, SAMSON M, et al. Long-term efficacy and safety of rituximab in IgG4-related disease: Data from a French nationwide study of thirty-three patients[J]. PloS one, 2017, 12(9): e0183844.

[16] WALLACE Z S, MATTOO H, MAHAJAN V S, et al. Predictors of disease relapse in IgG4-related disease following rituximab[J]. Rheumatology (Oxford), 2016, 55(6): 1000-1008.

病例 11

IgG4 相关性硬化性胆管炎一例

病例介绍

患者,男性,62 岁,主因"双侧上眼睑肿胀 3 年,皮肤、巩膜黄染 1 个月"入院。

患者于 3 年前无明显诱因出现双侧上眼睑肿胀,未行系统诊治。10 个月前查血常规、尿常规、肝肾功能及胰酶均无异常;血沉(ESR)22mm/h,超敏 C 反应蛋白(hsCRP)16.74mg/L;补体正常,IgG 24.95g/L,血清 IgG4 30.00g/L,血清总 IgE(T-IgE)65.3KU/L,抗核抗体谱(-)。磁共振示双眼慢性泪腺炎可能,左侧上睑提肌增粗。腹部超声示肝实质回声略粗,胰腺体积增大。患者行双侧上眼睑肿物切除术,病理示淋巴组织增生,伴纤维化及较多浆细胞浸润,免疫组织化学示 IgG4$^+$ 浆细胞 > 100 个 /HPF,IgG4$^+$ 浆细胞 /IgG$^+$ 浆细胞约 80%。诊断为"IgG4 相关性疾病"。予泼尼松 20mg,每日 1 次口服并规律减量;来氟米特 10mg,每日 1 次口服。患者病情稳定,至 3 个月前自行停用所有药物。1 个月前患者无明显诱因自觉腹胀,随后出现皮肤、巩膜黄染,伴全身皮肤瘙痒及浓茶色尿,否认大便陶土色。患者近期精神、食欲、睡眠可,体重下降 5kg。

既往史 否认高血压、糖尿病、冠心病、肝炎和结核等疾病病史;否认手术、外伤、输血史;吸烟 40 余年,40 支 /d,无饮酒嗜好;否认药物、食物过敏史及家族史。

入院查体 体温 36.3℃,脉搏 85 次 /min,呼吸 18 次 /min,血压 132/89mmHg,全身浅表淋巴结未及,全身皮肤、巩膜黄染明显,腮腺、下颌下腺无肿大,心肺查体无特殊,腹软,无压痛,双下肢无水肿。

病例特点

1. **中老年男性,慢性病程,近期加重。**

2. **临床特点** 主要包括:起病时主要表现为双侧泪腺肿大,结合血清 IgG4 明显升高和泪腺术后病理所示,IgG4-RD 诊断明确,激素及免疫抑制剂治疗有效,但患者自行停药。近期出现皮肤巩膜黄染、尿色加深。

3. **既往史** 无特殊。长期大量吸烟史,无饮酒史。

4. **体格检查** 生命体征平稳,全身浅表淋巴结未及,全身皮肤、巩膜黄染明显,腮腺、下颌下腺无肿大,心肺查体无特殊,腹软无压痛,双下肢无水肿。

5. **辅助检查** 血沉(ESR)22mm/h,超敏 C 反应蛋白(hsCRP)16.74mg/L;IgG 24.95g/L,血清 IgG4 30.00g/L,血清总 IgE(T-IgE)65.3KU/L。磁共振示双眼慢性泪腺炎可能,左侧上睑提肌增粗。

腹部超声示肝实质回声略粗,胰腺体积增大。双侧上眼睑肿物病理示淋巴组织增生,伴纤维化及较多浆细胞浸润,免疫组织化学示 IgG4$^+$ 细胞 > 100 个 /HPF,IgG4$^+$ 浆细胞 /IgG$^+$ 浆细胞约 80%。

初步诊断

黄疸原因待查。

IgG4 相关性疾病。

双侧上眼睑肿物切除术后。

鉴别诊断

1. 胰腺癌 该病也常表现为无痛性梗阻性黄疸及胰腺肿块。患者近期体重明显下降,须注意除外胰腺癌可能,入院后可进一步行腹腔、盆腔增强CT和胰腺MRI平扫进行评估,必要时考虑活检。

2. 胆管癌 肝外胆管癌通常在肿瘤阻塞胆道引流系统时出现黄疸,此外还可能会出现白陶土样便和尿色加深,可行磁共振胆胰管成像(MRCP)评估胆道情况协助明确诊断,必要时可行经内镜逆行性胰胆管造影(ERCP)检查并取病理活检。

3. 病毒性肝炎 病毒性肝炎所致黄疸常为肝细胞性黄疸,入院后可查肝功能,并常规筛查嗜肝病毒以除外病毒性肝炎。

入院后检查

1. 实验室检查

尿常规可见少量胆红素。生化检查:谷丙转氨酶(ALT)93U/L(↑),谷草转氨酶(AST)187U/L(↑),总胆红素(TBil)128.0μmol/L(↑),直接胆红素(DBil)95.1μmol/L(↑),碱性磷酸酶(ALP)303U/L(↑),谷氨酰转肽酶(GGT)408U/L(↑),乳酸脱氢酶(LDH)370U/L(↑);ESR 28mm/h(↑),hsCRP 4.52mg/L(↑);血 IgG 20.67g/L(↑),血清 IgG4 21.60g/L(↑)。血常规、大便常规及隐血、肾功能、胰腺功能、嗜肝病毒相关检查、自身免疫性肝炎全套、抗核抗体谱均未见明显异常。

2. 影像学检查

肝、胆、胰腺、脾超声检查:胆囊壁毛糙、增厚胆囊壁中高回声,肝内强回声,钙化灶可能。胸部CT 平扫:右肺上叶胸膜下小结节,右肺中叶及左肺舌叶支气管略扩张。

进一步分析

患者实验室检查主要表现为胆红素明显升高,以直接胆红素升高为主,伴肝酶和胆管酶轻至中度升高,嗜肝病毒方面检查均为阴性。从病因角度来分析,首先应考虑梗阻性黄疸的可能性大。下一步须鉴别导致梗阻性黄疸的原因,评估是否存在肝内外胆管梗阻。IgG4 相关性疾病胰腺受累时,胰腺肿大压迫胆总管可引起梗阻性黄疸,可行腹部增强 CT+ 胰腺薄扫 + 三维重建评估胰腺是否有肿大及压迫胆总管。此外可行 MRCP 检查以评估胆管有无梗阻。肿瘤方面,如胰头癌、胆管癌等,也可待上述影像学检查结果回报后进一步评价相关风险。

进一步诊断

为进一步寻找梗阻性黄疸的原因,完善了腹部与盆腔增强 CT+ 胰腺薄扫 + 三维重建检查,结果提示:胰腺略饱满,以胰头部为著,增强后强化稍明显(图 11-1);肝外胆管未见明显扩张,部分肝内胆管略扩张,肝总管、胆囊管及胆总管壁均匀增厚伴强化(图 11-2)。此外,行 MRCP 检查,结果提示:部分肝外胆管狭窄,上游肝内胆管粗细不均,部分肝内胆管略扩张(图 11-3)。

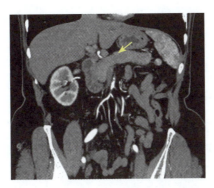

图 11-1 增强 CT 动脉期曲面重建图像

图像提示胰腺饱满,边缘较平直,正常小叶结构显示欠清(黄色箭头)。

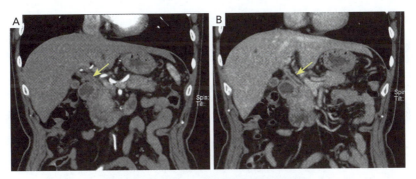

图 11-2 增强 CT 增强多平面重建图像

动脉期(A)及延迟期(B)多平面重建图像示肝外胆管壁弥漫性增厚(黄色箭头),延迟期强化较明显。

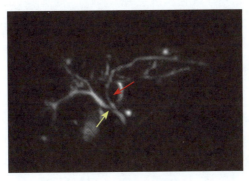

图 11-3 MRCP 图像

图像提示部分肝外胆管狭窄(黄色箭头),上游肝内胆管粗细不均(红色箭头),部分肝内胆管略扩张。

综上,考虑患者 IgG4 相关性疾病诊断明确,主要累及胆管、胰腺和泪腺。患者梗阻性黄疸原因考虑与 IgG4 相关硬化性胆管炎所致胆管狭窄相关。

最终诊断

IgG4 相关性疾病(胆管、胰腺和泪腺受累)。

梗阻性黄疸。

双侧上眼睑肿物切除术后。

治疗及疗效

住院期间予患者加用甲泼尼龙 32mg,每日 1 次口服;患者皮肤、巩膜黄染,以及皮肤瘙痒均明显减轻。糖皮质激素加用 10 天后复查肝功能提示 ALT 57U/L,AST 61U/L,TBil 44.5μmol/L,DBil 34.0μmol/L,ALP 195U/L,GGT 160U/L,LDH 277U/L。加用吗替麦考酚酯 0.75g,每天两次口服。患者出院后激素规律减量。

随访

患者出院后激素逐渐减量至甲泼尼龙 4mg,每日 1 次口服;吗替麦考酚酯逐渐减量至 0.5g,每日 1 次口服维持。患者无特殊不适,出院 3 个月后肝酶和血胆红素均恢复正常。出院一年半后门诊随诊提示病情平稳。

病例讨论

IgG4 相关性疾病(IgG4-related disease, IgG4-RD)为一种以慢性炎症及纤维化为主要表现的自身免疫病,可累及全身多系统,其中胰胆系统为其常见的内脏受累部位。北京协和医院既往研究结果提示,在中国的 IgG4-RD 患者中,38.1% 的患者会出现自身免疫性胰腺炎(autoimmune pancreatitis, AIP),17.8% 的患者会出现硬化性胆管炎(sclerosing cholangitis, SC),且黄疸为 SC 常见的临床表现。

从黄疸的鉴别诊断出发,对于任何黄疸患者,均应首先区别是以非结合胆红素(间接胆红素)升高为主的黄疸,还是非结合胆红素(间接胆红素)和结合胆红素(直接胆红素)均升高的黄疸。前者包括溶血性黄疸、肝脏对胆红素摄取受损等,后者则包括肝细胞性黄疸、梗阻性黄疸等。该患者从肝功能检查结果来看,属于非结合胆红素和结合胆红素均升高的黄疸,临床未发现明确肝炎方面的其他证据,因此考虑梗阻性黄疸可能性大。

当 IgG4-RD 患者出现梗阻性黄疸时,应注意行胰胆系统的评估。从临床表现来看,当 IgG4-RD 患者合并 AIP 并压迫胆总管的时候,患者可能会出现梗阻性黄疸。该患者在影像学上胰腺虽然饱满,但并无压迫胆总管的表现,因此考虑虽然患者存在 IgG4-RD 相关的 AIP,但不能用 AIP 来解释该患者梗阻性黄疸的问题,此外通过影像学检查,其结果也基本排除了胰腺肿瘤的可能。IgG-RD 患者合并 SC 常见于老年男性,当 SC 导致胆道狭窄时,患者可能会出现梗阻性黄疸。结合该患者 CT 和 MRCP 检查结果所示,考虑患者胆道受累明确,符合 IgG4-RD 相关 SC 的表现,能够解释患者梗阻性黄疸。IgG4-RD 患者合并 SC 还需要和胆管癌进行鉴别。该患者虽未行胆道方面的病理检查,但临床对激素和免疫抑制剂治疗反应好,随访一年半后病情一直平稳,因此结合随访结果可排除胆管癌。但在临床工作中,IgG4-RD 患者合并 SC 时主要需要和胆管癌的鉴别,必要时须行 ERCP 检查或者肝活检等以进行鉴别。

IgG4-RD 相关 SC 治疗的一线药物仍为糖皮质激素,部分患者需要联合免疫抑制剂治疗。该病整体预后较好,大部分患者会获得良好的缓解。

(周佳鑫)

专家点评

张文教授:这是一例既往明确诊断 IgG4-RD 的患者,此次因梗阻性黄疸为突出临床表现,结合影像学检查所示和对激素的治疗反应,考虑诊断 IgG4-RD 合并 SC,最终获得了良好的治疗效果。IgG4-RD 合并 SC 常见于老年男性,黄疸为其常见的临床表现,该类患者也常同时合并出现 AIP。因此,对于 IgG4-RD 合并梗阻性黄疸的患者,从原发病的角度来说,须鉴别是 AIP 压迫胆总管还是 SC 导致胆道狭窄。此外,胰胆系统的肿瘤也需要重点除外。影像学检查在鉴别诊断过程中起着关键作用,必要时须行活检以明确病理,避免误诊。

参考文献

[1] LIN W, LU S, CHEN H, et al. Clinical characteristics of immunoglobulin G4-related disease: A prospective study of 118 Chinese patients[J]. Rheumatology (Oxford), 2015, 54(11): 1982-1990.

[2] NAKAZAWA T, KAMISAWA T, OKAZAKI K, et al. Clinical diagnostic criteria for IgG4-related sclerosing cholangitis 2020: (Revision of the clinical diagnostic criteria for IgG4-related sclerosing cholangitis 2012)[J]. J Hepatobiliary Pancreat Sci, 2021, 28(3): 235-242.

[3] KEMP W, MAJEED A, MITCHELL J, et al. Management, outcomes and survival of an Australian IgG4-SC cohort: The MOSAIC study[J]. Liver Int, 2021, 41(12): 2934-2943.

IgG4 相关性
淋巴结病一例

病例介绍

患者,女性,42 岁,主因"发现左颈部肿物 2 个月余"入院。

患者于 2 个月余前体检发现左颈部肿物,约鹌鹑蛋大小,质韧,边界清楚,活动度可,无明显压痛,无发热、消瘦、咳嗽咳痰、胸闷、胸痛等伴随症状。就诊于当地医院,颈部超声提示"左颈部Ⅳ区、Ⅵ区低回声团并部分伴钙化,双侧颈部Ⅰ区、Ⅱ区淋巴结可见"。增强 CT 提示"左侧颈部见团块状软组织密度影,大小约 3.6cm×2.0cm×5.8cm"。磁共振平扫提示"左侧颈部占位性病变、颈动脉周围多发小淋巴结影"。遂于超声引导下行左颈肿块穿刺,结果提示"①浆细胞肉芽肿可能。②浆细胞瘤不完全排除"。我院病理会诊认为左颈肿块淋巴组织符合良性反应性增生,伴大量浆细胞浸润。为进一步明确诊治,门诊以"IgG4 相关性疾病?"于 2020-12-05 收入院。起病以来,患者精神、睡眠、饮食尚可,大小便如常,近期体力、体重未见明显下降。

既往史　否认糖尿病、冠心病等系统性病史,否认结核病史,否认食物、药物过敏史,否认外伤史。

入院查体　体温 36.0℃,脉搏 76 次/min,血压 141/85mmHg。神清,精神可,步入病房,巩膜苍白无黄染,口腔黏膜未见溃疡,咽无充血,扁桃体无肿大。左颈部可触及鹌鹑蛋大小肿物,质韧,边界清楚,活动度可,气管居中。双肺呼吸音清,未闻及明显干、湿啰音,心音有力,律齐,各瓣膜区未闻及明显病理性杂音。腹软,剑突下压痛,无反跳痛,肝脾肋下未扪及,双肾区无叩击痛,生理反射存在,病理反射未引出。

病例特点

1. **中年女性,亚急性病程。**
2. **临床特点**　主要包括:体检发现左颈部肿物,约鹌鹑蛋大小,质韧,边界清楚,活动度可。
3. **既往史**　既往体健,无特殊病史。
4. **体格检查**　生命体征平稳,左颈部可触及鸭蛋大小肿物,质韧,边界清楚,活动度可。心、肺、腹查体未见明显异常,双下肢不肿。
5. **辅助检查**　颈部影像学提示多发淋巴结肿大,左颈肿块穿刺细胞涂片提示大量浆细胞浸润。

初步诊断

左颈部肿物性质待查:IgG4 相关性疾病? 浆细胞病?

鉴别诊断

1. 浆细胞肉芽肿(plasma cell granuioma, PCG) 是一种临床较为少见的病因不明的良性炎性肿块,可发生于全身各个部位,以肺部最常见,亦可见于颅内、胃、食管、眼眶及甲状腺等。一般情况下无发热、厌食、乏力、体重下降等全身症状。PCG 通常为良性病变过程,但也能引起局部侵犯,累及神经、肌肉和骨质破坏。PCG 有复发倾向及类似恶性肿瘤的特性。术后病理学检查是明确诊断的主要方法。以手术完全切除为主的综合性疗法是治疗 PCG 的重要手段。该患者左颈部肿块,穿刺提示大量浆细胞浸润,须考虑该疾病可能。不符合点为该患者颈部淋巴结组织增生,无局部组织侵犯等表现,需要进一步完善相关检查以明确诊断。

2. 髓外浆细胞瘤(extramedullary plasmacytoma, EMP) 指原发于骨髓和骨骼以外的其他部位的浆细胞瘤,占浆细胞肿瘤的 3%。EMP 主要发生在上呼吸道,尤其是在鼻腔、鼻窦、口腔和鼻咽部,其他易发生部位包括皮肤、淋巴结等。临床症状主要表现为局部阻塞及局限性包块,如鼻塞、鼻出血、面部肿胀、声音嘶哑等。EMP 的诊断需要依靠病理学检查,但只从局部病理学表现上难以将 EMP 与多发性骨髓瘤累及骨髓以外的病灶进行区分。组织活检可发现单克隆浆细胞组织,但骨髓穿刺及全身骨骼影像检查结果可无明显异常。该患者左颈肿块,穿刺活检有大量浆细胞浸润,须考虑该疾病可能。不符合点是病理检查并未发现单克隆浆细胞。

3. 卡斯尔曼病(Castleman disease, CD) 是一种少见的、淋巴结非肿瘤性增生性疾病,可仅累及单个淋巴结,也可累及全身,病因和发病机制不明。根据临床表现,卡斯尔曼病(Castleman 病)可分为单中心型和多中心型。多中心型卡斯尔曼病(multicentric castleman disease, MCD)临床常呈高度侵袭性病程,常伴有发热、体重减轻、皮疹、肝脾大,甚至更严重的全身症状。MCD 可能出现 IgA、IgM、IL-6 和 C 反应蛋白水平升高。不常累及眼部、唾液腺或胰腺等器官,对激素治疗不敏感,须结合化疗等综合治疗手段改善患者预后。该患者左颈肿块,巨大淋巴结增生,需要考虑 CD 可能。

4. 颈部淋巴结转移癌 淋巴结转移是恶性肿瘤最常见的转移方式,是指浸润的肿瘤细胞穿过淋巴管壁,脱落后随淋巴液被带到汇流区淋巴结,并且以此为中心生长出同样肿瘤的现象。原发癌灶绝大部分在头颈部,尤以鼻咽癌和甲状腺癌的转移最为多见。该患者左颈部肿块,需要考虑恶性肿瘤转移扩散到颈部淋巴结。不支持点是患者无消瘦、发热、恶病质等全身症状。穿刺显示淋巴组织反应性增生,伴大量浆细胞浸润,未找到癌细胞,需要进一步完善检查以明确诊断。

入院后检查

入院后进行相关检查。血常规:血红蛋白 93.0g/L(↓),红细胞比容 30.3%(↓),平均 RBC 体积 77.5fl(↓),平均血红蛋白含量 23.8pg(↓),平均血红蛋白浓度 307g/L(↓)。血生化:总蛋白 83.3g/L(↑),球蛋白 46.5g/L(↑),乳酸脱氢酶 118U/L(↓)。IgG 亚型全套(含 IgG1、IgG2、IgG3、IgG4):IgG1 12.30g/L(↑),IgG4 1.950g/L(↑)。超敏 C 反应蛋白 12.84mg/L(↑),血沉 77mm/h(↑)。铁代谢检测

组合:血清铁 3.67μmol/L(↓),转铁蛋白饱和度 7.1%(↓),可溶性转铁蛋白受体 6.64mg/L(↑)。抗核抗体谱示抗核抗体 1∶100,余阴性。尿常规、大便常规、ANCA、甲状腺功能三项、IgE,以及乙型肝炎、丙型肝炎、HIV、梅毒相关标志物未见明显异常。

进一步分析

患者左颈部肿物,既往无特殊病史,当地医院行肿物穿刺活检提示浆细胞浸润,考虑浆细胞肉芽肿可能,浆细胞瘤待排。后请我院病理科会诊,行免疫组织化学分析,考虑左颈肿块淋巴组织符合良性反应性增生,大量浆细胞浸润。患者血清 IgG4 水平轻度升高,为进一步排除其他疾病模拟 IgG4 相关淋巴结疾病可能,同时评估患者全身受累情况,建议患者行全身 PET/CT 检查。

进一步诊断

为进一步明确诊断和评估患者受累的范围,用 ^{18}F-FDG 标记进行 PET/CT,结果显示:左侧颈部Ⅲ区 - 左锁骨上区软组织密度肿块伴点状钙化,大小约 3.0cm×2.5cm×4.8cm,放射性摄取增高(SUV$_{max}$ 10.6)(图 12-1)。再次请我院病理科会诊及加做 IgG4 相关染色,结果提示:(左颈肿块)淋巴组织符合良性反应性增生,伴大量浆细胞浸润。免疫组织化学显示 IgG4 阳性热点区域约 100 个 /HPF、IgG4/IgG 约 80%。

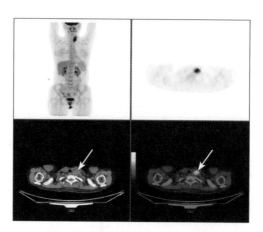

图 12-1　全身 ^{18}F-FDG-PET 扫描

显示左侧颈部Ⅲ区 - 左锁骨上区软组织密度肿块伴点状钙化,大小约 3.0cm×2.5cm×4.8cm(箭头指向)。

最终诊断

IgG4 相关性淋巴结病。

缺铁性贫血。

治疗及疗效

患者因颈部肿块巨大,严重影响生活质量。给予泼尼松 30mg,q.d.,口服,多糖铁口服等对症支持治疗。治疗 3 周后效果不佳,建议患者于甲乳外科行手术切除,术后病理提示淋巴结良性反应性增生,伴大量浆细胞浸润,结合临床特征,符合 IgG4 相关性疾病淋巴结改变。免疫组织化学染色显示 IgG4 阳性热点区域约 30 ~ 50 个 /HPF、IgG4/IgG 约 40%(图 12-2)。考虑患者已手术切除肿块,目前暂无其他器官受累,术后未再用药,2 个月后复查 IgG4 降至 1.27g/L。

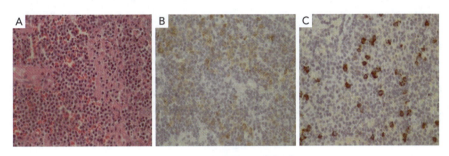

图 12-2 颈部淋巴结病理

淋巴结良性反应性增生,伴大量浆细胞浸润。免疫组织化学染色显示:IgG4/IgG 约 40%,IgG4 30 ~ 50 个 /HPF。A. HE 染色,B. 免疫组织化学 IgG 染色,C. 免疫组织化学 IgG4 染色。

随访

患者术后停药状态下每半年经门诊随诊评估,无新发器官,血清 IgG4 水平降至正常范围。

病例讨论

IgG4 相关性疾病(IgG4-related disease, IgG4-RD)是一种累及全身各系统、以淋巴细胞及分泌 IgG4 的浆细胞组织浸润和纤维化为特征的慢性炎症疾病。IgG4-RD 的发病机制尚未完全了解,而 IgG4 阳性浆细胞的浸润和受累部位异位生发中心形成是主要的组织学特征。IgG4-RD 可累及任一器官,包括胰腺等淋巴结外器官和淋巴结。IgG4 相关淋巴病(IgG4-related lymphadenopathy, IgG4-RLAD)是描述 IgG4-RD 发生了淋巴结受累的病例,可能是 IgG4-RD 的主要表现或唯一表现,可累及颈部、锁骨上、纵隔、肺门、腹部、腋窝或腹股沟等部位的淋巴结。淋巴结外受累常发生于具有外分泌腺的实质性器官,可同时或相继出现,如胰腺(自身免疫性胰腺炎或 IgG4 相关性胰腺炎)、颌下腺(IgG4 相关性慢性唾液腺炎),以及腹膜后(腹膜后纤维化)和眼眶等。约 30% ~ 65% 的亚洲 IgG4-RD 患者发生 IgG4-RLAD,并且可能先于内脏受累,而西方人的比例则相对较低。IgG4-RLAD 的临床表现可能是局限性或全身性的,一些研究发现 IgG4-RLAD 患者倾向于发生淋巴结外病变,而没有任何其他器官受累的 IgG4-RLAD 相对比较罕见。在一项关于活检证实的 IgG4-RLAD 的研究中,40% 的病例出现内脏受累区域以外的淋巴结病。如果伴有结外病变,患者会同时出现一些受累器官的相应临床表现。识别淋巴结病理标本中特有的 IgG4-RD 的组织病理学特征可能对疾病诊断的有重要启示,特别是如果临床上没有怀疑 IgG4-RD。然而,考虑到淋巴结中 IgG4 阳性浆细胞会相对非特异性增加,先前如果没有确定结外 IgG4-RD,仅根据淋巴结形态改变作出 IgG4-RD 的初步诊断是不太谨慎的。

　　淋巴结外的 IgG4-RD 的病理形态学特征有大量浆细胞、席纹状纤维化结构和闭塞性静脉炎，而 IgG4-RLAD 的病理形态与之截然不同。根据病理形态学特点，IgG4-RLAD 可分为 6 种变型：Ⅰ型为多中心 Castleman 病样、Ⅱ型为滤泡增生样、Ⅲ型为滤泡扩张样、Ⅳ型为生发中心进行性转化样、Ⅴ型为炎性假瘤样和Ⅵ型具有肉芽肿的病理特征。其中以反应性滤泡增生型最常见。但是，每种类型中均具有共同的显微特征，包括 IgG4 阳性细胞数量增加、IgG4 阳性浆细胞所占 IgG 阳性浆细胞的比例增高和嗜酸性粒细胞增多。组织学结果并不完全具有特异性，手术活检标本比穿刺标本及存在 IgG-RD 的其他特征更有助于诊断 IgG4-RLAD。许多研究表明，除 IgG4-RD 外，包括其他自身免疫病、感染和肿瘤等各种疾病中淋巴结中的 IgG4 阳性浆细胞亦出现增多，需要临床进一步明确诊断。由于上述形态学改变缺乏特异性，在没有 IgG4 阳性浆细胞的增加（> 100 个 / HPF）和 IgG4/IgG 浆细胞比例超过 40% 的情况下，不能作出 IgG4-RLAD 的诊断。一项研究发现滤泡内 IgG4 阳性浆细胞和 IgG4/IgG 胞比例（甚至 IgG4 浆细胞 > 100 个 /HPF 和 IgG4/IgG 比例 > 40%）孤立性增加更常见于非特异性淋巴结病，而非 IgG4-RLAD。相反，存在滤泡外区域（滤泡间、滤泡间区域或实质或囊内纤维化区域）的 IgG4 阳性浆细胞对 IgG4-RLAD 更具有特异性。对 IgG4-RALD 诊断具有帮助的其他病理特征还包括 IgG4 阳性浆细胞和嗜酸性粒细胞等混合细胞浸润的包膜纤维化、静脉炎和滤泡周围肉芽肿等。因此，经验丰富的病理科医生阅片对诊断该疾病非常重要。

　　此外，IgG4-RLAD 的诊断需要排除其他疾病，如表达 IgG4 的淋巴增殖性疾病、卡斯尔曼病、梅毒性淋巴结炎、罗萨伊 - 多尔夫曼病、恶性肿瘤等。在此，我们报道了 1 例 IgG4-RLAD 的病例，穿刺标本和淋巴结切除术后病理亚型提示为反应性滤泡增生样。该病例为中年女性，左颈部肿块明显，血清 IgG4 水平显著增高，伴有贫血。经泼尼松和沙利度胺治疗 3 周后，肿块缩小不明显，可能与治疗时间、激素剂量及病变部位等有关。后行手术切除肿大的淋巴结，术后 2 个月后 IgG4 水平显著下降，停止服用药物，病情稳定。有研究提示反应性滤泡增生型的 IgG4 相关淋巴结病最常见于颈部淋巴结，并可能与随后发生的颌下 IgG4 相关唾液腺炎有关。在今后的随访中需要密切观察该患者是否会出现其他 IgG4-RD 的临床表现，特别是唾液腺炎。

　　IgG4-RLAD 的治疗需要个体化评估。IgG4-RLAD 多发淋巴结受累者首选糖皮质激素治疗，有效率可达到 80%，治疗分为诱导缓解和维持阶段。缓解阶段糖皮质激素起始剂量一般为 0.6mg/kg，疗程 2 ~ 4 周，然后逐渐减量，维持剂量一般为 5mg/d。对于糖皮质激素反应不佳者或停药后复发者可联合免疫抑制剂（如吗替麦考酚酯、硫唑嘌呤、环磷酰胺、沙利度胺等）或生物制剂（如利妥昔单抗、泰它西普）替代治疗。明确肉芽肿 IgG4-RLAD 的诊断，对延缓结外 IgG4-RD 病变或阻止 IgG4-RD 结外进展至关重要。对药物反应不佳的病例可以选择手术切除，而局限性 IgG4-RLAD 也可选择手术的方式，但仍需要随访观察，部分患者术后仍可复发。然而并非所有的 IgG4-RLAD 均需要立即治疗，对于无症状浅表淋巴结肿大者可以密切随访、观察。

（曾志鹏　陈余雪）

专家点评

董凌莉教授：这是一例因颈部肿物就诊,依靠病理活检诊断为 IgG4 相关淋巴结病变的病例。在临床实践中,IgG4-RD 患者常有淋巴结受累。据报道,约 25% ~ 50% 的患者有淋巴结肿大。由 IgG4-RD 引起的淋巴结肿大,可能是 IgG4-RD 的初始表现或最早表现之一。IgG4-RLAD 有 6 种组织病理学模式:卡斯尔曼病样模式、滤泡增生模式、滤泡间扩张模式、进行性转化生发中心模式、炎性假瘤样模式和具有肉芽肿特征模式。除炎性假瘤模式外,其他模式在区分反应性淋巴结炎与 IgG4-RLAD 方面缺乏特异性。尤其是在单一淋巴结受累的情况下,因淋巴结中 IgG4 阳性浆细胞升高对于诊断 IgG4-RD 特异度低,形态学上容易与表达 IgG4 的淋巴增殖性疾病、Castleman 病、恶性肿瘤等疾病相混淆,需要进行详细鉴别诊断。一般来说,IgG4-RD 的初步诊断不应仅基于淋巴结形态学,还须结合实验室检查和临床特征,包括血清 IgG4 水平和结外纤维性炎症性病变等,这些对避免误诊非常重要。治疗 IgG4-RD 应该个体化,对一部分无症状且发展缓慢的单器官受累(如轻到中度的颌下腺 / 泪腺肿大、淋巴结肿大)患者,可暂不治疗,采取"观察、等待"的策略,但必须在短期内随访,一旦实验室或影像学检查提示脏器损伤进展,需要及时治疗,如出现明显症状或重要脏器受累等时也需要启动治疗。

参考文献

[1] LI P H, KO K L, HO C T, et al. Immunoglobulin G4-related disease in Hong Kong: Clinical features, treatment practices, and its association with multisystem disease[J]. Hong Kong Med J, 2017, 23(5): 446-453.

[2] CHEUK W, CHAN J K. Lymphadenopathy of IgG4-related disease: An underdiagnosed and overdiagnosed entity[J]. Semin Diagn Pathol, 2012, 29(4): 226-234.

[3] KHOSROSHAHI A, WALLACE Z S, CROWE J L, et al. International Consensus Guidance Statement on the Management and Treatment of IgG4-Related Disease[J]. Arthritis Rheumatol, 2015, 67(7): 1688-1699.

[4] 张文, 董凌莉, 朱剑, 等. IgG4 相关性疾病诊治中国专家共识 [J]. 中华内科杂志, 2021, 60(3): 192-206.

[5] CHEN Y, CAI S Z, DONG L L, et al. Update on classification, diagnosis, and management of immunoglobulin G4-related disease[J]. Chin Med J (Engl), 2022, 135(4): 381-392.

病例 **13**

IgG4 相关性疾病表现
肝脏占位性病变一例

病例介绍

患者,男,72 岁,主因"发现右侧眼睑肿物 3 年余"入院。

患者 3 年余前无明显诱因出现右侧眼睑肿物,伴眼干、异物感,无发热、头晕、头痛、口腔溃疡、胸闷、胸痛、腹胀、腹痛、关节疼痛、皮疹、皮肤光过敏等表现。后患者右眼睑肿物逐渐增大,再次就诊于当地医院,查免疫球蛋白 IgG4 14.2g/L(↑),眼眶磁共振平扫+增强提示右侧内下直肌及邻近间隙异常信号,考虑炎性病变。予右眶内病损切除术,病理检查提示:①镜下可见纤维脂肪组织呈瘤样增生,纤维组织可见少许分化尚好的淋巴细胞,未见明确浆细胞;②免疫组织化学 MUM1(-);IgG(-),IgG4(-),Igκ 轻链(-),Igλ 轻链(-),Ki-67(+,低增殖活性)。为进一步明确诊治,门诊以"IgG4 相关性疾病?"收住我科。起病以来,饮食差,精神睡眠可,二便未见明显异常,体重下降 7kg 左右,体力明显降低。

既往史 高血压病史 3 年余,最高血压 155/90mmHg,长期使用苯磺酸氨氯地平每日 1 次 5mg 口服,自诉血压控制可;2 型糖尿病 3 年余,长期使用格列齐特片每日 1 次 80mg 口服,自诉血糖控制可;2011 年行胆囊及胆总管切除术;否认冠心病史,否认乙型肝炎、结核、血吸虫病史,否认外伤史,无输血史,无吸烟嗜酒史。个人史、婚育史、家族史无特殊。

入院查体 体温 36.4℃,脉搏 99 次/min,呼吸 20 次/min,血压 124/78mmHg。神志清楚,步入病房,发育正常,查体合作。头形正常,双侧瞳孔等大等圆,对光反射正常,眼睑未见明显肿大,皮肤表面未见明显手术瘢痕,咽无充血,颈软,气管居中,甲状腺未触及肿大,全身皮肤巩膜无黄染,全身浅表淋巴结未及肿大。心、肺、腹部查体未见明显异常,双下肢不肿。肛门生殖器未查。生理反射存在,病理反射未引出。

辅助检查 如前所述。

病例特点

1. **中老年男性,慢性病程。**

2. **临床特点** 主要包括:右眼睑肿物,进行性增大,已手术切除。

3. **既往史** 长期高血压及糖尿病病史;2011 年行胆囊及胆总管切除术。

4. **体格检查** 生命体征平稳,全身浅表淋巴结未及肿大。眼睑未见明显肿大,皮肤表面未见明显手术瘢痕。心、肺、腹部查体未见明显异常，双下肢不肿。生理反射存在，病理反射未引出。

5. 辅助检查 实验室检查提示血清 IgG4 水平升高，眼眶磁共振提示右框炎性病变，但右框病损切除后的组织病理不符合 IgG4 相关性眼病病理特征。

初步诊断

IgG4 相关性眼病？

高血压 1 级，高危。

2 型糖尿病。

胆囊切除术后。

鉴别诊断

1. 皮样囊肿、表皮样囊肿 胚胎时期来源于外胚层表面上皮残余物陷落于眶内组织或发育中的眶骨缝，持续生长引起的先天性囊肿，可位于眼睑或肌锥外间隙任何位置。常位于眼眶前外上象限，呈椭圆形或圆形肿块，可有分叶，边界清楚。如囊壁内含有毛囊、皮脂腺和汗腺等皮肤附件，内容物包含毛发、脂质液体成分，称为皮样囊肿；如囊壁仅有表皮结构，不含皮肤附件，内容物为脂质液体、胆固醇结晶及脱落的豆腐渣样表皮角化物质，称为表皮样囊肿。二者病理表现与该患者不符。

2. 淋巴瘤 恶性眼眶淋巴组织增生性疾病以非霍奇金淋巴瘤多见，中老年好发，女性略多、多为单侧起病，起病隐匿，病程缓慢，后进行性加重，初期可有眼睑肿胀、下垂，球结膜充血，疾病发展后可出现眼球突出伴运动受限，视力下降、复视等，眶内可扪及无痛性肿块。病灶较小时多局限于泪腺及眶隔前组织，以眼眶外上象限为主，沿眼眶肌锥外间隙向眶内浸润性生长，可以同时累及泪腺、眼环及邻近眼外肌，呈铸型生长，继而包绕视神经、眼球，进一步扩大可累及眶后软组织及鼻窦区。该患者眼部肿物病理不符合淋巴瘤病理表现，须进一步完善相关检查以明确诊断。

入院后检查

1. 实验室检查

血常规：血红蛋白 106.0g/L（↓），血小板计数 $460.0×10^9$/L（↑）。肝功能：白蛋白 31.2g/L（↓），球蛋白 37.1g/L（↑），γ- 谷氨酰转肽酶 98U/L（↑）。随机血葡萄糖 9.40mmol/L（↑）。凝血四项：D-二聚体定量 2.25μg/ml（纤维蛋白原等效单位，FEU）（↑），纤维蛋白原 6.19g/L（↑）。糖化血红蛋白 9.2%（↑）；超敏 C 反应蛋白 27.42mg/L（↑）；红细胞沉降率 121mm/h（↑）；铁蛋白 1 637.9μg/L（↑）；总 IgE 335.20IU/ml（↑）。IgG 亚型全套（含 IgG1、IgG2、IgG3、IgG4）：IgG2 8.39g/L（↑），IgG4 3.63g/L（↑）。肿瘤标志物：细胞角蛋白 19 片段 3.45μg/L（↑）。抗核抗体谱、自身免疫性肝炎、细胞因子、淋巴细胞亚群检测、心肌肌钙蛋白、尿常规、大便常规、免疫全套，以及乙型肝炎、丙型肝炎、HIV、梅毒相关标志物均未见明显异常。

2. 影像学检查

眼眶磁共振示双侧眼直肌增粗，见斑片状长 T_1 长 T_2 信号影，右侧球后脂肪间隙 T_2 信号升高，双侧眼球形态、结构未见异常,球内未见异常信号;双侧视神经球后段神经鞘稍增厚,见长 T_1 长 T_2 信号影;双侧上颌窦、筛窦内见线样长 T_1 长 T_2 信号影;双侧上颌窦、筛窦炎症。肺部 CT 示左肺上叶磨玻璃密度小结节;右肺中叶微小结节;左肺上叶肺气肿;右肺中叶、双肺下叶条索灶;双侧胸膜增厚粘连;纵隔及双肺门淋巴结增多;主动脉及冠状动脉壁钙化斑块。全腹部增强 CT 示:肝左叶稍低密度影,范围约为 65mm×62mm,其内可见少许坏死,动脉期呈不均匀高增强,门脉期呈不均匀低强化,平衡期呈明显不均匀低强化,考虑为肿瘤性病变;肝右后叶边缘小钙化灶;肝内胆管少量积气(图 13-1)。

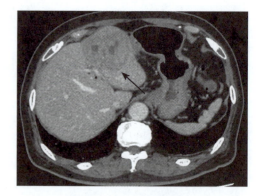

图 13-1 全腹部增强 CT

提示肝左叶稍低密度影,可见不均匀强化,范围约为 65mm×62mm,其内可见少许坏死(箭头指示)。

进一步分析

患者眼部肿物、纵隔及双肺门淋巴结增多,多次查血 IgG4 升高,考虑 IgG4 相关性疾病(IgG4-related disease, IgG4-RD)可能,但外院右眼眶肿物病理未见明显浆细胞浸润,免疫组织化学结果示 IgG4(-),诊断 IgG4-RD 病理依据不足。且此次患者入院后系统排查发现肝脏巨大占位,从影像学方面考虑肿瘤性病变可能性大,肝外科会诊建议行手术切除。该占位与眼睑肿物有无相关性有待术后病理结果进一步明确。

进一步诊断

为明确肝脏占位性质,该患者转至外科,行腹腔镜下肝左外叶切除术。手术肝肿物病理示:镜下纤维组织及小胆管增生,可见较多的淋巴细胞、浆细胞浸润及泡沫样细胞聚集。免疫组织化学提示热点区 IgG4 阳性细胞数约 30 个 /HPF,IgG4/IgG 约 30%(图 13-2)。该病理结果支持患者 IgG-RD 的诊断,也解释了患者尽管泪腺已切除,但血清 IgG4 仍明显升高的原因。

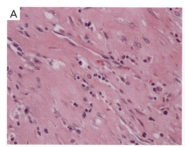 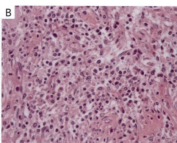 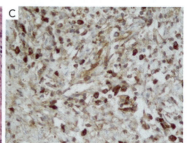

图 13-2 肝脏肿物病理

A. 纤维组织及小胆管增生;B. 较多的淋巴细胞、浆细胞浸润及泡沫样细胞聚集;C. 免疫组织化学:IgG4(热点区约 30 个 /HPF),IgG4/IgG 约 30%。

最终诊断

IgG4 相关性疾病（累及泪腺、肝脏）。

高血压 1 级，高危。

2 型糖尿病。

胆囊切除术后。

治疗及疗效

经系统评估，该患者主要为泪腺、肝脏受累，且均已手术切除，无其他器官受累表现。与患者沟通后，加用免疫抑制剂沙利度胺每晚 25mg 口服维持治疗，嘱患者定期复查。

随访

患者每 3 ~ 6 个月规律复查，后续在治疗过程中出现肢体麻木，考虑为沙利度胺的不良作用，遂调整沙利度胺为吗替麦考酚酯每日 1 次 0.25g 口服维持。目前患者病情稳定，无新发器官肿大。

病例讨论

IgG4 相关性疾病（IgG4-related disease, IgG4-RD）是一种影响多种器官的慢性纤维炎症性疾病。血清 IgG4 浓度升高和表达 IgG4 的浆细胞大量浸润是 IgG4-RD 关键诊断特征。约 60% 的 IgG4-RD 患者有多器官受累，某些器官的受累的表现可能类似于恶性肿瘤或感染。IgG4-RD 的炎症性病变可以表现为肿块，可影响多个器官，并破坏受累器官，导致患者出现受累器官内或周围的一般症状，这些病变可模仿恶性肿瘤的行为表现，易对诊断造成挑战。

IgG4-RD 常见器官受累包括胰腺、唾液腺、胆道、肾脏和肺，但对肝脏的影响尚不明确。据最近研究，IgG4-RD 的肝脏受累表现包括 IgG4 相关自身免疫性肝炎和 IgG4 相关性肝病。IgG4 相关性肝病是一个通用术语，涵盖了炎性假瘤、慢性活动性肝炎和 / 或 IgG4 相关性自身免疫性胰腺炎（autoimmune pancreatitis, AIP）及硬化性胆管炎（sclerosing cholangitis, SC）引起的肝脏病变，它包括 IgG4-RD 固有的原发性肝实质改变以及 IgG4-AIP 及 IgG4-SC 引起的继发性肝实质改变。IgG4 相关性肝病具有不同的累及模式，如门静脉炎症、广泛的胆管损伤、门静脉硬化、小叶性肝炎和胆汁淤积。具体来说，IgG4 相关性肝病包括：①全身性 IgG4-RD 的原发性肝脏表现，表现为小叶炎症和 / 或门静脉炎症；② IgG4-SC 直接延伸至肝内小胆管和 / 或门静脉束，表现为门静脉硬化和 / 或门静脉炎症；③ IgG4-SC 引起的大胆管阻塞相关的继发性现象，表现为胆管下游梗阻。

表现为明显肿块的 IgG4 相关性肝病被认为是一种不典型形式，其影像学特征通常是非特异性的，可表现为炎性假瘤，可出现靶形征和环形强化，类似肿瘤转移样形态，很容易被误诊为肝恶性肿瘤，组织活检是明确诊断的关键所在。曾有报道一病例肝脏增强 CT 表现为类似肝脏转移瘤的"牛眼"征，通过微创穿刺活检明确肿块性质，最终确诊为 IgG4 相关性肝病，经激素及免疫抑制剂治疗后肝脏病变消失。在本病例中，增强 CT 显示一个界限不清的动脉期增强的肿块，在门脉期和平衡期呈低信号，这是肝脏恶性肿瘤的常见影像学表现，因此，其泪腺和肝脏的占位性病变不能除外恶性肿瘤及转移灶。所幸,肝脏活检病理作为疾病诊断的金标准,组织病理学未见恶性肿瘤征象,而是主要表现为 IgG4-RD 的病理特征,结合患者血清 IgG4 水平升高,合并泪腺疑似受累,临床最终诊断为 IgG4-RD。综上,IgG4 相关肝脏炎性肿块易被误诊为恶性肿瘤,诊断通常在切除术后确定,如同本例患者。因此,需要提高对该类疾病的认识,在肝脏占位性病变的鉴别诊断中引起重视,可采用微创穿刺活检获取病理组织协助诊断,以避免不必要的创伤较大的外科手术。

此外,本例患者以右眼睑肿物起病,但外院右眼睑肿物病理未见明确的浆细胞、免疫组织化学 IgG4 染色阴性,使得确诊过程更为扑朔迷离,最终依靠肝脏切除病理明确 IgG4-RD 诊断。分析患者眼睑肿物病理阴性原因,一方面可能与取材部分纤维脂肪组织较多,使得淋巴细胞分布总数偏少有关;另一方面病理组织切片染色质量不佳也会导致假阴性结果,如临床中高度怀疑,可借外院病理组织切片行 IgG4 相关免疫组织化学复染以确认结果。

(周丽玲　陈余雪)

专家点评

董凌莉教授:这是一例 IgG4-RD 累及泪腺和肝脏的病例,患者以右眼睑肿物起病,合并血清 IgG4 明显升高,但右眼眶肿物病理未见明显浆细胞浸润,免疫组织化学染色示 IgG4 染色阴性,IgG4-RD 诊断依据不足。患者右眼眶肿物切除后血清 IgG4 仍高,在进一步评估 IgG4-RD 全身脏器受累过程中发现肝脏巨大占位,影像学表现高度怀疑为肝脏恶性肿瘤。患者后续行肝脏占位切除术后病理示弥漫性淋巴浆细胞浸润,伴有大量 IgG4 阳性浆细胞,组织学特征符合 IgG4-RD 表现,使得最终 IgG4-RD 诊断明确。IgG4 相关性疾病常累及唾液腺及胆胰,而 IgG4 相关性肝病较为少见,尤其是表现为巨大肝脏占位的病例在临床上更为少见,其鉴别极具挑战性,需要组织病理学帮助明确诊断,在取材方式上可考虑选择微创方式,尽可能减少对患者的损伤。由此病例亦可得知,IgG4-RD 的临床表现较为多样。因此,考虑到 IgG4-RD 可累及全身各部的特点,当患者出现 IgG4-RD 相关特征(如受累脏器瘤样肿大、血清 IgG4 水平显著增高)时,应通过影像学手段对有症状部位和无明显症状但可能出现 IgG4-RD 脏器受累的潜在部位(如胸、腹部)进行全面检查,以协助疾病诊断和病情评估。当受累脏器和临床表现不典型时,须同步借助组织病理学手段排除包括恶性肿瘤在内的其他疾病。

参考文献

[1] MINAGA K, WATANABE T, CHUNG H, et al. Autoimmune hepatitis and IgG4-related disease[J]. World J Gastroenterol, 2019, 25(19): 2308-2314.

[2] YUEH H Z, TUNG K K, TUNG C F. IgG4-related pseudotumors mimicking metastases in liver and lungs[J]. Case Rep Gastroenterol, 2021, 15(1): 163-170.

[3] CHEN J H, DESHPANDE V. IgG4-related disease and the liver[J]. Gastroenterol Clin North Am, 2017, 46(2): 195-216.

[4] UMEMURA T, ZEN Y, HAMANO H, et al. Immunoglobin G4-hepatopathy: Association of

immunoglobin G4-bearing plasma cells in liver with autoimmune pancreatitis[J]. Hepatology, 2007, 46(2): 463-471.

[5] LEE H E, ZHANG L. Immunoglobulin G4-related hepatobiliary disease[J]. Semin Diagn Pathol, 2019, 36(6): 423-433.

[6] KIM Y R, LEE Y H, CHOI K H, et al. Imaging findings of IgG4-related hepatopathy: A rare case presenting as a hepatic mass[J]. Clin Imaging, 2018,51:248-251.

[7] LIU W, WEI D H, TONG Q Y. The bull's-eye sign in liver: Are they liver metastases?[J]. Gastroenterology, 2023, 164(7): 1056-1058.

[8] WALLACE Z S, NADEN R P, CHARI S, et al. The 2019 American College of Rheumatology/ European League Against Rheumatism classification criteria for IgG4-related disease[J]. Ann Rheum Dis, 2020, 79(1): 77-87.

IgG4 相关性疾病肾脏及垂体受累一例

病例介绍

患者,女性,62 岁,主因"发热 4 个月余,发现右肾占位 1 个月余"入院。

患者 4 个月余前无明显诱因出现反复低热,体温最高达 37.7℃,伴周身酸痛,右眼发红伴视力轻度下降,左耳听力下降,不伴畏寒寒战、盗汗。2 个月前就诊于当地医院,查血常规:血红蛋白 90g/L,C 反应蛋白 88mg/L,铁蛋白 474.74ng/ml。肝肾功、甲状腺功能大致正常;肿瘤标志物(-);呼吸道病原体、G 试验、布鲁氏杆菌病凝集试验、T-SPOT.TB、EBV-DNA、外周血培养都为阴性;腰穿未见明显异常;心脏彩超未见明显异常。胸部增强 CT 提示"左肺下叶实性小结节";电子胃肠镜提示"慢性萎缩性胃炎伴糜烂,结肠多发息肉,慢性结肠炎"。当地予喹诺酮类抗生素治疗,症状无改善。1 个月前就诊我院,眼科门诊诊断"巩膜炎",予"醋酸泼尼松滴眼液"后局部症状好转。感染科门诊完善检查:hsCRP 57.40mg/L(↑);补体 C3 1.741g/L(↑),补体 C4 0.204g/L,IgG 20.58g/L(↑),IgA、IgM 正常。抗核抗体谱、ANCA、磷脂抗体未见明显异常;PET/CT 提示"右肾上部见代谢增高软组织影(2.6cm×2.9cm×3.8cm,SUVmax 16.3)。右肾血管后方、肾中下部水平、下腔静脉及腹主动脉周围数个代谢增高淋巴结(直径 0.4～0.7cm,SUVmax 3.2),转移不除外。左侧上颌窦内代谢增高软组织影,左侧鼻腔黏膜增厚、代谢增高;左肺下叶小结节(直径 0.4～0.6cm,代谢率不高),双肺门及纵隔炎性小淋巴结(SUVmax 3.5)"(图 14-1)。同时就诊肾内科门诊,血清 IgG 亚型测定:IgG1 13.70g/L(↑),IgG2 8.50g/L(↑),IgG3 0.418g/L,IgG4 4.36mg/L(↑)。抗 GBM 抗体、PLA2R 未见明显异常。骨扫描:鼻骨、上颌骨左侧炎性病变可能。CT 提示"右肾上极类圆形低密度影,边界尚清,大小约 3.5cm×4.5cm,增强扫描后病灶渐进性强化;腹膜后多发淋巴结影;左侧肾上腺结合部增粗"(图 14-2)。患者开始出现干咳,乏力明显,仍有发热、周身酸痛,右眼充血好转,听力较前无明显变化。遂就诊我科门诊,考虑"IgG4 相关性疾病(疑诊)",予依托考昔每日 1 次 60mg 口服,患者体温正常,

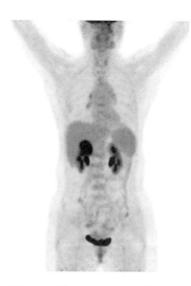

图 14-1 ¹⁸F-FDG-PET 扫描图像

显示代谢增高软组织影,
2.6cm×2.9cm×3.8cm,SUVmax 16.3。

周身酸痛症状好转,为进一步诊治收入院。起病以来,患者饮食、精神差,睡眠可,体力较差,二便如常。近 3 个月体重较前减轻 5kg。

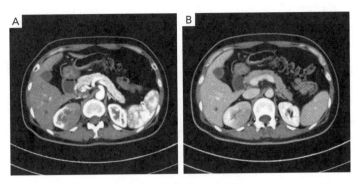

图 14-2　增强 CT 图像

右肾上极类圆形低密度影(A),大小约 3.5cm×4.5cm,增强扫描后病灶渐进性强化(B)。

既往史　2016 年于当地诊断垂体瘤、中枢性尿崩症,去氨加压素治疗后好转,目前小便 1 200 ~ 1 600ml/d;结肠多发息肉内镜下切除术后。2018 年曾无明显诱因发作左耳听力下降明显,未系统检查,予针灸后听力恢复。反复鼻塞 2 年。否认肝炎、结核病史。个人史、婚育史、家族史无特殊。

入院查体　体温 36.2℃,脉搏 94 次 /min,呼吸 21 次 /min,血压 141/86mmHg。神志清楚,步入病房,发育正常,查体合作。眼睑无肿胀,右眼轻度充血。粗测左耳听力下降。腮腺、颌下腺及甲状腺未触及肿大,全身皮肤、巩膜无黄染,全身浅表淋巴结未触及肿大。心、肺、腹部查体未见明显异常,双下肢不肿。肛门、生殖器未查。生理反射存在,病理反射未引出。

病例特点

1. **患者为中老年女性,慢性病程。**

2. **临床特点**　主要包括低热、消瘦表现。并且经过系统评估提示存在多系统受累表现:①眼部,患者右眼发红伴视力轻度下降;②耳,患者左耳听力下降;③鼻和鼻窦,患者存在鼻塞症状;④肺,患者有干咳症状。

3. **既往史**　中枢性尿崩症,当地曾诊断为垂体瘤,去氨加压素治疗中;结肠息肉内镜下切除术后。

4. **体格检查**　血压 141/86mmHg,表浅淋巴结未触及肿大,左眼角膜缘鼻侧浅层轻度充血,无压痛,右眼粗测视力下降,粗测左耳听力下降。心、肺、腹部查体无特殊。

5. **辅助检查**

PET/CT 提示:右肾上部见代谢增高软组织影(2.6cm×2.9cm×3.8cm,SUV$_{max}$ 16.3);右肾血管后方、肾中下部水平、下腔静脉及腹主动脉周围数个代谢增高淋巴结(直径 0.4 ~ 0.7cm,SUV$_{max}$ 3.2),转移不除外;左侧上颌窦内代谢增高软组织影,左侧鼻腔黏膜增厚、代谢增高;左肺下叶小结节(直径 0.4 ~ 0.6cm,代谢不高),双肺门及纵隔炎性小淋巴结(SUV$_{max}$ 3.5)(前图 14-1)。肾脏 CT

提示:右肾上极类圆形低密度影,边界尚清,大小约 3.5cm×4.5cm,增强扫描后病灶渐进性强化;腹膜后多发淋巴结影;左侧肾上腺结合部增粗(前图 14-2)。

初步诊断

发热、肾脏占位原因待查:IgG4 相关性疾病?

巩膜炎;左耳听力下降;鼻窦炎。

肺部结节。

中枢性尿崩症,垂体瘤?

鉴别诊断

1. IgG4 相关性疾病　患者慢性病程,临床存在肾脏占位,眼、耳、鼻窦、垂体、淋巴结等病变,伴有血清 IgG4 升高。根据 2020 年 IgG4-RD 日本综合标准,考虑 IgG4 相关性疾病可能。依据 2019 年 IgG4-RD EULAR/ACR 分类标准,患者因肾脏占位符合纳入标准,但目前不符合排除标准:包含标准中血清 IgG4 升高(2～5 倍之间计 6 分),肾脏占位计 8 分,目前无病理证据,共 14 分,尚不满足分类标准。获取病理对于明确诊断至关重要,需要请泌尿外科、介入科会诊,协助获取肾脏占位病理。

2. 肿瘤　患者为单发肾脏实性占位伴有低热、炎症指标显著升高,多发腹膜后淋巴结增大,短期内体重明显下降,须警惕肾脏占位为肿瘤性疾病的可能性。肿瘤可模拟及伴发 IgG4 相关性疾病相关表现,应积极进行病理检查,同时完善尿找瘤细胞、肿瘤指标等。

3. 系统性血管炎　患者病程中持续低热,眼、耳、鼻、肾脏多器官受累,血清炎症指标升高,提示存在炎症状态,尽管 ANCA 抗体阴性,但仍须考虑 ANCA 相关血管炎可能,尤其须警惕肉芽肿性多血管炎。肉芽肿性多血管炎是一种坏死性血管炎,主要累及小型至中型血管,如毛细血管、微静脉、微动脉、动脉和静脉,亦可导致肺部结节、肾脏占位性病变。病理检查有助于辅助诊断。

4. 感染性疾病　患者为慢性病程,存在发热、炎症状态,需要与感染性疾病鉴别,尤其是特殊感染如结核和病毒感染。感染性疾病也可继发血管炎的表现。但患者病程较长,外院筛查感染均阴性,PET/CT 未见明确感染病灶,目前证据不足。

入院后检查

1. 实验室检查

血常规:血红蛋白 84g/L(↓)。凝血功能:纤维蛋白原 8.08g/L(↑),D- 二聚体 2.52mg/L(↑)。hsCRP 135.74mg/L(↑);ESR 120mm/h(↑);铁蛋白 523ng/ml(↑);总 IgE(T-IgE)165.0KU/L(↑);催乳素 33.3ng/ml(↑)。肝功能、肾功能、尿便常规、降钙素原、外周血形态分析、抗人球蛋白试验、肿瘤标志物、血尿渗透压、甲状腺功能、血清血管紧张素均未见明显异常。

2. 影像学检查

垂体增强 MRI:垂体后方占位,鞍背骨质受累;垂体柄增粗,垂体后叶短 T_1 信号消失;左侧额窦、蝶窦及筛窦黏膜增厚。内分泌科会诊：与外院垂体 MRI 比较，垂体病变略有增大，建议神经外科会诊；中枢性尿崩症方面，继续目前去氨加压素每日 2 次，每次 0.05mg 口服。神经外科会诊：目前鞍区病变性质待查，垂体瘤可能性小，不排除炎性病变，脑膜病变可能。眼科会诊：现双眼前节无炎性活动，不能排除 IgG4 相关性疾病。耳鼻喉科会诊：完善纯音测听提示左耳为混合性聋，不除外系统性疾病累及耳部可能。必要时可完善颞骨 CT 平扫明确是否存在中耳病变。

3. 其他检查

请泌尿外科、介入科会诊，患者右肾上部占位，不符合典型恶性肿瘤表现，因右肾肿物较大、边界不清，行肾部分切除术困难，建议介入穿刺活检。患者行 CT 引导下经皮右肾占位穿刺活检术，过程顺利。病理：(右肾占位) 肾穿刺组织显示慢性炎症，纤维组织增生，可见硬化的肾小球，间质中可见较多的浆细胞及少量淋巴细胞浸润，结合免疫组织化学考虑为 IgG4 相关性疾病，请结合临床。免疫组织化学染色检测结果：AE1/AE3 (上皮，+)，CD20 (部分 +)，CD3 (散在 +)，CD38 (+)，CD138 (+)，IgG4 (+)，IgG (+)，IgG4/IgG > 40%，热点区域 IgG4 阳性细胞 > 50 个 /HPF。

进一步分析

患者肾脏占位，结合血 IgG4 水平升高和肾脏穿刺病理，IgG4 相关性疾病诊断明确。从疾病一元论角度出发，可解释患者多系统受累的表现，包括垂体病变的可能性，亦可解释淋巴结、鼻 / 鼻窦及耳表现，可治疗后观察随诊。患者眼部巩膜炎经局部激素治疗后已好转，可能为非典型 IgG4 眼部受累病变。

最终诊断

IgG4 相关性疾病 (肾脏、鼻窦、淋巴结、耳受累，垂体受累可能性大)。
中枢性尿崩症。

治疗及疗效

给予甲泼尼龙每日 1 次 80mg 静脉滴注 5 天，后调整为泼尼松每日 60mg 口服，2 周后逐渐减量，每周减 5mg，联合环磷酰胺隔日一次，每次 2 片口服。辅以抑酸、补钙、补钾治疗。出院时患者体温正常，左耳听力较前明显好转，鼻塞缓解，乏力较前好转，期间监测血常规，治疗前为 HGB 72g/L，血清 IgG4 4.07g/L；ESR > 140mm/h，hsCRP 158.80mg/L；T-IgE 165KU/L。治疗后为 HGB 97g/L，肝、肾功能大致正常，血清 IgG4 3.40g/L；ESR 50mm/h，hsCRP 3.20mg/L；T-IgE 139.0KU/L。

随访

此后患者规律门诊随诊，治疗 2 个月后复查胸部与腹部增强 CT：右肾上极占位，伴渐进性强化，较前范围略缩小 (图 14-3)。目前泼尼松已减量为隔日 7.5mg 口服；环磷酰胺应用 6 个月后改为吗替麦考酚酯每日 2 次，每次 0.5g 口服维持治疗，患者病情稳定。2 年后复查，IgG 7.74g/L，IgG4 0.392g/L，hsCRP、血沉均正常。

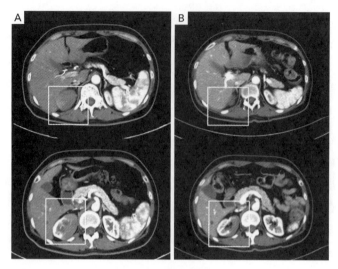

图 14-3　腹部增强 CT

左侧（A）为治疗前，右侧（B）为治疗 2 个月后复查，可见右肾上极占位较前缩小。

病例讨论

肾脏是 IgG4 相关性疾病（IgG4-related disease, IgG4-RD）常见的受累脏器之一，最常见的表现是间质性肾炎，亦可表现为肾小球肾炎、肾盂及输尿管病变、肾实质病变、肾脏占位。北京协和医院的一项回顾性研究纳入了 65 名 IgG4 相关泌尿系统受累的患者。其中 IgG4 相关性间质性肾炎（32.3%）、肾小球肾炎（7.7%）、肾盂和输尿管受累（21.5%）、影像学异常（13.8%）和肾实质病变加腹膜后纤维化（18.5%）是 IgG4 相关泌尿系统受累的主要病变类型。所有患者在诊断时都有血清 IgG4 升高，76.9% 的患者患有高球蛋白血症，92.3% 的患者血清 IgE 升高。IgG4 相关泌尿系统受累的影像学可以表现为肾皮质低密度区、实质或肾盂结节性肿块，以及双侧肾脏增大、肾盂和输尿管肿块/壁增厚。本病例中，患者的肾脏受累表现为肾脏占位性病变，需要与肾癌、肉芽肿性多血管炎等病变进行鉴别，病理活检有助于明确诊断。

垂体为 IgG4-RD 的少见受累脏器之一，垂体前叶、垂体后叶以及垂体柄均可受累。最常见的症状为垂体功能减退和中枢性尿崩症，前者包括促肾上腺皮质激素缺乏所致的全身不适、食欲不振、体重减轻、闭经、性欲下降等症状，后者表现为多尿。当垂体和/或垂体柄肿胀增大明显时，可出现头痛、视力障碍、眼球运动障碍等临床表现。IgG4 相关性垂体炎的 MRI 多提示垂体和/或垂体柄体积增大或占位，常于 T_1WI 增强相均匀强化。组织病理上，IgG4 相关性垂体炎和淋巴细胞垂体炎类似，均表现为弥漫性淋巴细胞和浆细胞浸润，特异性表现为 IgG4 阳性浆细胞浸润和席纹状纤维化。2011 年 Leporati 等人提出了 IgG4 相关性垂体炎的诊断标准：①垂体组织病理提示垂体组织被富含淋巴和浆细胞的单核细胞浸润，每高倍镜视野有超过 10 个 IgG4 阳性细胞；②垂体 MRI 提示蝶鞍占位和/或垂体柄增粗；③其他器官活检证实 IgG4 相关性疾病；④血清学检查发现血清 IgG4 增高（ > 140mg/dl）；⑤对糖皮质激素治疗有反应，激素治疗后垂体占位迅速消退、症状好转。满足标准①，或同时满足标准②、③，或同时满足标准②、③、⑤即可诊断。诊断上应与垂体瘤、肉芽肿性多血管炎、朗格汉斯组织细胞增生症、埃德海姆 - 切斯特病等进行鉴别。

预后方面，大部分患者在接受激素治疗后症状可迅速缓解，部分患者需长期应用抗利尿激素替代治疗。该患者因多饮多尿、垂体占位，5 年前曾在当地被诊断为垂体瘤，未明确病理。但从疾病一元论出发，结合患者影像学及临床转归，考虑 IgG4 相关性垂体炎可能性大，主要为垂体柄及垂体后叶受累，需要长期补充去氨加压素替代治疗。

（彭琳一）

专家点评

张文教授：这是一例因发热就诊，影像学提示存在肾脏占位、多发淋巴结肿大的不典型 IgG4-RD 的患者。追溯病史，患者起病前 5 年已存在尿崩症表现，影像学存在垂体占位，曾被诊断为垂体瘤。病程中曾有眼红、听力下降及鼻塞的症状，经过全面评估，结合影像学及相关科室的会诊，提示存在眼、耳、鼻 / 鼻窦受累。因患者存在持续发热、炎症指标显著升高的高炎症状态，临床上需要谨慎排查感染、肿瘤及其他免疫病，特别需要与肉芽肿性多血管炎鉴别。

发热为 IgG4-RD 的非常见表现，2019 年 ACR/EULAR IgG4-RD 分类标准中，提出体温大于 38℃作为 IgG4-RD 排除标准，该患者以低热为主，尚不符合排除标准。并且通过一系列感染方面的排查，以及观察治疗后的反应，可以确认发热与 IgG4-RD 明确相关，因此临床遇到低热的患者亦不能完全除外 IgG4-RD 的诊断。

该患者重要的突破口在于肾脏的病理，对于肾脏的占位一方面要除外肿瘤，另一方面需要与肉芽肿性多血管炎（granulomatosis with polyangiitis, GPA）相鉴别。该患者垂体病变出现在全身症状前 5 年，这也提示临床在遇到垂体占位的患者时，应筛查 IgG4 水平并进行系统评估，警惕 IgG4 相关垂体炎的可能，尽早开始免疫抑制治疗。该患者病程长，后叶功能受损，需要长期补充去氨加压素治疗。IgG4-RD 患者的垂体受累往往经过治疗后也难以恢复，提示垂体病变起病隐匿，诊断偏晚，必须把诊断时间窗进一步提前，才有可能最大程度地保留垂体功能。在治疗方面，考虑到该患者存在炎症反应，有多脏器损害，给予大剂量激素联合环磷酰胺的诱导缓解方案，以及激素联合吗替麦考酚酯的维持治疗方案，最终使患者的病情得以缓解。

参考文献

[1] TENG F, LU H, ZHENG K, et al. Urinary system manifestation of IgG4-related disease: Clinical, laboratory, radiological, and pathological spectra of a Chinese single-centre study[J]. J Immunol Res, 2020, 2020: 5851842.

[2] PENG L Y, ZHANG P P, ZHANG X, et al. Clinical features of immunoglobulin G4-related disease with central nervous system involvement: An analysis of 15 cases[J]. Clin Exp Rheumatol, 2020, 38(4): 626-632.

[3] BANDO H, IGUCHI G, FUKUOKA H, et al. The prevalence of IgG4-related hypophysitis in 170 consecutive patients with hypopituitarism and/or central diabetes insipidus and review of the

literature[J]. Eur J Endocrinol, 2013, 170(2): 161-172.

[4]　LEPORATI P, LANDEK-SALGADO M A, LUPI I. IgG4-related hypophysitis: A new addition to the hypophysitis spectrum[J]. J Clin Endocrinol Metab, 2011, 96(7): 1971-1980.

[5]　AMIRBAIGLOO A, ESFAHANIAN F, MOUODI M, et al. IgG4-related hypophysitis[J]. Endocrine, 2021, 73(2): 270-291.

IgG4 相关性疾病
鼻窦受累一例

病例介绍

患者,女性,18 岁,主因"鼻塞半年"入院。

患者半年前无明显诱因出现鼻塞不适,无头痛、流涕、鼻出血等不适,未予重视。于我院耳鼻喉科门诊就诊,行电子鼻咽镜检查,结果示:鼻窦炎,左鼻腔新生物,鼻中隔偏曲(图 15-1)。门诊以"鼻息肉,鼻部新生物待查"收入耳鼻喉科住院治疗。起病以来,患者精神、睡眠、饮食可,大小便如常,近期体力、体重未见明显下降。

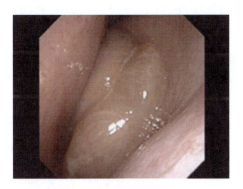

图 15-1　左侧中鼻道见新生物

既往史　否认高血压、糖尿病、结核、肝炎等系统性疾病史,否认输血、外伤、药物过敏史,否认吸烟饮酒史。

入院查体　体温 36.0℃,脉搏 133 次 /min,呼吸 20 次 /min,血压 126/78mmHg,患者神清,精神可,步入病房,自动体位,查体合作,巩膜苍白无黄染,浅表淋巴结未扪及肿大。口腔黏膜未见溃疡,咽无充血,扁桃体无肿大。颈软,甲状腺未扪及肿大,气管居中。双肺呼吸音清,未闻及明显干、湿啰音,心音有力,律齐,各瓣膜区未闻及明显病理性杂音。腹软,剑突下压痛,无反跳痛,肝脾肋下未扪及,双肾区无叩击痛,移动性浊音(-),肠鸣音正常。四肢肌张力及肌力可,生理反射存在,病理反射未引出。双下肢不肿。

专科体检　外鼻无畸形,鼻黏膜稍充血,鼻中隔不规则偏曲,左侧中鼻道可见息肉样新生物,左后鼻孔可见脓涕,右侧鼻腔及鼻咽未见明显异常。

辅助检查　电子鼻咽镜检查示"鼻窦炎,左鼻腔新生物,鼻中隔偏曲"。

病例特点

1. **年轻女性患者,慢性病程。**

2. **临床特点**　主要包括:鼻塞半年。

3. **既往史无特殊。**

4. **体格检查**　生命体征平稳,外鼻无畸形,鼻黏膜稍充血,鼻中隔不规则偏曲,左侧中鼻道可见息肉样新生物,左后鼻孔可见脓涕,右侧鼻腔及鼻咽未见明显异常。

5. **辅助检查**　电子鼻咽镜检查示"鼻窦炎,左鼻腔新生物,鼻中隔偏曲"。

初步诊断

左侧鼻腔新生物。

鼻窦炎;鼻中隔偏曲。

鉴别诊断

1. **肉芽肿性多血管炎的鼻窦受累**　肉芽肿性多血管炎(granulomatosis with polyangiitis,GPA)患者中约 90% 存在鼻、鼻窦或耳部受累。在进展为更广泛的"血管炎"性疾病之前,可能出现持续数周至数月的不伴其他疾病表现的鼻、鼻窦和耳部受累。GPA 患者通常表现出提示鼻窦感染(适当抗生素治疗不能缓解)的鼻充血和脓性鼻分泌物症状。GPA 引起的慢性鼻 / 鼻窦受累可导致鼻中隔穿孔、鞍鼻畸形、浆液性耳炎、听力损失和鼻部皮肤瘘。完善 ANCA 和病理活检可进一步明确诊断。

2. **鼻息肉病**　鼻息肉是灰色、光亮的异常肿物,其内充满炎性物质,可能发生于鼻腔或鼻窦。可通过鼻窥器或鼻镜观察息肉特征性的表现而作出临床诊断。该患者鼻腔镜提示左鼻腔新生物,未见明显息肉样病变。完善病理活检后可进一步明确诊断。

3. **鼻咽部肿瘤性疾病**　鼻腔及鼻窦的良性和恶性肿瘤都可能引起鼻塞和鼻溢液。早期症状可能不典型,包括鼻充血或鼻塞、阻塞引起黏液性分泌物、鼻窦内分泌物滞留,偶有出血。患者鼻内镜检查暂不支持该诊断,且患者无明显鼻溢液和阻塞引起的出血的临床表现。待完善病理活检后可进一步明确诊断。

入院后检查

患者于耳鼻喉科入院后,行鼻窦 CT 示:双侧上颌窦、筛窦、额窦及蝶窦发育良好,左侧额窦、筛窦、上颌窦内软组织密度影,左侧额窦内高密度影,窦壁骨质完整;鼻中隔右偏,右侧下鼻甲肥大,余双侧上、中、下鼻甲无明显肥大。行鼻窦成形术(左)+ 内镜下鼻内病损切除术(左),术后病理提示:黏膜组织呈慢性炎症改变,局部呈息肉样构象;局部较多浆细胞浸润,小灶 IgG4 阳性细胞数约 100 个 /HPF(图 15-2)。患者术后恢复良好,耳鼻喉科建议风湿科进一步就诊,遂转入我科进一步诊疗。

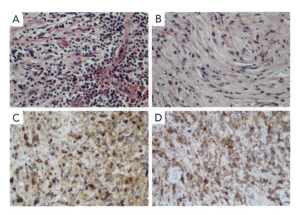

图 15-2 术后病理

病理结果提示(左侧鼻腔、鼻窦肿物)黏膜组织呈慢性炎症改变,局部呈息肉样构象;局部较多浆细胞浸润,小灶 IgG4 阳性细胞数约 100 个 /HPF。A. HE 染色结果;B. 提示纤维化;C. IgG 免疫组织化学染色(散在 +);D. IgG4 免疫组织化学染色。

转入风湿免疫科后,进一步完善相关辅助检查:血 IgG4 示 0.196g/L;甘油三酯 4.35mmol/L (↑);铁蛋白 11.1μg/L(↓);葡萄糖 6.47mmol/L(↑);血常规示血红蛋白 103.0g/L(↓);肝功能、肾功能、总淀粉酶、大便常规、细胞因子、淋巴细胞亚群检测、巨细胞病毒核酸、EB 病毒核酸检测(外周血单个核细胞)、血浆 EB 病毒核酸、尿常规、结核感染 T 细胞斑点试验(T-SPOT)、抗链球菌溶血素 O、免疫全套、类风湿全套、抗核抗体谱均未见明显异常。

进一步分析

患者因鼻塞首诊于耳鼻喉科,鼻咽镜提示鼻窦炎,左鼻腔新生物,鼻中隔偏曲。手术后病理活检提示 IgG4 相关性疾病可能性大,需要进一步完善相关检查以明确诊断,并明确有无其他部位受累。

进一步诊断

为确认是否有其他部位受累,进一步完善了全腹部 CT 和胰腺磁共振等相关检查。全腹部CT 示:胰腺形态饱满;左肾实质稍低密度影;回盲部淋巴结增多。胰腺磁共振平扫:胰腺形态饱满,T_2WI 信号稍显增高,胰管边缘欠清晰,上述胰腺改变不除外 IgG4 相关性疾病所致可能;右肾壶腹型肾盂(见图 15-3A)。

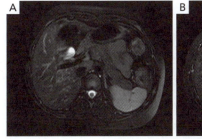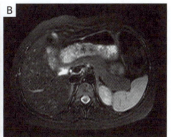

图 15-3 胰腺磁共振

A. 胰腺形态饱满,T_2WI 信号稍显增高,胰管边缘欠清晰;B. 治疗半年后,胰腺形态稍饱满,T_2WI 信号稍增高,胰管边缘欠清晰,较半年前好转。

最终诊断

IgG4 相关性疾病(鼻窦、胰腺)。

鼻中隔偏曲;鼻窦炎。

治疗及疗效

考虑患者鼻窦受累病灶已切除,胰腺功能正常,无特殊不适,予硫唑嘌呤每次 50mg 每日 1 次口服控制病情,建议患者定期门诊随访。

随访

患者定期到风湿科门诊随诊,目前病情稳定,治疗半年后复查胰腺磁共振提示胰腺形态稍饱满,T_2WI 信号稍增高,胰管边缘欠清晰,较半年前好转(前图 15-3B)。

病例讨论

IgG4 相关性疾病(IgG4-related disease, IgG4-RD)可累及全身各个器官和组织,最常受累的部位包括:胰腺、肾脏、腹膜后,以及头颈部的唾液腺、泪腺、眼眶附件等器官和组织。根据目前的病例报道,IgG4-RD 鼻部受累更多见于中老年男性,也可见于女性和儿童。IgG4-RD 鼻部受累的临床表现与其他类型的鼻炎或鼻窦炎类似,都是以变应性鼻炎起病,也常伴有过敏史或变应性疾病。近年来有学者提出 IgG4 相关慢性鼻窦炎的概念,目前尚无公认的确诊标准。既往文献报道病例的首发症状主要是头痛、鼻塞、鼻部肿胀梗阻感,其他常见临床症状包括鼻出血、鼻涕倒流、嗅觉减退、结痂等,其他相关症状与肿块破坏性部位相关,例如视力丧失、额部头痛等。大部分患者还伴发变应性鼻炎、哮喘等疾病,少数患者还并发有全身症状,如发热等。单侧或双侧鼻腔均可受累,上颌窦是最常见的鼻窦受累部位,其次是鼻中隔、筛窦、蝶窦。可表现为鼻腔或鼻窦黏膜增厚、水肿,可见占位性病变。

实验室检查方面,虽然血清 IgG4 升高是 IgG4-RD 诊断和病情评估的重要指标,但并非所有 IgG4-RD 患者的血清 IgG4 水平均升高,部分患者血清 IgG4 水平可在正常范围内。本例患者的血清 IgG4 水平并不高。另外,需要关注的是,IgG4 水平升高并不是 IgG4-RD 的特异性生物学指标,其在多种其他疾病,如肿瘤、系统性血管炎、慢性感染、过敏性疾病等疾病中也可以观察到升高的情况。此外,IgG4-RD 中也可见外周嗜酸性粒细胞、血清 IgE、ESR、CRP、球蛋白升高,30% 左右的患者血清类风湿因子阳性,20% ~ 30% 的患者补体下降,少数患者抗核抗体低滴度阳性。

影像学上,鼻窦 CT 和 MRI 是诊断 IgG4 相关性鼻腔鼻窦疾病的重要辅助检查,鼻窦可见黏膜组织水肿肥厚及腔内软组织占位。既往研究将影像学表现分为两种。第 1 类是呈肿块侵袭样表现,纤维化突出。CT 扫描显示等密度软组织肿块,可见邻近骨质结构被吸收、破坏,或侵袭神经和骨髓等。MRI 平扫呈等 T_1 稍长 T_2 信号软组织肿块,信号常均匀,T_1WI 上其内偶可见局灶性高信号出血,增强扫描实质成分呈均匀一致强化。肿物可因破坏鼻窦或颅底骨质,以及侵犯神经及骨髓组织而被误认为恶性肿瘤性疾病。第 2 类是黏膜浸润呈鼻窦炎样改变,即 IgG4 相关性慢性鼻窦炎,约 32% 的 IgG4-RD 患者伴有鼻窦炎样改变。CT 和 MRI 表现为病变窦腔混浊,黏膜增厚,或伴有窦腔内弥漫性液性密度,T_2WI 低信号,邻近窦壁可见骨质增生硬化,不伴有骨质破坏,与普通慢性鼻窦炎相似难以鉴别。IgG4-RD 累及鼻腔或鼻窦时,CT 上常常有双侧对称性的泪腺区软组织影增厚。也有研究报道发现 PET/CT 在 IgG4-RD 的早期诊断、全身器官受累情况的评估及治疗效果的监测上有指导意义。

组织病理上,IgG4 相关性鼻腔 / 鼻窦疾病的组织病理学特征与其他受累器官类似,可见大量淋巴细胞及浆细胞浸润于鼻腔黏膜组织,部分形成淋巴滤泡;间质可见不同程度的纤维化,典型者表现为席纹状纤维化。部分患者可见嗜酸性粒细胞浸润,而闭塞性静脉炎较为罕见。其诊断主要参考 2012 年发布的 IgG4-RD 病理共识声明,其病理学特征包括主要特征和次要特征。主要特征:①致密或斑驳状淋巴浆细胞浸润,浆细胞数量显著增加,伴或不伴淋巴滤泡;②席纹状纤维化;③闭塞性静脉炎,血管壁及管腔内淋巴浆细胞浸润,管腔完全或部分闭塞(除肺外与受累静脉伴行的动脉很少受累)。其中,①是诊断的必备条件,后两者可同时具备或具备其中之一。但淋巴结、肺、小唾液腺、泪腺的病变车辐状纤维化和闭塞性静脉炎往往不明显甚至缺乏。次要特征:①静脉炎,但血管腔没有闭塞;②程度不等的嗜酸性粒细胞浸润。这些病理表现有时与其他类型鼻窦炎及自身免疫病有所重叠,如真菌性鼻窦炎等。

鉴别诊断上,鼻窦 IgG4-RD 的临床表现具有多样性,使得其鉴别诊断极具挑战。常见的需要鉴别的疾病包括鼻部真菌感染、鼻咽部肿瘤、鼻窦炎伴鼻息肉。有研究发现,IgG4-RD 的炎症指标高于普通的慢性鼻炎 / 鼻窦炎,但在病程、鼻部症状、外周嗜酸性粒细胞比例、鼻窦 CT 的 Lund-Mackay 评分中无显著统计学差异。目前暂无 IgG4 相关性鼻腔鼻窦疾病的专门诊断或分类标准,其诊断参考 2019 年美国风湿病学会 / 欧洲抗风湿病联盟 IgG4-RD 分类标准、2020 年推出了修订版(*The 2020 Revised Comprehensive Diagnostic Criteria for IgG4-RD*)、《IgG4 相关性疾病诊治中国专家共识》。与无鼻咽部受累的 IgG4-RD 患者相比,合并慢性鼻窦炎的 IgG4-RD 患者具有更容易出现过敏和眼部受累。

在治疗上,尚无专门针对鼻窦腔 IgG4-RD 设计的随机治疗试验或标准化治疗方案,其治疗原则与 IgG4-RD 总的治疗原则一致,并根据患者年龄、病情、合并症等制定个体化治疗方案:无症状性淋巴结病或轻度浅表腺体肿大,如鼻窦受累且疾病进展缓慢患者,可暂不用药。病情活动进展的患者需要治疗,合并重要脏器受累需积极治疗,否则病变可能进展为慢性和不可逆的纤维化阶段,造成脏器功能损伤。一线治疗是局部或全身性激素治疗,大部分患者对激素应答良好。免疫抑制剂如硫唑嘌呤、吗替麦考酚酯、甲氨蝶呤,以及抗 CD20 抗体利妥昔单抗是 IgG4-RD 的二线治疗药物。对于复发、难治的 IgG4-RD 患者,可以考虑激素联合免疫抑制剂治疗。IgG4 相关性鼻腔鼻窦疾病对药物治疗应答良好时,应避免广泛手术切除,手术的主要目的是获取组织病理学样本用于辅助诊断。而对于病变组织范围较广或显著纤维硬化的患者可考虑行外科手术切除,术后辅以激素及免疫抑制剂联合治疗。

(邓燕晗　陈余雪)

专家点评

董凌莉教授：这是一例因鼻塞于耳鼻喉科就诊，鼻咽镜发现左鼻孔新生物，最后病理活检提示诊断 IgG4-RD 的患者。IgG4-RD 鼻部受累是耳鼻喉中最常见的受累器官，约 32% 的 IgG4-RD 患者伴有鼻窦受累。鼻腔作为连接机体内外环境的枢纽器官，易受到外界病原菌和变应原等入侵，因此更容易导致病变发生。且 IgG4-RD 鼻部受累临床表现多样，特异性差，极易误诊、漏诊，可导致不可逆性损害。因此，早期明确诊断及治疗十分重要。

IgG4-RD 鼻部受累症状无特异性，临床表现与其他类型的鼻炎和鼻窦炎相似。患者多表现为鼻塞、嗅觉减退甚至丧失，面部肿胀等，内镜下可见质地中等或质韧的肿块。该患者外周血清 IgG4 水平正常，影像学提示鼻腔鼻窦软组织肿块影，通过全身系统评估发现合并胰腺受累，同时病理学提示大量 IgG4 阳性浆细胞浸润，最终诊断为 IgG4-RD。本例患者首发受累部位是 IgG4-RD 少见的受累部位，因此，在疾病诊断上，应结合患者的症状体征、实验室检查结果、影像学表现、病理活检等进行综合评估，避免误诊、漏诊。临床上有多种疾病与 IgG4-RD 的组织病理学表现相似，可模拟 IgG4-RD，如慢性感染、淋巴瘤、实体肿瘤、系统性血管炎、结节病、浆细胞卡斯尔曼病、罗萨伊 - 多尔夫曼病（Rosai-Dorfman disease）、埃德海姆 - 切斯特病（Erdheim-Chester disease, ECD）、炎性肌成纤维细胞瘤等，特征性的病理改变是诊断 IgG4-RD 的重要依据，对于鉴别诊断排除模拟疾病十分重要。

参考文献

[1] ISHIDA M, HOTTA M, KUSHIMA R, et al. Multiple IgG4-related sclerosing lesions in the maxillary sinus, parotid gland and nasal septum[J]. Pathol Int, 2009, 59(9): 670-675.

[2] 卜春艳, 薛金梅, 赵长青, 等. 累及鼻腔鼻窦 IgG4 相关性疾病的研究进展 [J]. 临床耳鼻咽喉头颈外科杂志, 2021, 35(11): 1042-1047.

[3] DRAGAN A D, WELLER A, LINGAM R K. Imaging of IgG4-related disease in the extracranial head and neck[J]. Eur J Radiol, 2021, 136: 109560.

[4] THOMPSON A, WHYTE A. Imaging of IgG4-related disease of the head and neck[J]. Clin Radiol, 2018, 73(1): 106-120.

[5] ZHU X Y, WU L L, LV P P, et al. Immunoglobulin G4-related disease with multiple organs involvement depicted on FDG PET/CT: A case report and literature review[J]. Curr Med Imaging, 2023.

[6] DESHPANDE V, ZEN Y, CHAN J K, et al. Consensus statement on the pathology of IgG4-related disease[J]. Mod Pathol, 2012, 25(9): 1181-1192.

[7] UMEHARA H, OKAZAKI K, KAWA S, et al. The 2020 revised comprehensive diagnostic (RCD) criteria for IgG4-RD[J]. Mod Rheumatol, 2021, 31(3): 529-533.

[8] WALLACE Z S, NADEN R P, CHARI S, et al. The 2019 American college of rheumatology/European league against rheumatism classification criteria for IgG4-related disease[J]. Ann Rheum Dis, 2020, 79(1): 77-87.

IgG4 相关冠状
动脉炎一例

病例介绍

患者,男性,68 岁,主因"心悸气短 7 年,加重半年"入院。

患者 7 年前间断出现发作性胸闷气短、心悸乏力,含服速效救心丸 2 ~ 3 分钟后可缓解;5 年前完善冠状动脉造影后诊断为冠心病,予扩冠、降脂、控制血压等药物治疗。近半年患者上述症状反复发生,持续时间变长,当地冠状动脉 CT 提示"冠状动脉炎?"为系统诊治入院。病来无发热、关节肿痛、皮疹、口干眼干、颜面肿胀等症状,饮食睡眠可,二便正常,体重无明显变化。

既往史 高血压 12 年,最高 210/140mmHg,口服硝苯地平控释片可控制在 140/70mmHg。糖尿病 10 年,胰岛素治疗中,血糖控制可。2017 年因咳嗽、高热就诊行全腹 CT 发现胰腺占位,于外院行胰腺尾部 + 脾切除术,术后病理诊断:胰腺慢性炎症。

入院查体 体温 36.4℃,脉搏 82 次 /min,血压 138/72mmHg,神清语明,步入病房,查体合作。周身无皮疹,浅表淋巴结无肿大。双肺呼吸音清,未闻及干、湿啰音。心率 82 次 /min,心律齐,各瓣膜区未闻及病理性杂音。腹部皮肤可见手术瘢痕,腹平软,无压痛,肝脾肋下未触及。双下肢不肿。

病例特点

1. **老年男性,慢性病程。**
2. **临床特点** 主要包括:发作性胸闷气短,心悸,乏力。
3. **既往史** 长期高血压、糖尿病病史;胰腺手术史。
4. **体格检查** 生命体征平稳,心、肺、腹部查体未见明显异常,双下肢不肿。

初步诊断

冠状动脉性心脏病,冠状动脉炎?

高血压。

糖尿病。

鉴别诊断

1. **冠状动脉粥样硬化** 较少弥漫性管壁增厚,一般有粥样斑块,可钙化或未钙化,可引起或不引起局限性管壁偏心性狭窄。

2. 大动脉炎累及冠状动脉 罕见,活动期以动脉壁的增厚为主,晚期形态学上以狭窄为主,此时借助临床化验可予以鉴别。

3. 川崎病 多见于小儿,以冠状动脉瘤多见,多累及冠状动脉近段。

4. 冠状动脉夹层或壁内血肿 起病急,多与介入操作相关,范围局限,症状较重,影像上以管壁增厚为主,且以偏心性增厚多见,同心圆状增厚罕见,仅累及单支冠状动脉。

入院后检查

1. 相关辅助检查

IgG4 18.40g/L(参考范围 0.030 ~ 2.010g/L),IgG 19.77g/L(参考范围 8.60 ~ 17.40g/L),IgE 509.00IU/ml(参考范围 0.00 ~ 100.00IU/ml),T-SPOT A 孔 50,B 孔 60(参考范围 0 ~ 5)。血常规、尿常规、肝功能、肾功能、心肌酶、肌钙蛋白、BNP、ESR、CRP、补体及 ANA 谱、ANCA 等化验未见异常。心电图:窦性心律,正常范围心电图。

2. 影像学检查

超声:甲状腺结节液性变(C-TIRADS 3 类),双颈部淋巴结回声(2 级);双侧颌下腺回声欠均匀,双侧颌下腺周围淋巴结回声(2 级)。心脏彩超:左房略大;主动脉瓣退行性变;主动脉窦部及升主动脉略增宽;左室舒张功能正常;静息状态下左室整体收缩功能正常,EF 60%。肺 CT:未见明显异常。全腹部增强 CT(图 16-1):胰腺体尾部及脾脏术后,胰头可疑改变;肝内胆管略扩张,胆囊结石伴胆囊炎可能大;肠系膜脂膜炎可能大;双肾囊肿,右侧肾上腺内侧支饱满;膀胱壁略厚。冠状动脉 CT(图 16-2):多支冠状动脉近中段管壁明显弥漫增厚,多发斑点状钙化斑块。疑为冠状动脉炎。

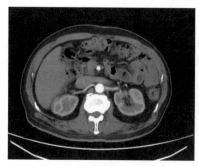

图 16-1　全腹部增强 CT

胰腺体尾部及脾脏术后,胰头可疑改变。

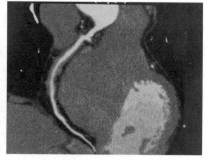

图 16-2　冠状动脉 CT

提示冠状动脉近中段管壁明显弥漫增厚。

进一步分析

患者为老年男性,发作性胸闷气短,心悸乏力,已经冠状动脉造影证实存在冠状动脉狭窄,经扩管、降脂、稳定斑块等治疗,病情仍持续进展,近期发作频繁。冠状动脉CT提示冠状动脉周围炎,化验血清IgG4升高,考虑IgG4相关性疾病累及冠状动脉。为明确诊断,应完善病理活检。患者既往行胰腺占位手术治疗,术后病理提示炎性病变,可完善免疫组织化学进一步证实。

进一步诊断

为进一步寻找病因,首先完善心肌磁共振平扫+增强扫描(图16-3),结果示左室心肌水肿,左室基底部及中间部侧壁非缺血性心肌损伤,冠状动脉管壁增厚伴强化,双室收缩功能下降。胰腺病理会诊(图16-4):IgG4$^+$ 浆细胞50个/HPF,浆细胞IgG4$^+$/IgG$^+$ > 40%,符合IgG4相关性疾病。

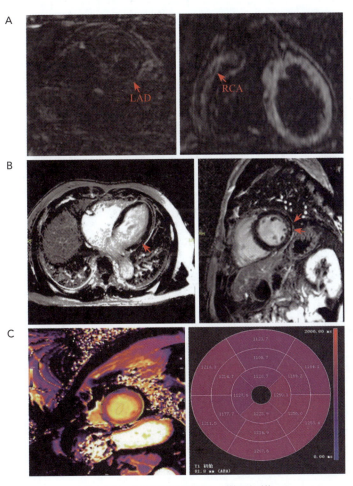

图16-3 心肌磁共振平扫+增强扫描

A. 冠状动脉管壁增厚,延迟强化;B. 心肌中层纤维化(非缺血性心肌损伤);C. T$_1$Mapping值增高(心肌纤维化可能)。

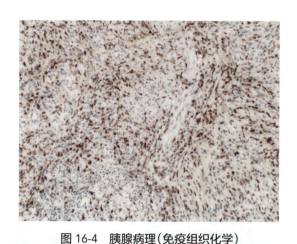

图 16-4　胰腺病理（免疫组织化学）

IgG4$^+$ 浆细胞 50 个 /HPF，浆细胞 IgG4$^+$/IgG$^+$ > 40%。

最终诊断

IgG4 相关性疾病。

冠状动脉炎。

高血压。

糖尿病。

治疗及疗效

激素：甲泼尼龙 40mg，每日 1 次静脉滴注，3 天，序贯醋酸泼尼松 30mg 每日 1 次，逐渐减量至 10mg，q.d.，口服维持。免疫抑制剂：吗替麦考酚酯 0.5g，b.i.d.，口服，辅以补钙、抑酸、抗板、降脂、降压、降糖及预防性抗结核等治疗。病情得到有效控制。

随访

随访 1 年，患者血清 IgG4 水平由 18.4g/L 稳步下降至 3.47g/L，未出现发作性胸闷气短及心前区不适等症状。

病例讨论

2008 年，Kasashima 等认为某些炎症腹主动脉瘤（inflammatory abdominal aortic aneurysm, IAAA）可能归类于 IgG4 相关性疾病，第一次报道了 IgG4-RD 能累及心血管系统。迄今已经发现 IgG4 相关性疾病能累及胸主动脉、腹主动脉、冠状动脉及其他一些小动脉及心包等，引起动脉瘤、假瘤、心包炎等，统称为 IgG4 相关性心血管疾病（IgG4-CVD）。目前，IgG4 相关性疾病及 IgG4 相关性心血管疾病的流行病学资料仍然很匮乏。

2021 年，*Heart* 杂志发表了一篇关于 IgG4-RD 心血管表现的综述，统计了 77 篇报道共 140 例患者中报告的 219 例心血管 IgG4-RD。文章建议将心血管 IgG4-RD 分为以下几类：主动脉炎、中血管动脉炎、肺血管疾病、静脉炎、瓣膜病、心包炎、心肌疾病和抗中性粒细胞胞质抗体相关血管炎。

IgG 相关性心血管疾病确切的病因及发病机制尚未阐明，可能是由自身抗原引起的 B 细胞和 T 细胞之间复杂的相互作用导致的，促进了 IgG4 的过度分泌、胶原沉积和生发中心的形成。Sakamoto 等报道超过 50% 的冠状动脉狭窄的患者伴随 IgG4 和可溶性 IL-2 受体增高，提示 IgG4 相关的免疫炎症反应与冠状动脉粥样硬化的发病机制相关。然而，Stone 等的一项免疫组织化学研究则提示 IgG4 阳性浆细胞增加可能是动脉粥样硬化等慢性炎性改变导致的一种保护反应，而非参与动脉粥样硬化的产生。

IgG4 导致心血管疾病与心血管传统的危险因素并无相关性。Kasashima 等比较了 IgG4 相关性 IAAA 和非 IgG4 相关性 IAAA，发现吸烟、高血压、缺血性心脏病、糖尿病和高脂血症等致动脉粥样硬化的危险因素在 IgG4 相关性 IAAA 患者中更少见，过敏体质及自身免疫病史则更多见，且超过 30% 的患者有支气管哮喘病史，IgE 增多及抗核抗体高滴度（> 1 ∶ 320）在 IgG4 相关性 IAAA 患者中也更为多见。

Stone 建议诊断 IgG4 相关 CVD 的三个标准：①总体组织学发现与动脉炎或动脉周围炎一致，不容易被动脉粥样硬化等其他过程来解释；②免疫组化染色发现至少 50% 的血浆细胞为 IgG4 阳性；③ 400 倍放大视野至少看到 50 个 IgG4 阳性浆细胞，且至少有三个区域出现。IgG4 相关心血管疾病的淋巴浆细胞浸润主要涉及外膜，较少涉及肌层，表现为外膜显著增厚。而巨细胞性动脉炎则累及肌层。

虽然组织病理学检查仍然是器官受累和诊断 IgG4 相关性疾病的金标准，但从血管壁获得活检或手术标本仍然具有挑战性。在无创性心肌形态与功能的影像学评价方法中，心脏磁共振成像（CMR）相较于心脏彩超、冠状动脉 CT 和 PET/CT，对心脏整体及局部功能参数的测量不依赖于对心室形状的假设，逐渐成为心脏功能测量的金标准。本例患者的 CMR 检查结果也为我们的诊断带来很大帮助。CMR 可帮助临床医生实现在体组织"病理影像化"，无须通过心肌穿刺活检或尸检获得，可综合、全面地评价心脏，包括心肌、血管、瓣膜、心包等，在诊断复杂的系统性疾病累及心脏的表现方面有重要价值。

（丁　爽）

专家点评

杨娉婷教授：这是一例以发作性胸闷气短为主要症状就诊的老年患者，结合既往病史、影像学表现、血清 IgG4 水平和免疫组织化学检查结果，最终确诊为 IgG4 相关心血管疾病。患者在接受传统冠心病药物治疗后，病情仍然进行性加重，在加用激素和免疫抑制剂的治疗后，症状得到了有效控制。由于临床症状相似，很难将 IgG4-CVD 与冠状动脉粥样硬化性心血管疾病分开来，容易导致误诊。心血管系统的 IgG4-RD 会导致严重的并发症，有报道 IgG4 相关 CVD 患者有死亡结局。小的主动脉血管如冠状动脉和心包受累也影响预后，如果不积极评估，可能会忽视心血管受累。因为 IgG4-CVD 的患者可能只有轻微的症状，所以无创影像评价在此类疾病的诊断及管理中具有重要作用,可以避免诊断延迟和不必要的手术干预。IgG4-CVD 的最终诊断应结合临床表现、血清学和影像学检查及组织学病理,进行综合判断。

参考文献

[1] SHAKIR A, WHEELER Y, KRISHNASWAMY G. The enigmatic immunoglobulin G4-related disease and its varied cardiovascular manifestations[J]. Heart, 2021, 107(10): 790-798.

[2] STONE J R. Aortitis, periaortitis, and retroperitoneal fibrosis, as manifestations of IgG4-related systemic disease[J]. Curr Opin Rheumatol, 2011, 23(1): 88-94.

[3] OYAMA-MANABE N, YABUSAKI S, MANABE O, et al. IgG4-related cardiovascular disease from the aorta to the coronary arteries: Multidetector CT and PET/CT[J]. Radiographics, 2018, 38(7): 1934-1948.

[4] RATWATTE S, DAY M, RIDLEY L J, et al. Cardiac manifestations of IgG4-related disease: A case series[J]. Eur Heart J Case Rep, 2022, 6(4): ytac153.

病例 **17**

卡斯尔曼病模拟 IgG4 相关性疾病一例

患者,男性,19 岁,主因"耳后淋巴结肿大 3 年,眼睑浮肿 2 年"入院。

患者 3 年前无诱因出现右耳后淋巴结肿大,大小约 10mm×12mm,质韧,边界清,活动可,无局部发红、触痛,无发热、咳嗽、咳痰、咽痛等不适,于当地医院抗感染治疗后无好转(具体不详),未再诊治。2 年前无明显诱因出现双眼上睑肿胀,无皮疹、脱发、口腔溃疡、眼干、口干、双下肢水肿等,未在意。1 年前上述症状加重,并出现双侧下颌肿大,于某三甲医院眼科就诊完善眶周 MRI(具体不详),查血清 IgG4 水平升高(1.63g/L),未进一步行病理检查,诊断为 IgG4 相关性疾病(待定),给予甲泼尼龙 64mg,q.d.,口服,患者上述肿大部位明显好转。后激素序贯减量,但在激素减量至每日 4mg 后再次出现眼睑浮肿及双侧下颌肿大,为进一步诊治,门诊以"IgG4 相关性疾病?"收入院。自起病以来,患者精神、食欲、睡眠可,二便正常,体力、体重无明显变化。

既往史 平素健康状况体健,否认病毒性肝炎、肺结核、伤寒、疟疾病史。个人史、家族史无特殊。

入院查体 体温 36.3℃,脉搏 76 次/min,呼吸 18 次/min,血压 138/70mmHg。神清,精神可,双眼睑肿胀,双侧颌下及颏部触及多个肿大的淋巴结,最大约 15mm×15mm,边界清,活动可,无压痛。心、肺、腹部查体无阳性体征,脊柱及四肢关节无肿及压痛,双下肢无浮肿。

辅助检查 血清 IgG4 1.63g/L(↑)。

1. **青年男性,慢性病程。**
2. **临床特点** 双侧耳后淋巴结及双侧下颌肿大,双眼睑肿胀,血清 IgG4 升高。
3. **既往史、个人史、家族史无特殊。**
4. **体格检查** 双眼睑肿胀,双侧颌下及颏部触及多个肿大的淋巴结,最大约 15mm×15mm,质韧,边界清,活动可,无压痛。心、肺、腹部查体无阳性体征。
5. **辅助检查** 血清 IgG4 水平 1.63g/L,升高。

初步诊断

淋巴结肿大待查。

眼睑浮肿待查。

鉴别诊断

1. 淋巴瘤 淋巴瘤是淋巴结和结外部位淋巴组织的免疫细胞肿瘤,最常见的临床表现是慢性、进行性、无痛性淋巴结肿大,可见于身体的任何部位,淋巴结、脾及骨髓最易受累。组织学可见淋巴细胞或组织细胞的肿瘤性增生,淋巴瘤的确诊主要依靠病理组织学检查。该患者为青年男性,病史中反复出现淋巴结肿大,须积极完善病理活检进一步明确。

2. 感染 病毒、细菌、螺旋体、寄生虫、真菌等各种病原体直接侵犯淋巴结,或因感染引起的免疫反应而导致淋巴结肿大。患者须完善感染相关检查以进一步排除。

3. IgG4 相关性疾病 IgG4 相关性疾病是一种系统性疾病,可累及全身多个器官和组织。临床表现复杂多样,该病最常受累的部位是泪腺、唾液腺、胰腺及腹膜后。该患者为青年男性,有多部位的淋巴结肿大,同时伴有眼睑肿胀,查血清 IgG4 浓度增高,须完善病理组织检查进一步明确诊断。

入院后检查

1. 实验室检查

血常规:血小板 434×10^9/L(↑)。肝功能:总蛋白 91.78g/L(↑),白蛋白 37.93g/L(↓),球蛋白 53.85g/L(↑)。肾功能、电解质未见异常。C 反应蛋白 42.70mg/L(↑);血沉 76mm/h(↑)。术前八项、T-SPOT 阴性。肿瘤标志物正常。体液免疫:免疫全套示免疫球蛋白 IgG 31.60g/L(↑),补体正常;自身抗体示抗核抗体 1∶100,颗粒 + 细胞质颗粒型,抗 dsDNA 抗体 IgG 型 22.20IU/ml(↑),余 ENA 抗体谱阴性。IgG 亚型示:IgG1 8.6g/L(↑),IgG2 11.1g/L(↑),IgG3 0.881g/L,IgG4 14.0g/L(↑)。

2. 影像学检查

颌下腺平扫加增强扫描:左侧枕部皮下、双侧颈鞘区、腮区、颌下、颏下、胸锁乳突肌内侧多发肿大淋巴结,最大者约 23.6mm×15mm。增强扫描轻中度均匀强化。腮腺 + 颌下淋巴结超声示:右侧腮腺大小 54mm×27mm,左侧腮腺大小 54mm×33mm,轮廓清,内回声不均匀,未见明显异常回声。右侧颌下腺大小 42mm×18mm,左侧颌下腺大小 38mm×18mm,轮廓清,内回声欠均匀,未见明显异常回声。双侧腮腺回声不均匀。甲状腺超声无异常。双侧颈部见几个淋巴结样结节回声,测左侧其一 24mm×13mm(Ⅱ、Ⅲ区),测右侧其一 22mm×13mm(Ⅱ、Ⅲ区),边界清,皮髓界限清,血流信号不丰富。胸部 CT 示两肺上叶及右肺中叶小结节,大者约 8mm×7mm;纵隔、双侧腋窝多发肿大淋巴结,最大者约 35mm×16mm。腹部超声未见异常。

进一步分析

患者耳后、颌下及颈部多发淋巴结肿大,伴血清 IgG4 升高,既往激素治疗有效,考虑诊断为 IgG4-RD 可能性大,但同时需要与肿瘤(尤其是淋巴瘤)、感染性疾病、血液病及其他自身免疫病(如干燥综合征）相鉴别，确诊需要依赖病理检查。与患者及其家属充分沟通后，患者在局麻下行"左颈部探查术 + 左颌下淋巴结切除术"。

进一步诊断

术后病理回报：(颌下淋巴结)淋巴结淋巴滤泡增生，滤泡间大量浆细胞浸润。免疫组织化学：CD138（浆细胞，+），IgG（+），IgG4（+），κ 轻链（+），λ 轻链（+），Ki-67（5%，滤泡间，+），梅毒螺旋体（-），HHV8（-）。淋巴结（颌下淋巴结）淋巴滤泡增生，生发中心萎缩，生发中心内可见小血管植入，滤泡间可见大量浆细胞浸润，镜下形态呈浆细胞型卡斯尔曼病样改变，免疫表型浆细胞高表达 IgG 和 IgG4，IgG4 阳性细胞大于 100 个 /HPF，IgG4/IgG 比值小于 40%（见图 17-1）。

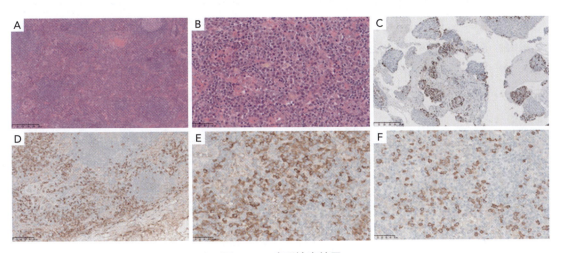

图 17-1　病理检查结果

A. 淋巴组织增生，可见淋巴滤泡及副皮质区内高内皮小静脉增生，大量细胞质丰富、核偏位的浆细胞浸润；

B. 大量细胞质丰富、核偏位的浆细胞浸润；C. 免疫组织化学 Ki-67 染色；D、E. 免疫组织化学 IgG 染色；

F. 免疫组织化学 IgG4 染色。

最终诊断

卡斯尔曼病。

IgG4 相关性疾病（可能）。

治疗及疗效

给予醋酸泼尼松 40mg 每日口服并序贯减量、吗替麦考酚酯每次 0.75g，每日 2 次口服。

随访

4 个月后电话随访患者，现无新发肿大淋巴结，眼睑无浮肿，目前口服醋酸泼尼松每日 17.5mg，吗替麦考酚酯每次 0.75g，每日 2 次。

病例讨论

卡斯尔曼病（Castleman disease, CD）是一种系统性淋巴增生性疾病,有时会导致肺、肾和其他结外部位的肿块样病变,导致多器官功能障碍。第一例 CD 在 1954 年报道。CD 的发病机制尚不清楚,可能由 IL-6 所驱动。IgG4 相关性疾病（IgG4-related disease, IgG4-RD）是一组多器官、多系统受累的疾病。其特征是 IgG4 阳性浆细胞浸润、席纹状纤维化和闭塞性静脉炎。淋巴结肿大在 IgG4-RD 很常见,可见于半数以上的患者,表现为浅表或深部淋巴结肿大。浅表淋巴结肿大多为无痛性,边界清晰,淋巴结病多与其他器官受累伴随发生,也可单独发病。IgG4-RD 须与多种病变鉴别。IgG4-RD 和 CD 的临床表现和实验室检查方面存在重叠的特征,需要仔细区分、鉴别两种疾病。

该患者为青年男性,以淋巴结肿大为首发表现,后逐渐出现眼睑、下颌的肿大,查血清 IgG4 浓度升高,外院诊断"IgG4 相关性疾病（待定）"。患者既往激素治疗有效,但减量后再次出现上述症状,最终行淋巴结活检明确诊断。淋巴结病理示滤泡间见大量浆细胞浸润,镜下形态呈浆细胞型卡斯尔曼病样改变,免疫表型浆细胞表达 IgG,少量细胞表达 IgG4,IgG4 阳性细胞大于 100 个 /HPF,IgG4/IgG 比值小于 40%。结合患者病史及病理检查结果诊断:①卡斯尔曼病。② IgG4 相关性疾病（可能）。

IgG4-RD 与 CD 患者淋巴结活检的组织病理学结果比较:HE 染色显示 IgG4-RD 中有许多增生性的生发中心,而 CD 中有许多萎缩性的生发中心。在 IgG4-RD 和 CD 中均可观察到 IgG4 阳性浆细胞的浸润。IgG4-RD 中,CD20[+] B 细胞存在于增生性生发中心的内外,所有 CD138[+] 的浆细胞均存在于生发中心外。在 CD 中,CD20[+] B 细胞中的生发中心发生萎缩,并被 CD138[+] 浆细胞的片状增殖所包围。在 IgG4-RD 中,CD3[+] T 细胞存在于增生性生发中心的内外,而在 CD 中则很少。

这两种罕见疾病有部分的相似性,使得临床诊断具有挑战性。因此,为了区分 IgG4-RD 和 CD,需要进行仔细地诊断及鉴别,并考虑各种临床表现、血清学、影像学和病理学结果来进行综合判断。

（李正芳）

专家点评

武丽君教授:这是一例以淋巴结肿大为首发表现的青年男性,后逐渐出现眼睑肿胀,外院查血清 IgG4 浓度升高,诊断考虑 IgG4 相关性疾病可能,因激素治疗有效拒绝接受活检,反复告知其病理检查的重要性后最终同意活检,病理示:淋巴结淋巴滤泡增生,生发中心萎缩,生发中心内可见小血管植入,滤泡间见大量浆细胞浸润,镜下形态呈浆细胞型卡斯尔曼病样改变,免疫表型浆细胞高表达 IgG 和 IgG4,IgG4[+] 细胞大于 100 个 /HPF,IgG4/IgG 比值小于 40%,结合患者病史及辅助检查最终明确诊断。IgG4-RD 和 CD 的临床表现和实验室检查存在重叠的特征,需要仔细区分及鉴别,并考虑各种临床、血清学、影像学和病理结果来综合判断。

参考文献

[1]　CASTLEMAN B, IVERSON L, MENENDEZ V P. Localized mediastinal lymph node hyperplasia resembling thymoma[J]. Cancer, 1956, 9(4): 822-830.

[2]　STONE J H, ZEN Y, DESHPANDE V. IgG4-related disease[J]. N Engl J Med, 2012, 366(6): 539-551.

[3]　SASAKI T, AKIYAMA M, KANEKO Y, et al. Immunoglobulin G4-related disease and idiopathic multicentric Castleman's disease: Confusable immune-mediated disorders[J]. Rheumatology (Oxford), 2022, 61(2): 490-501.

淋巴瘤模拟 IgG4 相关性疾病一例

病例介绍

患者,男性,67 岁,主因"间断恶心 10 个月,腹痛 2 个月"入院。

患者 10 个月前无明显诱因出现恶心、乏力、纳差,无腹痛、腹泻、厌油、少尿等不适,未诊治。9 个月前恶心加重,间断呕吐,呕吐物为胃内容物,无呕血、黑便等,血肌酐明显升高,最高达 594μmol/L,血清 IgG4 正常,ESR、CRP 轻度升高,CT 提示"双肾积水伴双输尿管上段扩张,腹主动脉旁多发实性占位"。为明确腹膜后肿物性质行腹腔镜下腹膜组织活检,术中见肠系膜根部瓷白色肿物,病理回报为纤维组织中淋巴浆细胞浸润,IgG4⁺ 浆细胞 > 10/HPF,IgG4⁺ 浆细胞 /IgG⁺ 浆细胞 > 10%,考虑"IgG4 相关性疾病"可能性大,于当地医院行双侧 D-J 管植入术,并予醋酸泼尼松每日 40mg 口服及环磷酰胺 0.4g 每 2 周 1 次,静脉滴注治疗(累积剂量为 2.4g)后患者上述症状消失,肌酐逐渐下降,稳定至 120μmol/L 左右,超声检查示腹膜后实性占位较前减小,此后患者激素逐渐减量至 5mg,q.d. 维持。6 个月前拔除双 D-J 管。2 个月前患者出现左侧腹痛,为持续性胀痛,疼痛不剧烈,不向其他部位放射,活动时明显,无发热、皮肤黄染、呕吐、腹泻、血便等,血肌酐再次上升至 204μmol/L,超声检查示腹膜后病变包绕范围较前扩大,再次激素加量至甲泼尼龙每日 200mg×3 天静脉输注,后序贯为醋酸泼尼松每日 60mg 口服,并将环磷酰胺加量至 0.6g 每 2 周 1 次,上述症状无缓解,为进一步诊治入院。患者自发病以来无发热、皮疹、关节痛、光过敏、口腔溃疡、手指遇冷变白、变紫、口干、眼干、颌下、颊部、眼睑肿大、突眼等表现,无皮肤黄染、瘙痒、大便颜色变白等,无咳嗽、喘息、鼻塞、流涕等,食欲、进食如前所述,精神、睡眠可,大小便如常,体重无明显改变。

既往史 高血压 8 年,口服硝苯地平控释片每日 30mg,平素血压维持在 140/90 ~ 150/100mmHg。高脂血症 7 年,未规律降脂治疗。下肢静脉血栓、下腔静脉滤网植入术后 8 个月。发现窦性心动过速、完全性右束支传导阻滞、肾囊肿、肝囊肿 2 个月余,未治疗。吸烟史 30 年,约 30 支 /d,已戒烟 1 年余,无嗜酒。婚育史、家族史无特殊。

入院查体 体温 36.1℃,脉搏 77 次 /min,呼吸 20 次 /min,血压 123/71mmHg。神清,精神可,全身浅表淋巴结无肿大。心、肺查体未见明显异常,腹部膨隆,上腹见腹壁静脉曲张,左下腹可触及肿块,边界不清,质中等,压痛,无肌紧张、反跳痛。双下肢不肿,肌力正常。

辅助检查 CT 提示"双肾积水伴双输尿管上段扩张,腹主动脉旁多发实性占位"(图 18-1)。

腹膜后肿物病理:纤维组织中淋巴浆细胞浸润,IgG4$^+$浆细胞 > 10 个 /HPF,IgG4$^+$浆细胞 /IgG$^+$浆细胞 > 10%。

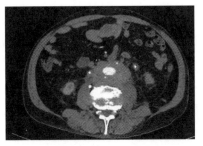

图 18-1　腹部 CT(治疗前)

腹主动脉旁多发实性占位。

病例特点

1. **老年男性,慢性病程。**

2. **临床特点**　主要表现为间断恶心、腹痛,糖皮质激素及环磷酰胺治疗一度有效。

3. **既往史**　高血压、高脂血症、心律失常、下肢静脉血栓病史。

4. **体格检查**　生命体征平稳,全身浅表淋巴结未触及。心、肺查体未见明显异常,腹部膨隆,上腹见静脉曲张,腹软,左下腹可触及肿块,范围触不清,质硬,有压痛,墨菲征阴性,肝、脾未触及。双下肢未见可凹性水肿。

5. **辅助检查**　影像提示腹膜后占位、双侧输尿管梗阻、肾积水,病理提示纤维组织中淋巴浆细胞浸润,IgG4$^+$浆细胞 /IgG$^+$浆细胞 > 10%。

初步诊断

IgG4 相关性疾病可能性大。

腹膜后纤维化。

肾积水;慢性肾功能不全。

鉴别诊断

1. **IgG4 相关性疾病**　患者表现为腹膜后占位,病理提示纤维组织中淋巴浆细胞浸润,IgG4$^+$浆细胞 /IgG$^+$浆细胞 > 10%,考虑 IgG4 相关性疾病可能性大。不支持之处:①大剂量激素及环磷酰胺治疗后肿物仍进行性增大;②多次查血清 IgG4 水平不高。

2. **肿瘤**　该患者有腹膜后肿块,双侧输尿管梗阻、双肾积水,糖皮质激素一度治疗有效,此次病情反复,再次大剂量激素治疗效果不理想,须考虑肿瘤可能,入院后可复查腹部增强 CT、肿瘤标志物等,必要时可再次活检。

3. **输尿管疾病**　输尿管肿瘤、炎性狭窄等亦可引起肾盂和输尿管积水,应注意鉴别。须进一步完善影像学检查,必要时行输尿管活检以进一步明确。

入院后检查

1. 实验室检查

全血细胞分析:WBC $9.99×10^9$/L(↑),Hb 116g/L(↓)。血生化检查:乳酸脱氢酶 1 458U/L(↑),α-羟丁酸脱氢酶(HBGB)1 209U/L(↑),肌酐 175μmol/L(↑)。CRP 19.2mg/L(↑),ESR 12mm/h(↑);EB 病毒 IgG 抗体 78.0(↑);CA19-9 92.98U/ml(↑),癌胚抗原 8.29ng/ml(↑),细胞角质蛋白 19 片段抗原 21-1(CYFRA21-1)4.91ng/ml(↑),神经元特异性烯醇化酶 54.09ng/ml(↑),前列腺特异性抗原 5.780ng/ml(↑)。尿常规、大便常规、电解质,以及血淀粉酶、尿淀粉酶、抗核抗体、ANCA、抗磷脂抗体谱、类风湿因子、IgA、免疫球蛋白、血清蛋白电泳、免疫固定电泳、降钙素原、EB 病毒 IgM 抗体、巨细胞病毒 IgM 抗体、EB 病毒 DNA、CMV 病毒 DNA、真菌 G 试验、GM 试验、T-SPOT 均未见明显异常。

2. 影像学检查

腹部 CT 提示:腹膜后肿块包绕周围血管及左侧输尿管,伴左侧肾实质萎缩及左肾积水(图 18-2)。PET/CT 提示:全身多发 FDG 代谢增高性占位病变,考虑恶性病变,病变主要位于腹膜后,并累及腹膜、肠系膜、肝包膜及骨骼(图 18-3)。

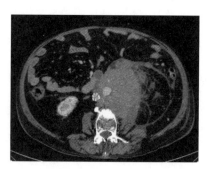

图 18-2　腹部 CT(治疗后复发)

腹膜后肿块包绕周围血管。

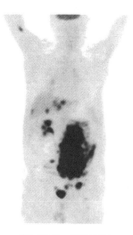

图 18-3　PET/CT

全身多发 FDG 代谢增高性占位病变,考虑恶性病变,病变主要位于腹膜后,并累及腹膜、肠系膜、肝包膜及骨骼,需要与淋巴瘤与转移瘤相鉴别。

进一步分析

患者病程初期表现为双侧输尿管梗阻、双肾积水、腹主动脉旁多发实性占位,有肾功能损伤,血肌酐 595μmol/L,腹膜组织活检病理提示纤维组织中淋巴细胞浸润,IgG4$^+$ 浆细胞 /IgG$^+$ 浆细胞 > 10%,考虑 IgG4 相关性疾病可能性大,予糖皮质激素及环磷酰胺治疗一度有效。但随后出现病情反复,复查腹盆 CT 示腹膜后肿物增大,再次大剂量激素治疗无效,须重新考虑原发病诊断是否正确,可通过 PET/CT、重复活检等进一步排除实体瘤或淋巴瘤可能。

进一步诊断

为了进一步明确腹膜后肿块的性质,完善 PET/CT,结果提示:全身多发 FDG 代谢增高性占位病变;考虑恶性病变,病变主要位于腹膜后,并累及腹膜、肠系膜、肝包膜及骨骼。再次行 CT 引导下腹膜后病变穿刺活检,免疫组织化学染色结果:Syn(-),CgA(-),CD56(-),PGP9.5(+),GFAP(-),S-100(-),CKp(-),CK8(-),CK18(-),EMA(-),CD4(-),CD30(-),CD20(+++),CD79α(+++),Ki-67(+,> 90%),CD3(-),Bcl-2(-),Bcl-6(+++),CD5(-),MUM-1(+),CD10(++),Cyclin D1(-)。病理提示:弥漫大 B 细胞淋巴瘤(图 18-4)。

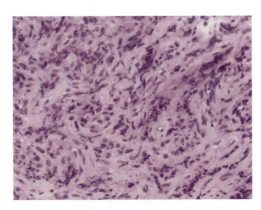

图 18-4 穿刺标本的病理

纤维组织中可见淋巴样细胞弥漫浸润,细胞有异型性。

最终诊断

弥漫大 B 细胞淋巴瘤。

肾积水;慢性肾功能不全。

治疗及疗效

明确诊断后患者转至血液科继续治疗。

随访

无。

病例讨论

弥漫性大 B 细胞淋巴瘤(diffuse large B cell lymphoma, DLBCL)是一种来源于成熟 B 细胞的肿瘤,是常见的非霍奇金淋巴瘤类型,好发年龄为中老年,男性多于女性。临床上通常以迅速增大的无痛性肿块为典型表现,可伴有发热、盗汗、体重减轻等症状。该病主要发生在淋巴结内,少部分患者是以淋巴结外病变为首发表现。DLBCL 淋巴结外病变通常累及胃肠道、骨、中枢神经系统等,也有以腹膜后肿块为首发症状的文献报道。该类淋巴瘤大部分起病隐蔽,早期常无明显症状及体征,临床表现缺乏特异性,导致漏诊或误诊。IgG4 相关性疾病(immunoglobulin G4-related disease, IgG4-RD)是一种免疫介导的纤维炎性疾病,常累及胰腺、唾液腺、泪腺、胆道、腹膜后和淋巴结等,受累器官主要病理特征包括:受累器官的肿瘤样肿胀、富含 IgG4 阳性浆细胞的淋巴浆细胞浸润,以及以"席纹状"为特征的不同程度纤维化。此外 IgG4-RD 患者还可有血清 IgG4 水平升高,激素治疗反应好等特点。

我们在此报道了一例初始被误诊为 IgG4-RD 的淋巴瘤病例。患者以腹膜后肿物起病,首次活检病理提示纤维组织增生,淋巴组织浆细胞浸润,IgG4$^+$ 浆细胞 > 10 个 /HPF,参考 2021 年修订版 IgG4-RD 综合诊断标准,诊断为 IgG4-RD 可能性大,糖皮质激素治疗后病情一度好转,而后出现病情复发,再次活检病理提示 DLBCL。大多数 IgG4-RD 的腹膜后病变主要依赖典型的影像特点诊断,尤其对于病变范围小,仅表现为血管周围薄层病变、活检风险极大的患者。本例患者虽有腹膜后病变,但仔细阅片,发现并非典型 IgG4-RD 的影像表现,病变累及肾动脉以上的主动脉,范围更大,且与周围血管关系更密切。首次病理未见到淋巴瘤细胞,亦未见到典型 IgG4-RD 的病理特点,无席纹状纤维化、闭塞性静脉炎等。该病例说明对于不典型的 IgG4-RD,诊断时应该尤其慎重,注意鉴别容易混淆的其他疾病,尤其应该注意排除肿瘤。

(白明欣)

专家点评

刘燕鹰教授:这是一例误诊为 IgG4-RD 的 DLBCL 病例。该患者病程初期曾经病理诊断为 IgG4-RD,激素治疗反应可,后期出现病情反复,再次病理活检明确诊断为 DLBCL。分析病情,患者 LDH、HBDH 持续高水平,与 IgG4-RD 不符;回顾性阅片发现患者并不具有典型的 IgG4-RD 腹膜后病变的影像学改变。本例患者腹膜后病变边界不清,与血管关系过于密切,似呈侵袭性生长,且肿块内部密度明显不均,这与 IgG4-RD 典型腹膜后纤维化影像学表现不符;病理方面,首次病理活检虽见 IgG4$^+$ 浆细胞,但 IgG4 阳性浆细胞计数及 IgG4$^+$ 浆细胞 /IgG$^+$ 浆细胞比例均未达到综合诊断标准,且未见典型席纹状纤维化和闭塞性静脉炎;治疗方面,患者复发时,再次激素加量治疗无反应。综上,该例患者应为误诊为 IgG4-RD 的 DLBCL。IgG4-RD 的腹膜后病变可单发,亦可与其他脏器受累同时出现,如仅表现为腹膜后纤维化,无其他脏器受累时,诊断更为困难,病理活检能为我们诊断提供帮助,但仍要结合患者的临床表现、影像学检查、治疗反应等方面,进行综合判断,必要时需要多次重复病理活检,以明确诊断。

参考文献

[1] BOOKHOUT C E, ROLLINS-RAVAL M A. Immunoglobulin G4-related lymphadenopathy[J]. Surg Pathol Clin, 2016, 9(1): 117-129.

[2] BLEDSOE J R. Immunoglobulin G4-related disease, lymphadenopathy, and lymphoma: Histopathologic features and diagnostic approach[J]. Surg Pathol Clin, 2023, 16(2): 177-195.

[3] MAEHARA T, KOGA R, NAKAMURA S. Immune dysregulation in immunoglobulin G4-related disease[J]. Jpn Dent Sci Rev, 2023, 59: 1-7.

[4] MATSUO T, TANAKA T, NOTOHARA K, et al. Diffuse large B-cell lymphoma 18 years after bilateral lacrimal gland IgG4-related disease: Case report and literature review[J]. J Investig Med High Impact Case Rep, 2022, 10: 23247096211067894.

MPO-ANCA 相关性肥厚性硬脑膜炎模拟 IgG4 相关性疾病一例

患者,女性,56 岁,主因"反复头痛半年,加重伴听力下降 3 个月"入院。

患者半年前无明显诱因出现右侧颞部疼痛,发作时间不固定,多于夜间出现,程度可耐受,未行系统诊治。近 3 个月来上述症状明显加重,伴恶心呕吐,双耳听力下降、流泪、多汗、左侧眼睑下垂、眼部胀痛感。每次发作 10 余分钟至数小时,不能自行缓解,口服镇痛药物效果差。病程中否认黑矇、视物模糊、发热、咳嗽咳痰、意识障碍、口齿不清、吞咽困难、饮水呛咳等伴随症状。就诊于当地医院,诊断为"颞动脉炎",间断每日口服醋酸泼尼松片 20mg 治疗,症状稍改善,后因出现口腔真菌感染停药,上述症状再次加重。现为进一步诊治,门诊以"头痛原因待查"收入我院神经内科。

自起病以来,患者精神差,食欲及睡眠欠佳,大小便正常,近期体力、体重略下降。

既往史　分泌性中耳炎病史 1 年。否认高血压、糖尿病、冠心病等病史,否认外伤、输血、传染病及过敏史,近期无外出旅行,婚育史、家族史均无特殊。

入院查体　体温 36.2℃,脉搏 99 次 /min,血压 110/62mmHg,神清,精神差,查体欠配合,左耳失聪,右耳听力下降,心、肺、腹部查体未见明显异常。神经科体检:双侧瞳孔等大等圆,直径约 3mm,对光反射灵敏,眼球活动可,未见明显眼震,左侧周围性面瘫,伸舌居中,四肢肌力、肌张力可,腱反射正常,颈软,双侧克尼格征 (-),双侧病理征 (-),跟 - 膝 - 胫试验正常,深浅感觉检查未见明显异常。

1. **中老年女性,慢性病程。**
2. **临床特点**　反复发作性头痛,左耳失聪,右耳听力下降,伴左侧眼睑下垂。
3. **既往史**　分泌性中耳炎病史 1 年,余无特殊。
4. **体格检查**　生命体征平稳,心、肺、腹部查体未见明显异常。神经系统查体:左耳失聪,右耳听力下降,左侧周围性面瘫,伸舌居中,四肢肌力、肌张力可,腱反射正常,双侧病理征 (-)。

头痛原因待查:颞动脉炎? 颅内感染?

中耳炎。

鉴别诊断

1. 巨细胞动脉炎 常见于中老年患者,主要累及大动脉和中动脉,表现为头痛、突发视力障碍、下颌运动障碍、不明原因发热,以及血管异常导致组织缺血的相应症状或体征(包括肢体缺血性疼痛、双侧血压不对称、颞动脉触诊压痛及结节等)。实验室检查方面可有血沉及 C 反应蛋白升高。CT 血管成像、PET/CT 等影像学检查可帮助诊断。该患者出现头痛伴听力下降,但查体未见明显血管异常的体征,须进一步完善相关检查以明确诊断。

2. 颅内感染 该病是由细菌、病毒、真菌等各种病原体侵犯中枢神经系统的脑实质、脑膜及血管引起的急慢性炎症或非炎症性疾病。临床可表现为高热、头痛、乏力、脑膜刺激征、颅内压增高、意识障碍、抽搐、精神行为异常等。该患者表现为头痛、听力下降,既往口服糖皮质激素合并真菌感染,须考虑颅内感染可能。但患者慢性病程,自起病以来无明显发热,脑膜刺激征阴性,须进一步行腰椎穿刺及头部影像学以明确诊断。

3. 自身免疫性脑炎 是一类由自身免疫机制介导的脑炎,以精神行为异常、癫痫发作、近事记忆障碍等多灶或弥漫性脑损害为主要表现。脑脊液检查可见核细胞正常或增多,自身免疫性脑炎抗体检测呈阳性。磁共振可见颞叶单侧或双侧高信号,病灶常多发。该患者主要表现为头痛,查体可见左耳失聪,右耳听力下降,左侧周围性面瘫,但临床表现无明显精神行为异常、癫痫发作等,须进一步行腰椎穿刺及头部影像学以明确诊断。

入院后检查

1. 实验室检查

血常规:白细胞计数 11.72×10^9/L($\uparrow$),中性粒细胞百分比 85.8%($\uparrow$),血红蛋白 95.0g/L($\downarrow$)。血沉 116mm/H($\uparrow$);超敏 C 反应蛋白 104.5mg/L($\uparrow$)。抗核抗体谱、血常规、肝功能、肾功能、尿常规、凝血功能、抗磷脂抗体、免疫全套均未见明显异常。脑脊液生化:葡萄糖 4.52mmol/L($\uparrow$),总蛋白 845mg/L($\uparrow$),白蛋白 382mg/L($\uparrow$),氯 117.0mmol/L($\downarrow$)。脑脊液免疫全套:脑脊液 IgG 243.0mg/L($\uparrow$),脑脊液 IgA 26.3mg/L($\uparrow$)。脑脊液常规、细菌培养及 G 试验、GM 试验均未见明显异常。

2. 影像学检查

头颅磁共振增强扫描提示:双侧额叶皮质下少许缺血灶;双侧眼球突出;左侧泪腺体积较对侧稍大;左侧乙状窦、岩上窦、岩下窦、海绵窦血栓性静脉炎和静脉炎可能性大,向前累及左侧眶尖,并左侧视神经增粗水肿;双侧中耳乳突炎,左侧伴胆脂瘤形成,鼓室天盖骨质破坏,形成中耳及颅内的沟通,并向下延伸至翼腭窝及颞下窝;双侧大脑半球及小脑幕硬脑膜增厚强化,考虑肥厚性硬脑膜炎或感染性病变可能(图 19-1);以上考虑耳源性颅内或颅底感染可能性大。腹部 CT 提示:肝左叶囊肿;左侧腹膜后软组织密度影,可能为淋巴结或其他。脑电图及经颅多普勒超声正常。听力测试提示双耳传导性听力损失。

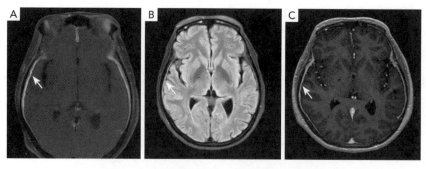

图 19-1 治疗前后患者头颅增强磁共振对比

A. 治疗前,双侧大脑半球及小脑幕硬脑膜增厚强化;B. 治疗 1 个月后,双侧额顶颞部及小脑幕稍增厚,较前好转;C. 治疗 2 个月后,右侧小脑幕稍增厚,较 1 个月前稍好转。

进一步分析

患者头颅磁共振可见双侧大脑半球及小脑幕硬脑膜增厚强化,不除外肥厚性硬脑膜炎可能。肥厚性硬脑膜炎是一种以硬脑膜增厚、炎性纤维化为特征的罕见神经系统疾病,主要病理表现为慢性、进行性弥漫性或局限性炎症,可导致硬脑膜增厚和纤维化。常见病因包括感染、肿瘤、肉芽肿性多血管炎、IgG4 相关性疾病、神经结节病、结缔组织病等。临床表现为头痛、颅神经麻痹、神经根痛和脊髓压迫症状。若累及其他脏器,如肺、肾、唾液腺、腹膜后等脏器,则可同时表现相应脏器受累的临床表现。如患者 ANCA 检测提示阳性,同时出现上呼吸道、肺及肾脏症状,常提示肉芽肿性多血管炎;如患者同时出现咳嗽、发热、呼吸困难、皮肤受累、双侧肺门淋巴结肿大和 / 或典型双肺内弥漫性侵犯则提示神经结节病;出现体重减轻并发现其他部位肿块可考虑肿瘤转移;累及唾液腺、淋巴结、腹膜后脏器提示 IgG4 相关性疾病。根据患者不同临床表现,须考虑引起肥厚性硬脑膜炎的不同病因。

该患者同时合并左侧泪腺肿大,须考虑 IgG4 相关性疾病可能,故进一步完善血清 IgG4 检测。肥厚性硬脑膜炎的另一常见原因为 ANCA 相关性血管炎,该患者合并中耳乳突炎,须进一步完善 ANCA 相关检测。患者影像学提示鼓室天盖骨质破坏,IgG4 相关性疾病较少出现骨质破坏,拟进一步完善病理检查以明确诊断。

进一步诊治

为进一步明确病因,转入耳鼻喉科行左耳显微镜下鼓室成形术 + 上鼓室鼓窦凿开术 + 耳廓软骨取骨术 + 外耳道成形术。术中乳突、鼓窦及各鼓室均可见大量肉芽组织及少许脓性分泌物,面神经膝状神经节部明显肿胀,砧骨长脚破坏。术后病理提示,镜下见纤维组织伴较多浆细胞、泡沫样组织细胞及中性粒细胞等急慢性炎症细胞浸润,局灶衬覆分化尚好的鳞状上皮,免疫组织化学染色提示 IgG4 阳性的浆细胞增多(热点区约 80 个 /HPF)。免疫组织化学:MUM1(+),IgG4(热点区约 80 个 /HPF,IgG4+/IgG+ 约 20%),CD68 及 CD163(组织细胞,+),S-100(少许 +),Cyclin D1(少许 +),CD1α(-),BRAF V600E(-,阳性对照 +),Ki-67(散在 +)(图 19-2)。结合患者辅助检查及病理结果,考虑 IgG4 相关性疾病可能(泪腺、鼻窦、中耳乳突、硬脑膜受累可能性大),随后转入风湿免疫内科继续治疗。

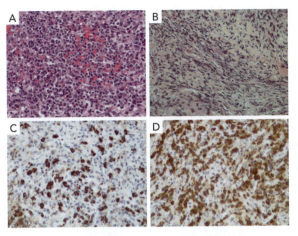

图 19-2　中耳肉芽组织病理学检查结果

大量肉芽组织增生,纤维组织伴较多浆细胞、泡沫样组织细胞及中性粒细胞等急慢性炎症细胞浸润(A、B);免疫组织化学显示大量 IgG4 阳性浆细胞浸润(> 80 个 /HPF),IgG4⁺ 浆细胞 /IgG⁺ 浆细胞比值约 20%(C、D)。

$$\text{IgG4}^+ \text{浆细胞} / \text{IgG}^+ \text{浆细胞比值约} \; 20\%$$

转入风湿科后患者出现发热,体温最高达 38.8℃,仍有持续性头痛,伴听力下降。复查腰椎穿刺,同时完善脑脊液二代测序(NGS),结果提示脑脊液中检出铜绿假单胞菌(序列数 161,相对丰度 0.8%)、鼻疽诺卡菌(序列数 3,相对丰度 0.1%)、细环病毒(序列数 3,相对丰度 83.7%),考虑颅内感染可能。肺部 CT 提示双肺散在多发结节及结片影(图 19-3A)。进一步完善相关检验,ANCA 提示 pANCA 阳性(↑),抗 MPO 抗体 IgG 41.89RU/ml(↑)。复查,血沉 135mm/h(↑),超敏 C 反应蛋白 91.4mg/L(↑);IgG4、IgE 未见明显异常。结合患者病史及相关辅助检查,患者病程中主要表现为头痛、发热、听力下降、眼睑下垂,合并鼻炎、鼻窦炎、血栓性静脉炎、中耳炎、乳突炎、肺部结节。辅助检查提示双侧大脑半球及小脑幕硬脑膜增厚强化、血沉及 C 反应蛋白升高,脑脊液蛋白增高,pANCA 及 MPO 抗体阳性,修订诊断考虑 MPO-ANCA 相关性肥厚性硬脑膜炎(Ⅱ、Ⅶ、Ⅷ颅神经受累)。针对颅内鼻疽诺卡菌加用磺胺甲噁唑,同时辅以抗感染、抗病毒对症治疗。针对原发病,加用地塞米松 10mg,q.d.,联合免疫抑制剂(环磷酰胺 0.6g)治疗,患者头痛及听力明显好转后出院。出院后激素规律减量,定期行环磷酰胺治疗。

最终诊断

MPO-ANCA 相关性肥厚性硬脑膜炎(Ⅱ、Ⅶ、Ⅷ颅神经受累)。

颅内感染可能;脑脊液耳漏。

中耳炎。

治疗及疗效

出院 1 个月后,激素减量至泼尼松 20mg(4 片)/ 日时患者再次出现头痛入院,复查红细胞沉降率 63mm/h(↑),超敏 C 反应蛋白 54.8mg/L(↑),ANCA 提示 pANCA 弱阳性(↑),抗 MPO 抗体 IgG 29.31RU/ml(↑)。头颅磁共振扫描示:双侧额叶皮质下少许缺血灶;双侧额顶颞部及小脑幕稍增厚,较前有所好转;左侧中耳乳突炎(图 19-1B)。肺 CT 示:双肺少许结节及结片影,较前明显吸收好转(图 19-3B)。考虑患者激素减量后仍出现病情反复,故调整治疗方案为利妥昔单抗 500mg(每 2 周 1 次,共 2 次)治疗后,患者头痛症状缓解后出院。

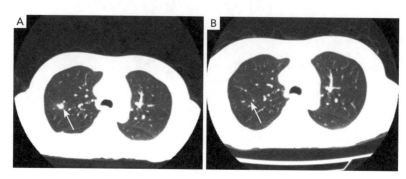

图 19-3　治疗前后患者肺部 CT 对比图

A. 治疗前,双肺散在多发结节及结片影;B. 治疗后,双肺少许结节及结片影,较前明显吸收好转(箭头指向)。

随访

出院 2 个月后复查,患者头痛及听力症状明显好转,复查血沉及 C 反应蛋白正常。头颅磁共振增强扫描示:双侧额顶颞部及小脑幕稍增厚,右侧小脑膜较前稍好转;左侧中耳乳突炎(图 19-1C)。1 年后,患者激素减量至每日泼尼松 5mg(1 片)维持,目前无新发头痛,双耳听力较前有所恢复。血沉及 C 反应蛋白正常,且 ANCA 已转阴。

病例讨论

肥厚性硬脑膜炎(hypertrophic pachymeningitis, HP)由 Charcot 和 Joffrov 在 1869 年首次提出,是一种以硬脑膜的局部或弥漫性增厚为特征的罕见神经系统疾病。主要表现为头痛、颅神经损害、癫痫或共济失调等。HP 按病因可分为特发性和继发性,继发性 HP 的可能病因包括自身免疫病[如类风湿关节炎、结节病、IgG4 相关性疾病、ANCA 相关性血管炎(ANCA associated vasculitis,AAV)]、感染性疾病(如结核、梅毒、真菌、其他细菌等)、肿瘤(如淋巴瘤)等。如果未能确定病因则称之为特发性 HP。在一项日本的流行病学调查中,HP 的发病率为 0.949/10 万,平均发病年龄为 58 岁,AAV 是最常见的病因,占总 HP 的 30% ~ 50%,而 MPO-ANCA 阳性的病例占比高达 27.7%。

我们在此报道一例模拟 IgG4 相关性疾病的 MPO-ANCA 相关性硬脑膜炎临床病例。IgG4 相关性疾病是一种全身各个系统均可受累的慢性炎症纤维性疾病,受累组织病理学表现包括席纹样纤维化,闭塞性静脉炎,大量 IgG4 阳性浆细胞浸润。有研究表明,IgG4 相关性疾病与 AAV 疾病谱存在一定重合,AAV 患者有时会出现血清 IgG4 水平升高,而部分 IgG4 相关性疾病患者可有 ANCA 阳性。AAV 主要表现为侵蚀性鼻窦病变、肺部结节空洞、新月体性肾小球肾炎,而唾液腺病变、腹膜后纤维化不常见。血管炎相关的组织病理学结果包括坏死性血管炎、肉芽肿和中性粒细胞浸润。坏死性血管炎主要侵犯小血管及中血管,可见动脉壁或动脉周围,或血管(动脉或微动脉)外区域有中度至重度中性粒细胞浸润,形成肉芽肿性炎性改变。免疫荧光检测无或很少免疫球蛋白及补体沉积。而 IgG4 相关性疾病常表现为非侵蚀性鼻窦病变,肺部病变表现为结节、磨玻璃样、肺间质病变,肾脏表现为间质性肾炎,极少数可出现膜性肾病。与 AAV 相比,IgG4 相关性疾病患者较少发热且 C 反应蛋白水平较低。二者鉴别存在一定困难,须结合临床和病理学进一步评估。

该患者虽然病理免疫组织化学染色中可见受累组织大量 IgG4 阳性浆细胞浸润,但所占比例仅 20%,而镜下主要为大量中性粒细胞浸润及肉芽组织增生,无典型席纹样纤维化及闭塞性静脉炎等 IgG4-RD 的特征性病理学变化,且患者血清 IgG4 水平正常。2019 年 ACR/EULAR 关于 IgG4 相关性疾病的分类诊断标准中明确指出,原发性肉芽肿性炎为 IgG4 相关性疾病的病理排除标准。与此同时,患者病程中合并发热,左侧中耳鼓室天盖骨质破坏,以上均不符合 IgG4 相关性疾病的临床特点。结合患者 pANCA 及 MPO 抗体阳性,头颅磁共振增强提示双侧大脑半球及小脑幕硬脑膜增厚强化,最终诊断为 MPO-ANCA 相关性 HP。目前针对 MPO-ANCA 阳性的 HP 的认识相对不足,可能的发病机制为 MPO-ANCA 与抗原或 Fc 段结合后激活了中性粒细胞和单核细胞,引起相应的炎症反应。主要临床表现为:①好发于老年女性;②多为亚急性起病,病变主要局限于硬脑膜和上呼吸道导致头痛、慢性鼻窦炎、中耳炎或乳突炎,其中以头痛最为常见,可为患者唯一症状,可能因炎症刺激硬脑膜或高颅压所致;③颅神经麻痹,所有颅神经均可受累,以 Ⅱ、Ⅷ 损伤常见;④其他表现包括癫痫、共济失调、静脉窦血栓形成等。目前硬脑膜活检是诊断该病的金标准,可见硬脑膜增厚伴纤维化、坏死性肉芽肿性炎症和血管炎表现,免疫组织化学提示 CD4⁺/CD8⁺ T 细胞、CD20⁺ B 细胞、中性粒细胞、嗜酸性粒细胞、浆细胞、单核细胞和巨噬细胞等炎症细胞浸润。该病主要见于老年人,部分患者存在严重的全身炎症反应,因活检风险较大,故大多数患者拒绝此项检查。磁共振增强扫描是诊断 HP 最为特异的检测手段,硬膜增厚部位呈现出条带状强化。实验室检查可见 MPO-ANCA 阳性,可伴有抗核抗体或类风湿因子阳性,血沉及 C 反应蛋白可明显增高。脑脊液检查中可见蛋白不同程度的升高。同时,大多数患者的炎症指标、MPO-ANCA 水平或 MRI 硬膜厚度与患者的病情活动程度存在明显的相关性,提示上述指标可用于治疗过程中的病情监测。

目前,关于 MPO-ANCA 相关性 HP 的治疗尚无定论,多参考 AAV 诊疗策略,以糖皮质激素为主要治疗手段,加用免疫抑制剂可预防复发。常见的免疫抑制剂包括环磷酰胺(cyclophosphamide, CYC)、甲氨蝶呤、硫唑嘌呤(azathioprine, AZA)等。对于复发难治患者,可考虑使用利妥昔单抗(rituximab, RTX)。RTX 在 AAV 治疗过程中的地位逐年提升。有研究显示,RTX 在诱导 AAV 缓解方面不劣于环磷酰胺,与 AZA 相比在维持缓解方面更具优势。RTX 既可用于诱导缓解治疗,亦可用于维持缓解治疗,对复发或难治的患者也有效。2011 年 RTX 被批准用于 AAV,并获得了国内外主流指南的一线治疗推荐。2021 年 ACR 指南推荐活动性严重的 AAV,如肺泡出血、肾小球肾炎、中枢神经系统血管炎、脑膜受累、多发性单神经炎、心脏受累、肠系膜缺血、肢体 / 手指缺血等患者诱导缓解期优先考虑使用 RTX。2022 年 EULAR 指南新增推荐 RTX 用于疾病未危及器官或生命的 AAV 患者的诱导缓解治疗。Stone 等在 197 名 AAV 患者中进行了一项多中心、随机、双盲、非劣效性试验(RAVE),分为 RTX 组和 CYC 组。结果显示,RTX 组和 CYC 组分别有 63 例(64%)和 52 例(53%)达到主要终点,提示 RTX 的劣效性。对于严重肾脏疾病或肺泡出血的患者,两组疗效相似。此外,一项 RTX 的 4 期、多中心、开放标签、随机、非劣效性试验,共 140 名初治 AAV 病例,在诱导疾病缓解方面,低剂量糖皮质激素加 RTX 方案不劣于高剂量糖皮质加 RTX。

对于 RTX 在 AAV 患者维持治疗方面,Guillevin 等研究了 115 例经 CYC 诱导完全缓解的 AAV 患者,随机分配至 RTX 和 AZA 维持治疗,主要终点为 28 个月的复发率。结果显示,RTX 组的严重复发率(5%)显著低于 AZA 组(29%)($P=0.002$)。Specks 等进行一项多中心随机双盲非劣效性试验,纳入 197 例严重的 AAV 患者,分别使用 RTX 诱导 + 维持治疗和 CYC 诱导 +AZA 维持治疗,观察治疗 6 个月疾病完全缓解和 18 个月后疾病维持缓解的情况。结果显示 RTX 组在 6 个月和 18 个月内完全缓解率为 64% 和 39%,CYC-AZA 组分别为 53% 和 39%,达到非劣效标准(非劣效界限为 20%)。多项观察性研究进一步证明 RTX 在新发、复发和难治性 AAV 患者中维持缓解的安全性和有效性。这些研究反映了当前的实践模式,在 RTX 成功诱导缓解后,可使用 RTX 进行维持缓解。

对于复发及难治型的 AAV 患者,2022 年 EULAR 指南推荐 RTX 作为 AAV 复发性疾病患者的首选方案。RITAZARM 试验表明,在复发的 AAV 患者中,由 RTX 联合糖皮质激素治疗重新诱导疾病缓解的疗效显著,4 个月时的诱导缓解率达 90%。获得缓解的患者随机接受 RTX 或 AZA 维持,结果显示:RTX 在预防复发方面优于 AZA($HR=0.41,95\% \ CI \ 0.27 \sim 0.61, P < 0.001$)。RAVE 试验同样显示,在复发患者的诱导缓解方面,基于 RTX 的方案比基于 CYC 的方案更有效,RTX 组和对照组分别有 67% 和 42% 达到了终点($P=0.01$)。以上结果均说明,RTX 无论是在诱导缓解、维持治疗、预防复发还是治疗难治性患者方面均具有一定优势。

对于治疗后病情仍持续的 HP 患者可考虑行外科手术治疗切除部分脑膜及脑组织改善症状。该患者明确诊断后,给予激素及环磷酰胺治疗,症状得到一定改善。但在激素减量过程中,再次出现病情活动,换用 RTX 治疗后,患者症状明显好转,激素规律减量至小剂量维持。

AAV 与 IgG4 相关性疾病临床表现存在一定重合,在 2019 年 ACR/EULAR 制定的 IgG4 相关性疾病新的分类标准中特别指出 ANCA 阳性(特异性针对 PR3 和 MPO)及肉芽肿性炎为排除标准。因此在诊断过程中需要特别注意,必须结合患者临床表现、实验室检测、影像学和病理进行综合判断,注意鉴别诊断。目前对于 MPO-ANCA 相关 HP 的认识相对较少,诊出率相对较低,分析原因如下:① MPO-ANCA 相关 HP 的发生罕见,起病隐匿,临床诊断困难,易被误诊或漏诊,且目前尚无明确的临床诊疗指南;② MPO-ANCA 相关 HP 的主要临床表现为头痛与多发性颅神经损伤,故大多数患者就诊于神经内科或耳鼻喉科;③ MPO-ANCA 相关 HP 确诊有赖于硬膜活检,患者接受度低;④ MPO-ANCA 相关 HP 在 AAV 中的地位仍存在争议。因此,须提高各科医生对于此病的认识,以提高该病的诊出率,通过各学科联合诊治以达到最佳治疗效果。

(陈余雪)

专家点评

　　董凌莉教授:这是一例 MPO-ANCA 相关性肥厚性硬脑膜炎模拟 IgG4 相关性疾病的临床病例。患者主要表现为进展性头痛及多发颅神经受累。患者手术发现中耳乳突、鼓窦及各鼓室均可见大量肉芽组织及少许脓性分泌物,免疫组织化学提示大量 IgG4 阳性浆细胞浸润,但所占比例仅20%,而病理提示大量中性粒细胞浸润、肉芽组织增生,同时无典型席纹样纤维化及闭塞性静脉炎等特异性病理学变化,且血清 IgG4 水平正常,故 IgG4 相关性疾病诊断依据不足。该患者同时合并发热、实验室检查 pANCA 及 MPO 抗体阳性,最终诊断为 MPO-ANCA 相关性肥厚性硬脑膜炎。在临床上,ANCA 相关性血管炎可能模拟 IgG4-RD,甚至出现与 IgG4-RD 的重叠。一项针对有血清 IgG4 检测结果的 ANCA 相关血管炎患者的回顾性分析提示,分别有 75% 的显微镜下多血管炎及 88.9% 的肉芽肿性血管炎患者,入院时血清 IgG4 水平大于 135mg/dl,所以鉴别诊断很重要。目前,ANCA 相关血管炎和 IgG4-RD 间的关联尚未得知。并且,值得一提的是,"MPO 或 PR3 特异性 ANCA 阳性"是 2019 年 ACR/EULAR IgG4-RD 分类标准的排除标准之一。因此在临床上,仅发生单器官肿大,但血清 IgG4 水平正常,病理检测虽有 IgG4 阳性浆细胞浸润,但无明显席纹状纤维化及闭塞性静脉炎等特异性病理变化时,须考虑其他疾病可能。对于此病例,MPO-ANCA 相关性 HP 可能是一种中枢神经系统局限型肉芽肿性多血管炎,其起病隐匿,临床诊断难度较大,风湿科、神经科、耳鼻喉科、眼科等学科的医生一定要加强对本病的认识,对以头痛和多发颅神经损伤为表现的老年患者要考虑到本病的可能。增强磁共振为诊断首选,必要时进行硬脑膜活检以协助诊断。治疗上首选激素联合免疫抑制剂,根据病例特点合理选择治疗手段。

参考文献

[1] SHIMOJIMA Y, SEKIJIMA Y. Hypertrophic pachymeningitis in ANCA-associated vasculitis: Clinical and immunopathological features and insights[J]. Autoimmun Rev, 2023, 22(6): 103338.

[2] GAUTIER F, NEUMANN L, ADLE-BIASSETE H, et al. Pachymeningitis associated with IgG4-related disease and ANCA positivity: Case report and review of the literature[J]. Autoimmun Rev, 2023, 22(4): 103285.

[3] XIA C, LI P. IgG4-related hypertrophic pachymeningitis with ANCA-positivity: A case series report and literature review[J]. Front Neurol, 2022, 13: 986694.

[4] SHIMOJIMA Y, KISHIDA D, HINENO A, et al. Hypertrophic pachymeningitis is a characteristic manifestation of granulomatosis with polyangiitis: A retrospective study of anti-neutrophil cytoplasmic antibody-associated vasculitis[J]. Int J Rheum Dis, 2017, 20(4): 489-496.

[5] STOYAN P, THOMAS K, UWE S, et al. Immunoglobulin-G4-related hypertrophic pachymeningitis with antineutrophil cytoplasmatic antibodies effectively treated with rituximab[J].

J Clin Neurosci, 2015, 22(6): 1038-1040.

[6] JANG Y, LEE S, JUNG K, et al. Rituximab treatment for idiopathic hypertrophic pachymeningitis[J]. J Clin Neurosci, 2017, 13(2): 155-161.

[7] YONEKAWA T, MURAI H, UTSUKI S, et al. A nationwide survey of hypertrophic pachymeningitis in Japan[J]. J Neurol Neurosurg Psychiatry, 2014, 85(7): 732-739.

[8] YOKOSEKI A, SAJI E, ARAKAWA M, et al. Hypertrophic pachymeningitis: significance of myeloperoxidase anti-neutrophil cytoplasmic antibody[J]. Brain, 2014, 137(Pt 2): 520-536.

[9] CHUNG S A, LANGFORD C A, MAZ M, et al. 2021 American college of rheumatology/ vasculitis foundation guideline for the management of antineutrophil cytoplasmic antibody-associated vasculitis[J]. Arthritis Rheumatol, 2021, 73(8): 1366-1383.

[10] HELLMICH B, SANCHEZ-ALAMO B, SCHIRMER J H, et al. EULAR recommendations for the management of ANCA-associated vasculitis: 2022 update[J]. Ann Rheum Dis, 2024, 83(1): 30-47.

[11] STONE J H, MERKEL P A, SPIERA R, et al. Rituximab versus cyclophosphamide for ANCA-associated vasculitis[J]. N Engl J Med, 2010, 363(3): 221-232.

[12] FURUTA S, NAKAGOMI D, KOBAYASHI Y, et al. Effect of reduced-dose vs high-dose glucocorticoids added to rituximab on remission induction in ANCA-associated vasculitis: A randomized clinical trial[J]. JAMA, 2021, 325(21): 2178-2187.

[13] GUILLEVIN L, PAGNOUX C, KARRAS A, et al. Rituximab versus azathioprine for maintenance in ANCA-associated vasculitis[J]. N Engl J Med, 2014, 371(19): 1771-1780.

[14] SPECKS U, MERKEL P A, SEO P, et al. Efficacy of remission-induction regimens for ANCA-associated vasculitis[J]. N Engl J Med, 2013, 369(5): 417-427.

[15] SMITH R M, JONES R B, GUERRY M J, et al. Rituximab for remission maintenance in relapsing antineutrophil cytoplasmic antibody-associated vasculitis[J]. Arthritis Rheum, 2012, 64(11): 3760-3769.

[16] CARTIN-CEBA R, GOLBIN J M, KEOGH K A, et al. Rituximab for remission induction and maintenance in refractory granulomatosis with polyangiitis (Wegener's): Ten-year experience at a single center[J]. Arthritis Rheum, 2012, 64(11): 3770-3778.

[17] CHARLES P, NÉEL A, TIEULIÉ N, et al. Rituximab for induction and maintenance treatment of ANCA-associated vasculitides: A multicentre retrospective study on 80 patients[J]. Rheumatology (Oxford), 2014, 53(3): 532-539.

[18] SMITH R M, JONES R B, SPECKS U, et al. Rituximab versus azathioprine for maintenance of remission for patients with ANCA-associated vasculitis and relapsing disease: An international randomised controlled trial[J]. Ann Rheum Dis, 2023, 82(7): 937-944.

[19] WALLACE Z S, NADEN R P, CHARI S, et al. The 2019 American college of rheumatology/

European league against rheumatism classification criteria for IgG4-related disease[J]. Arthritis Rheumatol, 2020, 72(1): 7-19.

[20] DANLOS F X, ROSSI G M, BLOCKMANS D, et al. Antineutrophil cytoplasmic antibody-associated vasculitides and IgG4-related disease: A new overlap syndrome[J]. Autoimmun Rev, 2017, 16(10): 1036-1043.

IgG4 相关性疾病累及
耳、鼻、主动脉一例

病例介绍

患者,男,60 岁,主因"右耳肿胀 8 年,鼻塞 5 年,加重 1 个月"入院。

患者 8 年前无明显诱因出现右耳耳廓肿胀,并进行性加重,无耳痛、耳鸣、听力下降、头晕、头痛等伴随症状,未予重视。患者 5 年前无明显诱因出现间歇性鼻塞,天气寒冷、平卧时加重,无脓涕、鼻衄等,无发热、咳嗽、咳痰、咯血等。自行使用"过敏性鼻炎"相关药物无效(具体不详),后未予以重视和特殊治疗。患者 1 个月前鼻塞症状加重至无法通气,夜间为著,自觉鼻背变宽明显,导致容貌改变。于 2023-07-18 就诊于外院,行鼻窦 CT 提示:鼻中隔前部呈团块状填塞鼻孔,双侧上颌窦/筛窦炎,鼻甲肥大,鼻中隔偏曲。后就诊于我院门诊,查血清 IgG4 4.030g/L(↑)、超敏 C 反应蛋白 1.2mg/L(↑)、ANCA(-)。为进一步诊治收入院。自起病以来,患者精神差,食欲及睡眠欠佳,大小便正常,近期体力、体重略下降。

既往史　2014 年双眼曾患"葡萄膜炎",行手术及激素治疗后好转。2022 年前右手拇指外伤及指甲脱落史。2023 年 8 月 5 日诊断"幽门螺杆菌感染",已行药物对症治疗。否认高血压、糖尿病史,否认支气管炎、肝炎、结核病史,否认输血史、药物过敏史。有长期饮酒史,约 30 年,每日约 250ml,现戒酒 10 余年。否认结缔组织病、肿瘤家族史。

入院查体　体温 36.2℃,脉搏 80 次/min,呼吸 20 次/min,血压 119/79mmHg。神清,步入病房,自动体位,查体合作。表浅淋巴结未扪及肿大。右耳廓肿胀,充血畸形明显(图 20-1A)。鼻甲前部肥大,鼻背变宽,"鞍鼻"畸形,鼻旁窦压痛(图 20-1C)。口腔黏膜未见溃疡,咽无充血,扁桃体 I 度肿大。颈软,甲状腺未扪及肿大,气管居中。心、肺、腹部查体未见明显异常。四肢肌张力及肌力可,生理反射存在,病理反射未引出。双下肢不肿。

辅助检查　鼻窦 CT(2023-07-18)示"鼻中隔前部呈团块状填塞鼻孔,双侧上颌窦/筛窦炎,鼻甲肥大,鼻中隔偏曲"。血清 IgG4 4.030g/L、超敏 C 反应蛋白 1.2mg/L、ANCA(-)。

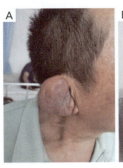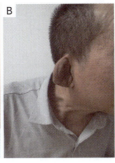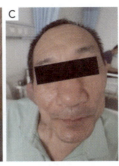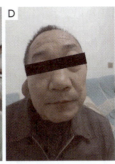

图 20-1 耳(右)、鼻部查体

A. 入院——耳;B. 出院——耳;C. 入院——鼻;D. 出院 1 个月——鼻。

病例特点

1. **中老年男性,慢性病程。**

2. **临床特点** 主要包括:右耳肿胀充血,鼻塞,无嗅觉、听力下降,无脓涕、鼻衄等。

3. **既往史** 2014 年双眼曾患"葡萄膜炎",行手术及激素治疗后好转。2022 年前右手拇指外伤及指甲脱落史。2023 年 8 月 5 日诊断"幽门螺杆菌感染",已行药物对症治疗。长期饮酒史约 30 年,每日约 250ml,现戒酒 10 余年。余无特殊。

4. **体格检查** 生命体征平稳,浅表淋巴结未扪及肿大。鼻甲前部肥大,鼻背变宽,"鞍鼻"畸形,鼻旁窦压痛。右耳廓肿胀,充血畸形明显。口腔黏膜未见溃疡,咽无充血,扁桃体 Ⅰ 度肿大。心、肺、腹部查体未见明显异常。四肢肌张力及肌力可,生理反射存在,病理反射未引出。双下肢不肿。

5. **辅助检查** 血清 IgG4 4.030g/L、超敏 C 反应蛋白 1.2mg/L;鼻窦 CT 提示"鼻中隔前部呈团块状填塞鼻孔"。

初步诊断

耳鼻肿物原因待查。

鉴别诊断

1. **肿瘤病变** 中老年男性,近 8 年先后出现耳部肿胀充血和鼻内无痛性肿物,起病较缓,病程长,近期鼻塞症状加重,无自行缓解趋势。外院鼻窦 CT 提示鼻中隔前部呈团块状填塞鼻孔。诊断首先考虑肿瘤可能,需要进一步完善相关影像学检查,筛查是否存在其他部位累及,行鼻部肿物病理活组织检查以明确病变性质。

2. **复发性多软骨炎** 复发性多软骨炎是一种免疫介导的全身炎症性疾病,好发于 40 ~ 60 岁,无性别差异。该病主要累及软骨及富含蛋白多糖成分的组织,如耳、鼻、气道、眼和关节等,特征表现为耳和鼻软骨畸形(菜花状耳、鞍鼻)。系统性表现中,60% 的患者可累及眼部(巩膜炎、结膜炎、葡萄膜炎、溃疡性或坏死性角膜炎)。患者近 8 年相继出现鼻部和右耳畸形,亦在 2014 年有"葡萄膜炎"病史,诊断须考虑该疾病的可能。不符合点为患者病程中无耳廓疼痛,鼻腔内呈占位性病变,无鼻软骨塌陷,无脓涕、鼻衄,亦无嗅觉、听力下降等。且耳廓病变病程长达 8 年,但并未出现典型的"菜花"状。入院后完善胸部 CT、全身骨显像等,评估有无其他软骨受累的证据,行鼻腔占位组织活检以明确病变性质。

3. IgG4 相关性疾病 IgG4 相关性疾病是一种由免疫介导的慢性炎症伴纤维化的疾病,可累及全身多个部位,绝大多数患者出现血清 IgG4 水平升高,受累器官组织中可见大量 IgG4 阳性浆细胞浸润和纤维化。主要表现为多器官肿块样病灶和显著升高的血清 IgG4 水平。该患者以鼻腔占位和耳廓肿胀为主要临床表现,合并血清 IgG4,诊断须考虑该疾病的可能性,但 IgG4-RD 本身为排他性诊断,需要排除肿瘤及其他免疫性疾病的可能,确诊依赖病理。该患者的耳、鼻受累部位非 IgG4-RD 典型受累器官,目前亦无其他器官受累的证据,入院后需要进一步完善相关辅助检查以明确诊断。

4. ANCA 血管炎 ANCA 相关性血管炎是一组以血清中能够检测到自身抗体 ANCA 为最突出特点的系统性小血管炎,主要累及小血管(小动脉、微小动脉、微小静脉和毛细血管),包括肉芽肿性多血管炎、显微镜下多血管炎和嗜酸性肉芽肿性多血管炎。常发于中老年人群,男女比例 1.8 : 1。耳鼻喉是该病常累及的部位,但耳部受累以中耳炎、耳聋最常见,累及耳软骨可出现耳廓红肿热痛。鼻塞、脓涕、鼻息肉等是累及鼻以及鼻窦出现炎症的表现。鼻软骨受累可出现鞍鼻甚至呼吸困难等表现。患者有耳部以及鼻部畸形,须考虑该疾病的可能,不符合点为患者无浓涕、鼻衄,以及听力及嗅觉下降,且血清学 ANCA 检测为阴性。

入院后检查

1. 实验室检查

血常规、尿常规、大便常规、NT-proBNP、cTnI 均正常。血生化:球蛋白 38.8g/L(↑)。IL-6 4.4pg/ml(↑);ESR 24mm/h(↑);IgG4 3.37g/L(↑);IgG1 11.0g/L(↑),IgG2 8.66g/L(↑),IgG3 1.42g/L(↑)。降钙素原、九项呼吸道病原体 IgM 抗体检测、EB 病毒核酸、巨细胞病毒核酸、C 反应蛋白、乙型肝炎、丙型肝炎、HIV、梅毒、T-SPOT、卡氏肺孢子菌核酸检测、G/GM 试验、肿瘤标志物、T-IgE、ANCA、血清免疫固定电泳、HLA-B27、抗 α 胞衬蛋白抗体、抗磷脂抗体全套、库姆斯试验(Coombs test)、ASO抗核抗体谱、类风湿全套(抗 CCP、AKA、RF)、自免肝全套均未见明显异常。

2. 影像学检查

胸部 CT 示:双肺下叶磨玻璃微结节,所及升主动脉近段增宽,主动脉弓及降主动脉管壁增厚,降主动脉似见内膜影,双肺散在微小实性结节;右肺钙化灶;冠状动脉壁钙化。全腹部 CT 示:左肾小结石;左肾结节样稍高密度影,边缘伴点状钙化,考虑复杂囊肿可能,前列腺钙化灶。头颅 MRI 示:鼻中隔及鼻翼见团块状软组织信号,大小约 22mm×39mm,呈稍长 T_1 长 T_2 信号。双侧筛窦、上颌窦黏膜增厚,左侧上颌窦见结节状长 T_2 信号。双侧扁桃体增大。右侧外耳见团块状软组织信号,大小约 27mm×53mm(图 20-2A)。胸腹主动脉 CTA 示:升主动脉至腹主动脉(双肾动脉开口水平)管壁增厚,累及头臂干,考虑炎性改变可能(图 20-2B);左肾囊肿。心脏彩超示:主动脉窦部及升主动脉近端增宽、左房扩大。

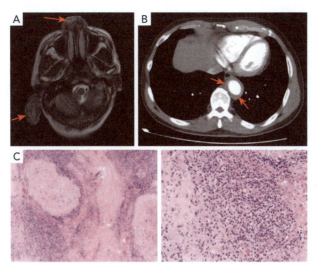

图 20-2　头颅 MRI 与胸腹主动脉 CTA 结果

A. 头颅 MRI 显示鼻中隔及鼻翼见团块状软组织信号，大小约 22mm×39mm（箭头指向），呈稍长 T_1 稍长 T_2 信号。双侧筛窦、上颌窦黏膜增厚，左侧上颌窦见结节状长 T_2 信号。双侧扁桃体增大。右侧外耳见团块状软组织信号，大小约 27mm×53mm（箭头指向）；B. 胸腹主动脉 CTA 提示升主动脉至腹主动脉（双肾动脉开口水平）管壁增厚，累及头臂干，考虑炎性改变可能；C. 鼻前庭肿物组织病理学显示纤维结缔组织伴胶原沉积，其内散在淋巴细胞及少许浆细胞浸润。

进一步分析

患者影像学提示鼻中隔、鼻翼及右侧外耳见团块状软组织信号，同时合并升主动脉至腹主动脉（双肾动脉开口水平）管壁增厚。上述影像学表现能否用同一疾病来解释：炎症？肿瘤？自身免疫病？而患者外周血清 IgG4 水平升高，考虑 IgG4 相关性疾病可能，进一步完善病理活检以明确肿块性质是目前明确诊断的关键。

进一步诊断

为进一步明确鼻中隔及鼻翼软组织性质，请耳鼻喉头颈外科协助活检明确诊断。组织病理提示：(鼻前庭肿物)组织纤维结缔组织伴胶原沉积，其内散在淋巴细胞及少许浆细胞浸润（前图 20-2C）。免疫组织化学结果：IgG4/IgG 约 40%，IgG4 热点区域约 32 个 /HPF；浆细胞 MUM1（+），κ 及 λ 轻链（部分 +，未提示限制性表达）；PCK（-）。

综上，根据 2020 年日本最新 IgG4-RD 修订版诊断标准，患者诊断 IgG4-RD 明确，根据 2019 年 ACR/EULAR 的 IgG4 相关性疾病分类标准，患者评分为 17 分（免疫组织化学 7 分，血清学 6 分，腹膜后 4 分），*RI* 6 分。

最终诊断

IgG4 相关性疾病（累及鼻、耳、主动脉）。

主动脉炎。

肾囊肿;肾结石。

治疗及疗效

IgG4-RD 的治疗原则在于控制病灶炎症,恢复脏器功能,维持病情缓解,早期治疗可防止炎症和纤维化导致不可逆的脏器损伤。予以患者地塞米松 7.5mg,q.d.,静脉滴注,麦考酚钠肠溶片 0.36g b.i.d.,连续治疗 5 天后症状好转出院。

随访

出院后 1 个月随诊,患者鼻塞症状较前明显改善,查体示耳廓及鼻部肿胀较前明显缩小(图 20-1B、D)。复查血沉、C 反应蛋白、免疫全套、T-IgE 正常;血清 IgG4 1.68g/L(↑),较前(3.37g/L)下降。激素序贯减量至醋酸泼尼松 5mg,q.d.,口服维持、麦考酚钠肠溶片 0.36g,b.i.d.,口服,同时予以护胃、补钙治疗。

出院后 3 个月随诊,患者血沉、C 反应蛋白、免疫全套,T-IgE 正常;血清 IgG4 1.41g/L(↑)。患者继续醋酸泼尼松 5mg,q.d.,口服维持,麦考酚钠肠溶片 0.36g b.i.d.,目前无复发,定期随访中。

病例讨论

IgG4 相关性疾病(IgG4-related disease, IgG4-RD)是一种由免疫介导的慢性炎症伴纤维化的疾病,可累及全身多个部位,主要表现为多器官肿块样病灶、显著升高的血清 IgG4 水平,以及受累器官组织中可见大量 IgG4 阳性浆细胞浸润和纤维化。血清 IgG4 浓度的升高虽是 IgG4-RD 患者的特征性表现,但其特异性不高,所以要诊断 IgG4-RD,还需要进一步排除其他 IgG4-RD 模拟疾病,例如肿瘤、炎症、其他自身免疫病(复发性多软骨炎、ANCA 血管炎)等。国际多中心研究按照 IgG4-RD 脏器受累模式可被划分为 4 个临床表型(clinical phenotype),即"胰腺-肝脏-胆道疾病组"(占 31%)、"腹膜后纤维化和/或主动脉炎组"(占 24%)、"头-颈部局限组"(占 24%)和"典型米库利兹综合征和系统受累组"(占 22%)。该患者入院发现耳部和鼻部的肿胀畸形,在疾病诊断和筛查受累器官的辅助检查中再次发现了主动脉炎,是一例同时累及耳、鼻及主动脉的临床少见病例。

IgG4-RD 可累及耳鼻,其中鼻、鼻窦较多见,而耳部受累较罕见。IgG4-RD 耳部受累临床表现多样、特异性差,易出现误诊漏诊。目前关于耳部受累的临床研究多以病例报道为主。2010 年,英国学者报道了首例伴有耳部症状的 IgG4-RD,表现为耳聋和间歇性眩晕。目前尚无耳部受累的流行病学证据,日本学者关于 IgG4-RD 的队列研究中,12.8% 患者伴有耳部症状;我国学者的研究综述中指出 IgG4-RD 耳部受累中 63.6% 为女性患者,同时伴有嗜酸性粒细胞表达升高、变异性鼻炎等过敏症状。耳部受累可为本病的首发症状,常伴有鼻窦受累。主要表现为耳痛、耳鸣、耳闷、耳溢液、进行性或波动性听力下降及眩晕等症状,可单侧亦可双侧耳部受累。听力下降包括传导性听力下降、感音性听力下降和混合性听力下降。部分患者还可以合并面神经受累,表现为面瘫、感觉异常,可伴有头痛,多为颞部和枕部疼痛。相对而言,鼻部受累较为常见,多以变异性鼻炎起病,表现为鼻塞、嗅觉减退甚至丧失,面部肿胀,部分伴有流涕、结痂等。在影像学方面,耳部受累时,CT 及 MRI 可见中耳、乳突腔内的软组织密度影,偶见鼓膜和中耳黏膜或颅中窝硬脑膜增厚。外耳道后壁、乳突气房、岩尖、鼓室盖、颈动脉外侧壁、听小骨、面神经骨管及外半规管可见骨质破坏,亦可见耳蜗骨化。合并鼻窦受累时,可发现鼻窦多发软组织及硬脑膜肥厚。

本例患者另一特点是累及主动脉,主动脉是 IgG4-RD 的较常受累部位之一,主要表现为血管壁的炎症及血管壁周围软组织浸润,中老年男性多发。患者临床表现多样,常见腹痛、腰背部疼痛、下肢凹陷性水肿、低热、食欲减退、体重下降等,胸痛及腹股沟区疼痛相对少见。最常受累的血管为降主动脉,其次为胸主动脉、髂总动脉、髂动脉。另外,肠系膜动脉、颈总动脉、锁骨下动脉、冠状动脉、肺动脉及主动脉亦可累及。影像学上表现为血管壁炎症及周围软组织浸润,主动脉管壁扩张或动脉瘤形成。PET/CT 可见血管壁 FDG 摄取增加。目前将血管受累可分为 4 型:① 1 型为胸主动脉受累,包括升主动脉、主动脉弓及其分支、降主动脉;② 2 型为腹主动脉受累,又分为 2a 型(肾动脉分支及降主动脉受累)、2b 型(降主动脉合并髂动脉受累)和 2c 型(髂动脉受累);③ 3 型为胸主动脉合并腹主动脉受累;④ 4 型为其他血管累及。其中以 2 型最为常见。该患者临床表现为 1 及 2a 型,但患者无相关临床表现,主要通过影像学发现。由此可见,临床考虑 IgG4-RD 时,需要全面评估各个脏器受累情况。

IgG4-RD 同时累及耳廓、鼻、主动脉比较少见,通常以局部组织肿大为首发症状。头颈部受累常因局部产生压迫症状或容貌发生改变而引起患者的注意和重视。早期应完善组织病理学检查,尤其是对于较表浅部位更应积极取活组织进行病理检查,有利于早期与肿瘤性疾病相鉴别。病理活检是早期识别和诊断的金标准,有利于患者早期治疗,也避免了疾病造成不可逆转的组织器官损伤和器官功能衰竭。

IgG4-RD 总体治疗原则是需要根据患者年龄、病情、合并症等进行个体化治疗。对于无症状且无进行性内脏损伤表现的动脉炎患者,给予糖皮质激素治疗须慎重,可定期观察患者病情变化。如出现症状持续、存在活动性病变则需要考虑加用药物治疗,避免患者出现不可逆性的硬化性病变、局部骨骼结构破坏、动脉瘤破裂及不可逆性脏器损害。本例患者合并耳鼻肿胀及主动脉炎,影响患者呼吸,考虑加用激素及免疫抑制剂治疗。该患者对激素联合传统免疫制剂反应佳,患者头颈部累及耳廓和鼻,治疗后肿胀均有好转,长期预后较好。但影像学提示患者主动脉累及(主动脉弓及降主动脉管壁增厚),需要定期随访复查影像学,关注治疗效果,避免主动脉损伤导致预后不佳甚至危急症状的发生。目前 IgG4-RD 尚不能被治愈且较容易复发,需要长期在风湿免疫专科医生指导下随诊,控制疾病,改善预后。

(王　玲　陈余雪)

专家点评

董凌莉教授:这是一例累及不典型多组织器官的 IgG4-RD 病例。绝大多数 IgG4-RD 起病隐匿,呈慢性进行性发展,但随着受累组织炎症和纤维化的进展,可造成器官不可逆性损伤,甚至功能衰竭。所以患者可能存在一些亚临床症状,或经体格检查无法察觉的体征。该病例中患者起病缓慢,病程长达 8 年,逐渐出现耳鼻肿胀,并出现呼吸障碍。入院后经检查发现,患者有耳廓及鼻腔内组织的弥漫性和局限性肿胀,血清 IgG4 水平升高,经过全身脏器评估时发现无症状性主动脉管壁(升主动脉至腹主动脉)增厚,考虑 IgG4-RD 累及耳、鼻及主动脉。主动脉受累在 IgG4-RD 中并不罕见,并常与腹膜后纤维化一同出现,该类患者血清 IgG4 水平增高一般不显著,但可能存在 ESR 和 CRP 水平增高,并可能对糖皮质激素治疗应答欠佳。然而,鼻腔和耳廓并不是 IgG4-RD 中的常见受累部位,因此为明确诊断,完善组织病理活检是十分必要的。该患者完善鼻腔肿物病理活组织检查,提示纤维结缔组织伴胶原沉积,其内散在淋巴细胞及少许浆细胞浸润,免疫组织化学染色结果提示 IgG4/IgG 约 40%,IgG4 热点区域约 32 个 /HPF。根据 2020 年更新版的 IgG4-RD 综合诊断标准,在排除肿瘤性病变以及其他模拟疾病的情况下,该例患者被诊断为 IgG4-RD。此例患者的诊治过程提醒我们,对一些累及不典型部位患者进行全身的系统筛查是十分有必要的——这有利于发现一些隐蔽的重要脏器受累,以及后续对疾病的早期治疗及预后改善。

参考文献

[1] LI J Q, PENG Y, ZHANG Y L, et al. Identifying clinical subgroups in IgG4-related disease patients using cluster analysis and IgG4-RD composite score[J]. Arthritis Res Ther, 2020, 22(1): 7.

[2] TANG J G, CAI S Z, YE C, et al. Biomarkers in IgG4-related disease: A systematic review[J]. Semin Arthritis Rheum, 2020, 50(2): 354-359.

[3] PERUGINO C A, STONE J H. IgG4-related disease: An update on pathophysiology and implications for clinical care[J]. Nat Rev Rheumatol, 2020, 16(12): 702-714.

[4] UMEHARA H, OKAZAKI K, MASAKI Y, et al. Comprehensive diagnostic criteria for IgG4-related disease (IgG4-RD), 2011[J]. Mod Rheumatol, 2012, 22(1): 21-30.

[5] UMEHARA H, OKAZAKI K, KAWA S, et al. The 2020 revised comprehensive diagnostic (RCD) criteria for IgG4-RD[J]. Mod Rheumatol, 2021, 31(3): 529-533.

[6] WALLACE Z S, NADEN R P, CHARI S, et al. The 2019 American college of rheumatology/European league against rheumatism classification criteria for IgG4-related disease[J]. Arthritis Rheumatol, 2020, 72(1): 7-19.

[7] MASTERSON L, DEL PERO M M, DONNELLY N, et al. Immunoglobulin G4 related systemic sclerosing disease involving the temporal bone[J]. J Laryngol Otol, 2010, 124(10): 1106-1110.

[8] TAKAGI D, NAKAMARU Y, FUKUDA S. Otologic manifestations of immunoglobulin G4-related disease[J]. Ann Otol Rhinol Laryngol, 2014, 123(6): 420-424.

[9] 牛晓敏, 张欣璐, 高儒真, 等. 以耳部症状为主的 IgG4 相关性疾病 (1 例报告并文献综述)[J]. 临床耳鼻咽喉头颈外科杂志, 2019, 33(9): 814-819.

病例 *21*

IgG4 相关性疾病合并 ANCA 相关性血管炎一例

病例介绍

患者,男性,61 岁,主因"消瘦半年,发热、腓肠肌压痛 4 月"入院。

患者于 2014 年 10 月开始出现消瘦,半年内体重下降 15kg,伴纳差和乏力。2015 年 1 月起间断发热,T_{max} 40.0℃,热峰多为下午 6 ~ 8 时,可自行退热,发热 2 ~ 3 天后体温可正常 4 ~ 5 天,伴咳嗽,咳少量白黏痰。无腹痛、腹泻、尿痛、皮疹等不适,同时出现双侧腓肠肌疼痛,走路呈醉汉步态,伴有双下肢阵发性针刺样疼痛及双足底感觉异常。外院住院查 WBC 11.84×10^9/L,Neu 72.5%,Hb 130g/L,PLT 344×10^9/L;ESR 76mm/h;hsCRP 15.6mg/dl;IgG 220mg/L。痰培养:草绿色链球菌、奈瑟菌阳性。胸部 CT 示:双肺散在斑片和结节影。鼻咽 CT 示双侧颌下区多发增大淋巴结。腹部超声示:腹主动脉斑块,腹主动脉下段轻 - 中度狭窄,左肾实质占位。肾 CT 平扫示:双肾缺血性改变,腹膜后腹主动脉周围纤维化可能。外院予对症营养神经、莫西沙星抗感染治疗,效果不佳,腓肠肌压痛进行性加重,至无法下床活动。2015 年 2 月 11 日完善 PET/CT:①双肺间质性改变及代谢增高结节灶,纵隔及双肺门多发代谢增高淋巴结,考虑反应性淋巴结增生;②腹主动脉下段多发钙化灶伴代谢不均匀增高,考虑为动脉粥样硬化病变所致动脉壁炎性反应;③双肾多发代谢浓聚灶,考虑为肾实质局部缺血伴炎症反应所致;④前列腺增生,其内见代谢增高灶。我院 PET/CT 中心会诊考虑淋巴瘤可能,为进一步诊治,2015 年 3 月收入我院。患病以来,精神差、纳差,睡眠可,大便 3 天 1 次,黄色成形,夜尿增多,6 ~ 8 次 / 晚。

既往史 高脂血症,行"降血脂治疗"。否认糖尿病、高血压、冠心病、慢性肾衰、慢性肝病及肝硬化等慢性病史。否认结核病、乙型肝炎、伤寒、猩红热等传染病史。否认手术外伤史。否认药物及食物过敏史。

入院查体 体温 36.6℃,脉搏 129 次 /min,呼吸 21 次 /min,血压 106/67mmHg,神志淡漠,发育正常,营养中等,轮椅入病室,言语流利,应答切题,查体合作。全身皮肤黏膜无黄染,浅表淋巴结未及肿大。眼睑无水肿,结膜略苍白,巩膜无黄染,双侧瞳孔等大等圆,对光反射灵敏。鼻双侧通畅,乳突及鼻旁窦无压痛。口唇无发绀,口腔黏膜无溃疡,咽不红,双扁桃体未见。颈软无抵抗,气管居中,甲状腺不大,双肺呼吸音清,未闻及干、湿啰音及胸膜摩擦音。心率 129 次 /min,心前各瓣膜听诊区未闻及杂音,周围血管征(-)。腹平坦,全腹未见腹壁静脉曲张,腹壁质韧,腹肌紧张,无压痛及反跳痛,肝脾肋下未触及,墨菲征(-),肝脾区均无叩击痛,移动性浊音(-),肠鸣音正常或活跃,肾区无叩击痛。双下肢散在棕色陈旧性皮疹,压之不褪色,双下肢肌力正常,腓肠肌压痛,双下肢无水肿。四肢感觉对称正常,生理反射正常,病理反射未出。

病例特点

1. **老年男性,慢性病程,起病隐匿。**
2. **临床特点** 主要表现为消瘦、发热伴双侧腓肠肌压痛,乏力、纳差。
3. **查体** 神志淡漠,轻度嗜睡,轮椅入室,全身浅表淋巴结未及肿大,胸骨无压痛,双侧腓肠肌压痛,肌力查体不满意,双下肢陈旧性皮疹,肢端无坏疽,心肺腹查体无特殊,肝脾不大。
4. **辅助检查** 血白细胞升高,以中性粒细胞升高为主,BST、TB、CMV、EBV、感染 4 项均阴性,PET/CT 可见双侧肾脏、腹主动脉周围多发增高占位影,双肺间质性改变及代谢增高结节灶,纵隔及双肺门多发代谢增高淋巴结。

初步诊断

发热、腓肠肌压痛、肾脏占位、腹主动脉周围多发占位原因待查:淋巴瘤可能。

鉴别诊断

根据患者的临床表现及已有的辅助检查结果,我们将诊断及鉴别诊断的重点放在以下几个方面。

1. **淋巴瘤** 恶性淋巴瘤是一大组复杂的淋巴造血系统恶性肿瘤的总称,是原发于淋巴结和/或结外淋巴组织的恶性肿瘤,因淋巴系统分布全身,因而淋巴瘤可以侵犯全身任何组织和器官,可谓"万能的模仿者"。其临床表现主要分为两大类:①局部表现如淋巴结肿大,纵隔肿大、富集及盆腔占位,有时可出现肝脏、肾脏、脾脏侵犯,结外组织和器官侵犯,最常见的是胃肠道,其次是皮肤和鼻腔;②全身表现可见发热、瘙痒、盗汗及消瘦等全身症状。该患者为老年男性,主要表现为反复发热、盗汗、腓肠肌压痛,纵隔及双肺门多发代谢增高淋巴结,肾脏占位,腹主动脉周围多发占位,且 PET/CT 见占位处多发代谢增高摄取影,须考虑淋巴瘤可能,但诊断须进行病理活检,结合患者 PET/CT 检查,入院后请相关科室会诊,寻找穿刺相对安全的病灶,尽早完善病理学检查。另外血液系统其他恶性肿瘤,如白血病(髓系/淋系)、浆细胞病、骨髓增生异常综合征,临床表现常见外周血常规异常,或可见原始细胞、病态造血、异常细胞,或血清蛋白电泳或免疫固定电泳可见克隆性轻链或免疫球蛋白,该患者目前血常规提示白细胞升高,以中性粒细胞升高为主,未见未染色大细胞或原始细胞,考虑可能性不大。但淋巴瘤可出现骨髓受累,早期外周血可无异常表现,入院后可完善骨髓涂片 + 活检以除外。

2. **实体瘤** 实体瘤中目前主要考虑肾脏恶性肿瘤并多发转移,肾脏恶性肿瘤包括肾细胞癌、肾腺癌、肾透明细胞癌,其临床表现多样化,可出现乏力、贫血、消瘦、发热等全身症状,也可出现血尿、腰痛等局部症状,该患者 PET/CT 见双侧肾脏多发代谢增高占位病变,不能除外恶性肿瘤并多发转移,但目前无腰痛、血尿等表现,可行肾脏穿刺以明确病理类型。

3. 感染 ①布鲁菌病为布鲁氏菌感染所致,常见于牧民、兽医,以及皮毛、肉、奶加工人员,其临床表现多为波状热,大汗、关节痛、肌肉痛(可出现双侧腓肠肌压痛)、淋巴结肿大、肝脾肿大,少数患者可出现皮疹及黄疸,目前尚未报道出现肾脏占位及腹主动脉周围受累。该患者无流行病学史,布鲁氏杆菌病凝集试验阴性。②螺旋体病,包括钩端螺旋体、伯氏疏螺旋体、回归热疏螺旋体、梅毒螺旋体,可表现为急骤发热、寒战、头痛、严重的腿部肌肉酸痛,可出现肾衰竭、出血、心肌炎等并发症。该患者虽有发热、腓肠肌压痛,但病程相对缓和,且未到过疫区,螺旋体病无法解释。

4. 结节性多动脉炎或其他血管炎性疾病 临床上可引起发热,双侧腓肠肌疼痛,其本质是一种小动脉坏死性、炎症性疾病,因受累动脉出现炎性渗出及增殖形成节段性结节,故称为结节性多动脉炎。全身脏器均可受累,以皮肤、关节、外周神经最为常见,目前多采用 1990 年美国风湿病学会关于结节性多动脉炎的分类标准,该患者目前有体重下降、双下肢腓肠肌压痛 2 条,下肢周围神经病变不除外。其他类型血管炎,如抗中性粒细胞胞质抗体(ANCA)相关性血管炎主要累及小血管,可出现发热、肺间质病、周围神经病等。入院后可完善抗核抗体谱(ANA)、ANCA 相关抗体,行肌电图,必要时完善动脉造影,了解是否存在血管炎性疾病。

入院后检查

1. 实验室检查

血常规:WBC 15.22×10^9/L(↑),淋巴细胞 13.2%(↓),嗜酸性粒细胞 8.7%(↑),PLT 610×10^9/L(↑),Hb 83g/L(↓)。尿常规:蛋白 微量,潜血(-);24 小时尿蛋白定量 0.36g。生化:肌酐 103μmol/L(↑),尿素氮 9.62mmol/L(↑),肝功能和肌酶谱均(-)。炎症指标:hsCRP 227.40mg/L(↑);ESR 78mm/h(↑)。其他:免疫固定电泳(-);甲状腺功能(-);感染相关检查,包括布鲁氏杆菌病凝集试验、结核感染等均阴性。肿瘤标志物(-)。

2. 影像学、肺功能和肌电图

全身 MRI 成像:双肾饱满,T_2WI 及 DWI 序列信号弥漫性增高;双肾门以下水平腹主动脉周围不规则软组织信号,管腔略窄,DWI 序列信号不高;右侧上颌窦炎性改变;纵隔及双侧肺门、腹膜后多发小淋巴结。腹盆 CT:平 L_4 椎体段腹主动脉周围增厚软组织影;腹主动脉旁少许小淋巴结;腹主动脉及双侧髂动脉壁多发钙化灶;前列腺增大。胸部 CT(图 21-1):双肺间质性改变,支气管管壁增厚,多发结节;纵隔及肺门多发淋巴结,部分肿大,部分密度增高。肺功能:通气功能障碍,弥散功能减低。肌电图:双下肢周围神经损害(感觉纤维),上下肢 SSR 未见异常。

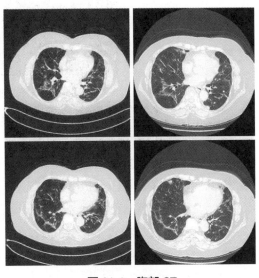

图 21-1　胸部 CT

提示双肺间质性改变,支气管管壁增厚,多发结节。

3. 组织病理学

骨髓活检:(髂后上棘)少许骨及骨髓组织,造血组织与脂肪组织比例大致正常,造血组织中粒/红系比例大致正常,仅见极少许 CD138 阳性细胞,未见明确片状浆细胞,巨核细胞可见。免疫组织化学结果显示:CD138(+),CD20(-),CD3(-),CD38(+),CD79α(-),EMA(-),κ 轻链(灶+),Ki-67(5%),λ 轻链(灶+),MUM-1(-),PAX-5(-)。淋巴结活检:(4R 淋巴结)纤维素性粉染物中可见极少许淋巴、浆细胞及中性粒细胞,伴碳沫沉积,另可见少许破碎的支气管黏膜上皮细胞。

进一步分析

在除外淋巴瘤及感染性疾病后,我们将诊断聚焦于实体瘤与免疫病。进一步完善免疫学检查及受累脏器的病理活检。免疫:IgG 22g/L(↑),T-IgE 360KU/L(↑)。血清 IgG 亚类测定:IgG1 13.60g/L(↑),IgG2 11.40g/L(↑),IgG3 1.58g/L(↑),IgG4 6.91g/L(↑)。ANCA:核周型 1:10;抗髓过氧化酶(MPO)-ANCA 100RU/ml(↑);ANA 谱及磷脂抗体均(-)。补体:C3 1.029g/L;C4 0.338g/L;肿瘤标志物(-)。肾脏病理(图 21-2)显示大量淋巴细胞、浆细胞浸润伴纤维增生。免疫组织化学:CD20(散在+),CD3(散在+),CD5(散在+),Ki-67(15%),CD138(+),IgG4 > 50 个/HPF(约占 CD138 阳性细胞的 50%)。符合 IgG4 相关性疾病伴间质性肾炎。

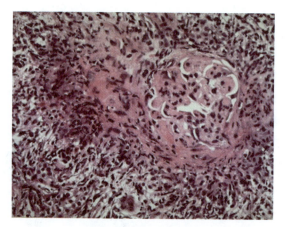

图 21-2 (左侧肾脏穿刺)肾组织 HE 染色
显示大量淋巴细胞、浆细胞浸润伴纤维增生。

进一步诊断

肾脏病理活检排除了恶性疾病,并提出了 IgG4-RD 的诊断,对于该患者,IgG4-RD 的支持点有:①典型的受累脏器,腹膜后纤维化、腹主动脉周围炎和肾脏多发病变;②血清 IgG4 水平明显升高;③肾脏病理存在席纹状纤维化,IgG4+/IgG+ 浆细胞比例 > 40%,且每高倍镜视野下 IgG4+ 浆细胞高于 10 个。按照 2019 年 ACR/EULAR 的 IgG4-RD 分类诊断标准,该患者诊断明确。

但同时我们也注意到该患者存在不完全符合 IgG4-RD 的表现:① IgG4-RD 可有中低程度发热,但高热、畏寒、寒战者少见,且本例患者消耗症状显著;②腓肠肌压痛,特别是周围神经损伤表现常见于系统性血管炎,IgG4-RD 罕见报道;③ IgG4-RD 患者炎症指标如 ESR 和 hsCRP 可升高,但多为轻中度升高,如此高者罕见;④ pANCA 强阳性;⑤肺部影像学显示间质性肺炎。上述表现均符合 ANCA 相关性血管炎的诊断,且在 2019 年 ACR/EULAR 制定的 IgG4-RD 的分类标准中特别指出,AAV 是诊断 IgG4-RD 需要除外的疾病之一。综上所述,该患者难以用一元论解释疾病全貌,故诊断为 ANCA 相关性血管炎合并 IgG4 相关性疾病,或 ANCA 相关性血管炎模拟 IgG4 相关性疾病。予以激素联合免疫抑制剂为主的治疗,预后良好。

最终诊断

IgG4 相关性疾病合并 ANCA 相关性血管炎。

间质性肾炎。

腹膜后纤维化。

肺间质病变。

高脂血症。

前列腺增生。

治疗及疗效

在明确诊断后,予以泼尼松 40mg,q.d.,加用吗替麦考酚酯 0.5g,t.i.d.,他莫昔芬 10mg,b.i.d.,患者发热、腓肠肌压痛、乏力、纳差症状明显改善,炎症指标渐恢复正常,IgG4 下降但未恢复正常。激素规律减量。治疗 6 个月后复查腹部 CT 见腹膜后软组织几乎消失,遂停用他莫昔芬。泼尼松最小剂量为 5mg,q.d.。因出现带状疱疹,维持期免疫抑制剂改为来氟米特和雷公藤。

随访

目前患者已随访 8 年,原发病一直稳定,腹主动脉周围软组织消退,尿蛋白消失。但在随诊 7 年时发现结肠腺癌,已手术切除,术后半年肺支气管结核,经 4 联抗结核治疗缓解。

病例讨论

患者为老年男性,慢性病程,起病隐匿,临床上主要表现为消瘦、发热、双侧腓肠肌压痛、乏力、纳差,以及纵隔、肺门和腹腔淋巴结肿大。影像学可见双侧肾脏、腹主动脉周围多发占位影。双肺间质性改变,双肺支气管管壁略增厚伴扩张,双侧胸膜增厚。肌电图提示双下肢周围神经损害。研究显示,ANCA 相关血管炎和 IgG4-RD 可能存在重叠。一项欧洲回顾性多中心观察性研究共有 18 名患者参与,其中 13 名(72%)患者同时被诊断为 ANCA 相关血管炎和 IgG4-RD;3 名(17%)患者 ANCA 相关血管炎先于 IgG4-RD 被诊断,而 2 名(11%)患者 IgG4-RD 先于 ANCA 相关血管炎被诊断。ANCA 相关血管炎的诊断包括 14 例(78%)包括肉芽肿性血管炎、3 例(17%)显微镜下多血管炎和 1 例嗜酸性肉芽肿性多血管炎。IgG4-RD 的表现包括 9 例(50%)患者的慢性主动脉周围炎、4 例(22%)的眶肿块和肾小管间质肾炎、3 例(17%)的椎前纤维化、2 例(11%)的肥厚性硬脑膜炎和自身免疫性胰腺炎。也有观点认为是 ANCA 相关血管炎模拟 IgG4-RD,但发生临床表现重叠的患者在发病机制和两者的相互关系上还有待于进一步探讨。

(满达夫)

专家点评

张文教授:ANCA 相关血管炎(ANCA-associated vasculitis, AAV)包括肉芽肿性多血管炎(granulomatosis with polyangiitis, GPA)、嗜酸性肉芽肿性多血管炎(eosinophilic granulomatosis with polyangiitis, EGPA)和显微镜下多血管炎(microscopic polyangiitis, MPA)。AAV 与 IgG4-RD 虽为两种不同的疾病,但随着对 IgG4-RD 的关注,有不少报道提示 AAV 和 IgG4-RD 受累脏器与临床表现多有重叠和模拟,例如上呼吸道的鼻窦炎、肺部结节和间质性肺炎、腹主动脉周围炎、眶周病变、中枢神经系统的肥厚性硬脑膜炎等。虽然 AAV 主要病理表现为坏死性小血管炎,但其中一些部位的病变可呈现为坏死性肉芽肿,特别是在 GPA 和 EGPA 中,部分病变可以表现为结节或肿块。且 AAV 患者中约有 5% 出现意义未明的 IgG4 水平升高。近年来有报道提出将临床表现出兼具这两种疾病的患者命名为 AAV 与 IgG4-RD 的重叠综合征(overlap syndrome),但相关领域专家提出异议,认为此类情况是 AAV 模拟 IgG4-RD。迄今为止,IgG4-RD 和 AAV 两者之间的关系尚未完全厘清,因此本例患者在同时符合上述两种疾病分类诊断标准的情况下,我们暂考虑其为 AAV 合并 IgG4-RD。随着对上述两种疾病的深入认识,可能在不久的将来能够更加准确地定义此类疾病。

参考文献

[1] DANLOS F X, ROSSI G M, BLOCKMANS D, et al. Antineutrophil cytoplasmic antibody-associated vasculitides and IgG4-related disease: A new overlap syndrome[J]. Autoimmun Rev, 2017, 16(10): 1036-1043.

[2] MARTÍN-NARES E, HERNANDEZ-MOLINA G. What is the meaning of ANCA positivity in IgG4-related disease?[J]. Rheumatology (Oxford), 2021, 60(8): 3845-3850.

淋巴瘤浸润心肌模拟 IgG4 相关性疾病一例

病例介绍

患者男性,68 岁,主因"间断眼睑肿胀 1 年余,加重 3 个月"入院。

患者 1 年余前无明显诱因出现双侧眼睑肿胀,伴咳嗽、咳痰,无发热、胸闷、口干眼干、脱发、肌肉酸痛、乏力、关节疼痛、皮疹红斑、光敏反应、雷诺现象等不适。外院行胸部 CT 检查,提示"两肺多发感染,双侧胸腔积液,腋窝、腹腔多发淋巴结"。特发性炎性肌炎谱提示抗 OJ 抗体 IgG(+),抗 PM-Scl-100 抗体 IgG(++),予抗感染、化痰、止咳等对症治疗后,患者眼睑肿胀及咳嗽、咳痰症状好转后出院,出院诊断为"多发性肌炎,间质性肺炎,肺部感染"。近 3 个月患者自觉眼睑肿胀较前加重,伴视力下降,无压痛,无头晕头痛等不适,为求进一步诊治来我院就诊。

起病以来,患者食欲欠佳,精神、睡眠尚可,大小便如常,体重未见明显异常,体力下降。

既往史 冠心病病史 1 年余,长期使用氯吡格雷,入院 10 天前自行停药;2 型糖尿病病史半年余,未规范化使用药物;房颤病史半年,长期使用利伐沙班片、琥珀酸美托洛尔缓释片,于 10 天前自行停药;有呋喃唑酮过敏史,表现为全身皮疹;否认高血压、结核、肝炎等疾病史,否认吸烟、饮酒史;否认食物过敏史,否认手术、输血及外伤史。

入院查体 体温 36.5℃,脉搏 88 次 /min,脉搏 80 次 /min,血压 104/80mmHg。神志清楚,步入病房,自动体位,查体合作。全身皮肤黏膜无黄染,无皮疹,双侧上眼睑肿胀,无压痛,浅表淋巴结未扪及明显肿大,颈软,口腔黏膜未见溃疡,咽无充血,扁桃体无肿大,甲状腺未扪及肿大,双侧颌下腺轻度肿大,双肺呼吸音粗,可闻及明显湿啰音,心率 101 次 /min,律不齐,第一心音强弱不等。腹软,无压痛及反跳痛,肝脾肋下未触及,移动性浊音(-),肠鸣音无活跃,双肾区无叩击痛,双下肢不肿,四肢肌力可,生理反射存在,未引出病理反射。

辅助检查 我院门诊查免疫全套,IgM 20.32g/L(↑),补体 C3 0.76g/L(↓),补体 C4 0.06g/L(↓);IgG4 2.31g/L(↑);红细胞沉降率 18mm/h(↑);结核感染 T 细胞斑点试验(T-SPOT)结果判断为有反应性(↑)。外院肌炎抗体谱提示抗 OJ 抗体 IgG(+),抗 PM-Scl-100 抗体 IgG(+)。胸部 CT 提示两肺多发感染、双侧胸腔积液、腋窝、腹腔多发淋巴结。

病例特点

1. **老年男性,慢性病程。**

2. **临床特点** 主要表现为双侧眼睑肿胀,伴视力下降,伴咳嗽、咳痰。

3. **既往史** 长期冠心病、糖尿病、房颤病史,未规律服用药物。

4. **体格检查** 双侧上眼睑肿胀,无压痛,双侧颌下腺轻度肿大,双肺呼吸音粗,可闻及明显湿啰音,脉搏 80 次 /min,心率 101 次 /min,律不齐,第一心音强弱不等,脉搏短绌,脉率低于心率。

5. **辅助检查** 我院门诊查免疫全套,IgM 20.32g/L(↑),补体 C3 0.76g/L(↓),补体 C4 0.06g/L(↓);IgG4 定量 2.31g/L(↑);红细胞沉降率 18mm/h(↑);结核感染 T 细胞斑点试验(T-SPOT)结果判断为有反应性(↑)。外院肌炎抗体谱提示抗 OJ 抗体 IgG(+),抗 PM-Scl-100 抗体 IgG$^+$(+)。胸部 CT 提示两肺多发感染、双侧胸腔积液,腋窝、腹腔多发淋巴结。

初步诊断

眼睑肿物待查。

多发性肌炎可能。

肺部感染。

冠状动脉粥样硬化性心脏病;心律失常:心房颤动。

2 型糖尿病。

全身多发淋巴结原因待查。

鉴别诊断

1. **IgG4 相关性疾病** 该病是免疫介导的纤维炎性疾病,可累及一个或多个器官。患者常表现为受累器官的肿瘤样肿胀、富含 IgG4$^+$ 浆细胞的淋巴浆细胞性浸润,以及以席纹状为特征的不同程度纤维化,常合并血清 IgG4 水平升高。如累及眼眶,可因眼眶假瘤或眼外肌受累而并发眼球突出。淋巴结肿大亦较为常见,常伴随该综合征的其他临床或实验室异常,但也可能是初始或唯一表现。该患者合并眼睑肿胀及全身多发淋巴结肿大,且外周血清 IgG4 水平升高,须进一步完善相关检查,评估有无其他脏器受累。

2. **淋巴瘤** 主要表现为无痛性、进行性淋巴结肿大,以多部位淋巴结肿大较为常见。肿大的淋巴结一般质硬、活动度差,深部淋巴结肿大可引起相应的压迫症状。部分患者可伴有全身症状,如发热、夜间盗汗、体重下降,累及骨髓、胃肠道、中枢神经系统、皮肤、骨骼、肺、肝、肾等脏器可出现相应脏器受累表现。淋巴结活检是诊断疾病的主要依据。该患者全身多发淋巴结肿大,须进一步完善骨髓穿刺(骨穿)、淋巴结活检等以明确诊断。

3. **结核感染** 结核感染可表现为发热、盗汗、体重下降等,发热多以午后低热为主。合并淋巴结核时,主要表现为受累淋巴结无痛性肿大,可伴有溃疡、瘘管或脓肿形成。虽然该患者 T-SPOT 检测有反应性,但病程中无明显发热、盗汗、咳嗽、咯血及体重下降,仅有肺部 CT 可见多发感染及多发淋巴结肿大,仍须排查结核感染可能。

入院后检查

1. 实验室检查

血常规提示白细胞计数 18.11×10^9/L（↑），中性粒细胞百分比 23.8%（↓），淋巴细胞百分比 69.9%（↑），淋巴细胞计数 12.66×10^9/L（↑），血红蛋白 119.0g/L（↓），血小板计数 54.0×10^9/L（↓）；尿常规示尿蛋白 2+（↑）；糖化血红蛋白 7.1%（↑）；生化全套提示葡萄糖 8.15mmol/L（↑），球蛋白 41.9g/L（↑），间接胆红素 19.1μmol/L（↑），总胆红素 34.9μmol/L（↑），直接胆红素 15.8μmol/L（↑），乳酸脱氢酶 316U/L（↑），肌酐 113μmol/L（↑），eGFR 57.2ml/（min·1.73m²）（↓）。红细胞沉降率 64mm/h（↑）；超敏 C 反应蛋白 62.49mg/L（↑）；免疫固定电泳提示血中有 IgM-γ 型 M 蛋白。免疫全套提示 IgM 15.38g/L（↑），补体 C3 0.79g/L（↓），补体 C4 0.06g/L（↓）。细胞因子谱提示白介素 10 5.09pg/ml（↑），白介素 6 70.37pg/ml（↑）。IgG4 定量 2.82g/L（↑）；大便常规、肌酸激酶、肌红蛋白、凝血功能、D- 二聚体、结核菌涂片、抗核抗体谱、类风湿全套、抗磷脂抗体谱、总 IgE、ANCA、自身免疫性肝炎全套、直接抗人球蛋白、肿瘤标志物，以及乙型肝炎、丙型肝炎、HIV、梅毒、巨细胞病毒、EB 病毒相关标志物均未见明显异常。

2. 影像学检查

心脏彩超提示：双房扩大，二尖瓣、三尖瓣中度关闭不全，升主动脉近端增宽，心律失常。心电图提示：心房颤动（快心室率），可见短阵宽 QRS 波、短阵室速可能性大、房颤伴差异性传导不排除，ST 段异常改变。动态心电图提示：全程为心房颤动，间歇性完全性左束支阻滞，继发性 ST-T 异常改变。胸部 CT 提示：双肺间质性肺疾病并双肺感染；双肺散在多发钙化灶；右侧心膈角区、双侧腋窝及锁骨上窝、颈部淋巴结增多、增大，纵隔及双侧肺门淋巴结增多、增大、钙化，腹膜后淋巴结增多、增大；双侧少量胸腔积液，右侧叶间积液，双侧胸膜增厚、粘连；双心房增大，少许心包积液；冠状动脉壁钙化斑块；脾大；胸骨密度不均。眼眶磁共振提示：双侧泪腺体积增大，T₂ 信号稍增高；全组鼻旁窦炎；右侧乳突炎。颌下腺 MRI 提示：鼻咽及口咽壁增厚，双侧扁桃体、双侧颌下腺、左侧杓状会厌壁肿大并信号增高，双侧颌下、颏下、颈部及锁骨上多发淋巴结肿大，多考虑炎性病变；双侧筛窦、上颌窦、蝶窦炎。胆道成像提示：肝脏边缘稍欠光整，实质信号不均，考虑炎性改变并肝硬化可能；脾肿大；肝门、肝胃间隙、腹膜后多发肿大淋巴结；胆总管稍宽；右肾小囊肿可能。

进一步分析

患者颌下腺、泪腺肿大，影像学提示全组鼻旁窦炎，同时合并双侧颌下、颏下、颈部、锁骨上、心膈角区、腋窝、锁骨上窝、颈部、纵隔、肺门及腹膜后多发淋巴结增多、增大。外周血清 IgG4 水平升高，免疫固定电泳提示血中有 IgM-γ 型 M 蛋白，须进一步排除 IgG4 相关性疾病及淋巴瘤可能。二者均可表现为多部位淋巴结肿大及系统性损害，缺乏特异性症状及体征，因此较难从临床表现上鉴别。组织病理学是诊断淋巴瘤及 IgG4 相关性疾病的金标准，类似 IgG4 相关性疾病的淋巴瘤通常是结外边缘区淋巴瘤，有时是滤泡性淋巴瘤或血管免疫母细胞淋巴瘤。结外边缘区 B 细胞淋巴瘤较为常见，好发于老年女性，病理组织学特点包括结节状至弥漫的肿瘤性 B 细胞浸润，腺体结构完全或仅部分破坏。肿瘤性 B 细胞弥漫增生是由非典型性小淋巴细胞、单核样 B 细胞、免疫母细胞、淋巴浆细胞样细胞和浆细胞构成。肿瘤细胞可发生明显的浆细胞分化,可见核内包涵体[达彻小体(Dutcher body)],常出现反应性生发中心及肿瘤性 B 细胞浸润导管和上皮结构的淋巴上皮病变,淋巴滤泡外可见肿瘤性 B 细胞浸润。下一步拟行淋巴结活检以明确诊断。但患者同时合并房颤、肝硬化可能、脾大、血小板减少,穿刺活检风险极大。拟行房颤消融术后,在局麻下行淋巴结穿刺活检。

进一步诊治

患者病情较复杂,快频率房颤合并间质性肺炎,抗心律失常药物胺碘酮使用受限,同时合并肝硬化可能,血小板减少,长期抗凝的出血风险较大,请心内科会诊后拟行房颤消融术。患者在房颤消融术中出现心脏压塞,行左心耳切除术。术后患者出现白细胞及淋巴细胞进行性上升(图 22-1),外周血涂片提示成熟淋巴细胞比例显著增高(图 22-2)。外周血流式细胞术分型提示约全部有核细胞的 46.7% 可能为单克隆性异常成熟 B 淋巴细胞,细胞与正常淋巴细胞大小相似,不表达 cKi67、CD5、CD10,约 0.05% 细胞考虑可能为单克隆性异常浆样淋巴细胞或淋巴浆细胞,由浆细胞分化的 B 细胞淋巴瘤可能性大。治疗上给予每日 1 次地塞米松 10mg 静脉滴注、每日 1 次奥布替尼 100mg 口服、抗感染、升血小板、水化碱化、维持水电解质等治疗。

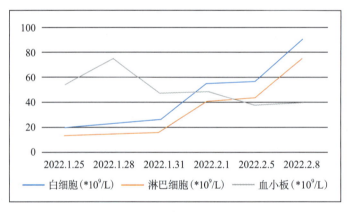

图 22-1　患者外周血变化情况

外周血白细胞及淋巴细胞进行性上涨,血小板下降。

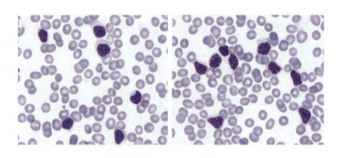

图 22-2　患者外周血涂片

外周血成熟淋巴细胞比例显著增高,异常淋巴细胞易见。

最终诊断

淋巴浆细胞淋巴瘤(心脏淋巴瘤);心房颤动;心脏射频消融术后;冠状动脉粥样硬化性心脏病。

肺部感染,抗合成酶抗体综合征可能,间质性肺炎。

肝硬化可能,脾大,血小板减少。

2 型糖尿病。

肾功能不全。

治疗及疗效

治疗 1 周后患者出现发热,体温最高达 39.2℃,复查外周血流式细胞术分型,提示约 60.7% 细胞可能为单克隆性异常成熟的 B 淋巴细胞,未见明显单克隆异常浆细胞。完善支气管肺泡灌洗液检查,提示白念珠菌,给予氟康唑每日 1 次 200mg 口服抗真菌治疗,调整激素为每日 1 次地塞米松 5mg 静脉输注、奥布替尼每日 1 次 50mg 口服。2 周后,患者突发血压、心率下降,积极抢救无效宣布临床死亡。此时,患者心脏病理示:(左心耳)组织镜下见部分心肌细胞排列紊乱,局部细胞水肿伴间质内灶性淋巴细胞聚集;免疫组织化学提示肿瘤细胞 CD20(+),PAX5(+),CD23(+),LEF1(部分 +),BCL2(+),CD43(+),MNDA(+),CD35(FDC 网 +),CD5(-),Bcl6(-),CD10(-),cyclin D1(-),MUM1(-),Ki-67 LI 约 2%,考虑非霍奇金 B 细胞淋巴瘤(惰性),小淋巴细胞淋巴瘤可能性大(图 22-3),结核分枝杆菌培养阴性。

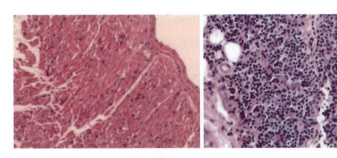

图 22-3　左心耳病理

提示 B 细胞非霍奇金淋巴瘤(惰性)。

随访

无。

病例讨论

心脏淋巴瘤是指累及到心肌或心包的淋巴瘤,是一种罕见的临床疾病,分为原发性心脏淋巴瘤(primary cardiac lymphoma, PCL)和继发性心脏淋巴瘤(secondary cardiac lymphoma, SCL)。原发于心脏的肿瘤发病率较低,约 0.001 7% ~ 0.28%,而 PCL 更为少见,多见于非霍奇金淋巴瘤,仅占原发性心脏肿瘤的 2%,结外淋巴瘤的 0.5%。SCL 相对常见,晚期播散型淋巴瘤心脏累及率约

9%～20%。PCL 是指仅累及心脏及心包的恶性淋巴瘤,须排除心外病变,患者多于尸检时确诊。另一种定义指心脏有巨大肿瘤组织,或以淋巴瘤心肌浸润引起心脏症状为主要表现的,即可诊断为 PCL,可伴有淋巴结肿大、胸膜渗出、肺栓塞等转移征象。后一种定义更适用于临床,但因临床表现不典型,发病率低,实际诊断较困难。

我们在此报道一例最初考虑 IgG4 相关性疾病,最终病理活检诊断为心脏淋巴瘤患者。淋巴瘤表现为无痛性淋巴结肿大,同时伴有其他系统受累,临床表现多种多样,缺乏特异性,尤其是在疾病早期,发热、盗汗、消瘦、贫血等症状少见。而 IgG4 相关性疾病为系统性免疫疾病,也同样可以出现多部位淋巴结肿大及系统性损害的表现,缺乏特异性症状和体征,很难从临床表现上鉴别这两种疾病。淋巴瘤模拟 IgG4 相关性疾病可表现为血清 IgG4 升高,组织中 IgG4[+] 浆细胞浸润和纤维化,但对激素等免疫抑制治疗反应不佳。组织病理学是诊断淋巴瘤及 IgG4 相关性疾病的金标准,因此对于疑诊上述疾病的患者,须行组织活检取得病理学依据,必要时可多部位、多次活检。该患者表现为颌下腺、泪腺及多发淋巴结肿大,外周血清 IgG4 表达升高,临床模拟 IgG4 相关性疾病,但最终依靠病理明确诊断。

明确患者为心脏淋巴瘤后,区分原发性与继发性具有重要临床意义。PCL 预后相对较好,SCL 多见于肿瘤晚期转移患者,预后差。既往文献报道 PCL 患者年龄较大,多见于弥漫大 B 细胞淋巴瘤,而 T 细胞淋巴瘤多为 SCL。如临床表现直接可反映淋巴瘤对心脏解剖或功能的影响(包括心包积液),一般考虑为 PCL。同时需要行全身检查,积极寻找淋巴瘤在心脏以外的部位累及情况,以评估是否为原发。该患者全身检查发现泪腺、颌下腺及多发淋巴结肿大,主要表现为心律失常、心脏结构改变(双房扩大)及心包积液,心脏病理提示淋巴瘤浸润,故考虑 PCL 可能性大。

PCL 病灶绝大多数位于心脏,心脏结构和功能变化是其最显著特征。心脏受累部位以右心房和右心室最常见,其次为左心室,亦可累及心房中隔、室间隔、上下腔静脉及心包。PCL 的临床表现缺乏特异性,主要表现为呼吸困难、心律失常、心力衰竭、心包积液、心脏压塞、上腔静脉综合征等。呼吸困难是最常见的临床表现。心律失常的发生率高达 56%,主要表现为房性心律失常和房室传导阻滞,同时心律失常所致的心源性猝死可作为心脏淋巴瘤的首发表现。上腔静脉综合征的发生主要是由右心房或上腔静脉内肿块形成所导致。PCL 的主要诊断方式包括:①心电图表现为非特异性的心律失常及心肌损害;②超声心动图、CT 及磁共振可帮助进行肿瘤的定位,明确其与周围组织的关系;③ PET/CT 能有效地显示出肿瘤在全身的增殖代谢情况;④病理检查仍然是疾病诊断的金标准,但因取材难度大,多于尸检时明确诊断。目前主要的治疗方法包括放疗、化疗、自体干细胞移植、手术切除及心脏移植。目前治疗的主要手段是根据病理类型选择合适的化疗方法。PCL 总体预后不佳,生存率中位数仅 12 个月,早期明确诊断后行规范化治疗可降低复发及死亡风险。总之,PCL 临床表现缺乏特异性,临床医师接诊时应特别注意,疑诊少见疾病时,要尽可能获得病理学证据,从而在治疗时能够针对性进行治疗。对于 PCL,须结合病理、临床特点及实验室检查,综合判断后作出诊断,为临床治疗和预后评估提供依据。

(陈余雪)

专家点评

董凌莉教授:这是一例临床初期考虑 IgG4 相关性疾病,最终诊断为淋巴浆细胞淋巴瘤(心脏淋巴瘤)的患者。淋巴瘤与 IgG4 相关性疾病临床表现存在许多重叠之处,均可表现为多部位淋巴结肿大及系统性损害的表现,缺乏特异性症状和体征,很难根据临床表现鉴别这两种疾病。淋巴瘤可模拟 IgG4 相关性疾病,表现为血清 IgG4 升高,组织中 IgG4+ 浆细胞浸润和纤维化,但对激素等免疫抑制治疗的反应不佳,而病理检查仍然是疾病诊断的金标准。该名患者主要表现为颌下腺、泪腺及多发淋巴结肿大,同时合并肝硬化可能,脾大、血小板减少。最终依据心脏活检明确诊断,但治疗效果欠佳。分析原因,考虑患者高龄、基础疾病较多,对于化疗药物治疗反应欠佳是导致患者死亡的主要原因。因心脏淋巴瘤发病率低,临床表现缺乏特异性,临床医师接诊时应特别注意,疑诊少见疾病时要注意鉴别诊断,同时尽可能获得病理学证据,从而有针对性地进行治疗。

参考文献

[1] JEUDY J, BURKE A P, FRAZIER A A. Cardiac lymphoma[J]. Radiol Clin North Am, 2016, 54(4): 689-710.

[2] PETRICH A, CHO S I, BILLETT H. Primary cardiac lymphoma: An analysis of presentation, treatment and outcome patterns[J]. Cancer, 2011, 117(3): 581-589.

[3] GORDON M J, DANILOVA O, SPURGEON S, et al. Cardiac non-Hodgkin's lymphoma: Clinical characteristics and trends in survival[J]. Eur J Haematol, 2016, 97(5): 445-452.

[4] PATEL J, MELY L, SHEPPARD M N. Primary cardiac lymphoma: B- and T-cell cases at a specialist UK centre[J]. Ann Oncol, 2010, 21(5): 1041-1045.

[5] JEUDY J, KIRSCH J, TAVORA F, et al. From the radiologic pathology archives: Cardiac lymphoma: radiologic-pathologic corelation[J]. Radiographics, 2012, 32(5): 1369-1380.

病例 *23*

以腹痛起病的 IgG4
相关性疾病一例

病例介绍

患者，男性，47 岁，主因"腹痛 5 年，口干 2 年，加重 4 个月"入院。

患者 5 年前无诱因出现上腹部疼痛，逐渐蔓延至右下腹，呈隐痛，伴大汗，持续时间不等，疼痛与进食、体位无关，平均每个月发作 1 次，无牵涉痛、反酸、恶心、呕吐、腹泻等伴随症状，腹痛可自行缓解。患者间断服用中药效果欠佳，仍有发作。2 年前新发口干，喜饮水，但进食干性食物无须用水送服，否认眼干、腮腺肿大、牙齿碎裂、皮疹、光过敏、脱发、口腔溃疡、关节肿痛、双手遇冷变白变紫等症状。4 个月前患者右下腹疼痛较前加重，当地查腹部 CT 示右肾上腺类圆形低密度影（具体大小不详），为进一步诊治，收治于我院泌尿外科。

自起病以来，患者精神、食欲、睡眠可，二便正常，近期体力、体重无明显变化。

既往史 无特殊。个人史、婚育史、家族史无特殊。

入院查体 体温 36.7℃，脉搏 76 次 /min，血压 112/92mmHg，呼吸 19 次 /min。神清，精神可，全身皮肤黏膜未见皮疹，浅表淋巴结未触及肿大，心肺无阳性体征。腹软，无压痛、反跳痛，肾区无叩痛，脊柱及四肢关节无肿胀及压痛，双下肢无浮肿。

病例特点

1. **中年男性，慢性病程。**

2. **临床特点** 主要为腹痛，为首发症状，呈隐痛，伴大汗，持续时间不等，几乎每个月发作一次，辅助检查提示右肾上腺占位。

3. **既往史无特殊。**

4. **体格检查** 全身皮肤黏膜未见皮疹，心肺未发现阳性体征，腹软，无压痛、反跳痛。神经系统查体无阳性体征。

初步诊断

腹痛待查：肾上腺占位查因。

鉴别诊断

1. 泌尿系结石 临床表现为腰部疼痛,性质为突发性的绞痛,也可为阵发性绞痛,疼痛可放射至同侧大腿内侧,有时伴有恶心、呕吐,呕吐物为胃内容物。并有尿频、尿急、尿痛等膀胱刺激征,也可有血尿。该患者以上腹部疼痛为首发表现,呈隐痛,否认尿频、尿急、尿痛等膀胱刺激征,外院查腹部 CT 示右肾上腺占位,故暂不支持该诊断。

2. 肾结核 临床表现为肾区疼痛,性质为持续性钝痛,并有低热、盗汗、消瘦等结核症状,也可有血尿出现。严重的也可出现结核性腹膜炎。血尿中可找到结核杆菌,血沉常增快。该患者以腹痛为首发表现,否认低热、盗汗、消瘦等症状,否认血尿,不支持该诊断。

入院后检查

入院后完善影像学检查。泌尿系超声检查示肝肾间隙囊实性灶,考虑为肾上腺来源。肾上腺增强 CT 示右侧肾上腺区可见类圆形低密度影,约 29.2mm×47.8mm,增强后囊壁轻中度强化,病变内未见明显强化(图 23-1)。

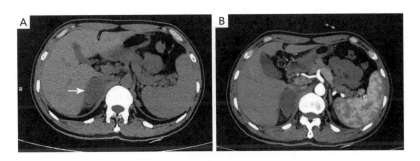

图 23-1 肾上腺平扫 + 增强 CT

侧肾上腺区可见类圆形低密度影,增强后囊壁轻中度强化。

进一步分析

为明确肾上腺的病变性质,患者于全麻下行"腹腔镜下单侧肾上腺切除术",术后病理诊断示:(右肾上腺)肾上腺组织内可见囊肿形成,囊内壁未见被覆上皮,大量淋巴细胞、浆细胞、嗜酸性粒细胞浸润,组织细胞聚集,肾上腺周边纤维脂肪组织内血管扩张充血伴出血,较多淋巴细胞、浆细胞、嗜酸性粒细胞浸润,抗酸染色(-),PAS(-)。免疫组织化学染色示 AE1/AE3(+)弱、CD163(+)、CD1a(+)、散在 CD68(+)、散在 IgG4(+)、IgG(+)、Ki-67(+)60%、S-100(+)散在、个别 CD38(+)、κ轻链(+)、λ轻链(+)。(右肾上腺)肾上腺组织内大量淋巴细胞、浆细胞浸润,IgG 及 IgG4 阳性细胞数目增多,IgG4 及 IgG 比例约为 80%,建议血清 IgG 检查(图 23-2)。

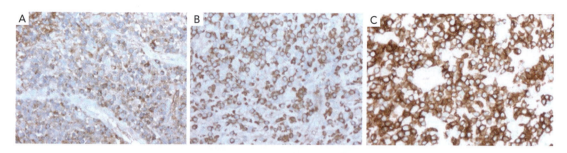

图 23-2　免疫组织化学染色

A. IgG1 染色;B. IgG4 染色;C. CD38 染色。

进一步诊断

进一步完善相关检查。血清 IgG4 4.1g/L(↑)(参考范围:0.08 ～ 1.4g/L)。免疫全套:补体 C3 0.73g/L(↓),补体 C4 0.09g/L(↓)。血常规、尿常规、大便常规、肝肾功能、电解质、血沉、C 反应蛋白、术前八项、肿瘤标志物、抗核抗体、抗 ENA 抗体、ANCA、磷脂抗体均未见明显异常。

影像学检查　腹部彩超示肝脏、胆囊、脾脏、胰腺、双肾未见占位性病变;浅表淋巴结彩超示双侧颈部淋巴结可见。腮腺超声示未见异常。腮腺造影示双侧腮腺及双侧颌下腺功能正常。

患者以腹痛为首发表现,泌尿系超声示肾上腺占位,术后病理示肾上腺组织内大量淋巴细胞、浆细胞浸润,IgG 及 IgG4 阳性细胞数目增多,IgG4 及 IgG 比例约为 80%,结合其血清 IgG4 明显升高,诊断须考虑 IgG4-RD 可能,进一步完善 PET/CT 行全身器官评估:双侧颌下小淋巴结影,未见 FDG 代谢增高;右侧肾上腺区斑片状致密影,结合病史考虑术后改变。综上,结合患者临床表现、辅助检查及病理学证据,诊断"IgG4 相关性疾病(肾上腺受累)"明确。

最终诊断

IgG4 相关性疾病(肾上腺受累)。

治疗及疗效

2017 年 6 月 13 日在我院泌尿外科行"腹腔镜下单侧肾上腺切除术",后于 2017 年 10 月 13 日查血清 IgG4 2.1g/L(↑)(参考范围:0.08 ～ 1.4g/L),明确诊断 IgG4 相关性疾病(肾上腺受累),治疗上给予泼尼松 30mg/d、来氟米特 20mg/d 口服控制病情,激素序贯减量,2018 年 6 月复查血清 IgG4 0.708g/L。

随访

患者术后随访,经给予激素及来氟米特治疗后,2018 年 6 月 27 日复查血清 IgG4 浓度恢复正常。患者自行停药,长期定居陕西,电话随访患者术后未再出现腹痛。

病例讨论

IgG4-RD 可累及全身各个部位,常见的受累部位有泪腺、唾液腺、胰腺和腹膜后,发生于肾上腺的 IgG4-RD 相对少见。本例患者以腹痛为首发表现,疼痛与进食、体位无关,完善泌尿系超声提示肾上腺占位,病理示肾上腺组织内大量淋巴细胞、浆细胞浸润,IgG4 与 IgG 的比例约为 80%,同时患者血清 IgG4 浓度偏高,最终明确诊断,给予激素及免疫抑制剂治疗,患者血清 IgG4 浓度恢复正常,未再出现腹痛。

2013 年澳大利亚组织病理学家首次报道了 IgG4 相关的肾上腺受累,患者是一名 41 岁女性,有胃食管反流病史,表现为持续、非特异性的右腹痛数周。完善腹部 CT 及磁共振显示右侧肾上腺肿块,为明确病变性质,在腹腔镜下切除了右肾上腺,肾上腺重 16 克,肾上腺内有一个 28mm 孤立的硬结节。活检示血管周围大量浆细胞和淋巴细胞聚集,免疫组织化学显示 IgG4 阳性细胞的百分比超过 50%,IgG4 阳性浆细胞约 72 个 /HPF。

2018 年德国泌尿科专家报道了一例 67 岁男性,因上腹痛完善腹部 CT 发现左侧肾上腺占位,术前已排除嗜铬细胞瘤,故行"左侧肾上腺切除术",肾上腺标本重 114 克,大小 100mm×60mm×43mm。术后免疫组织化学显示:Ig4 阳性浆细胞的百分比超过 55%,IgG4 阳性浆细胞约 80 个 /HPF。因患者出国未进一步检测血清 IgG4 水平。

IgG4 相关性疾病累及肾上腺相对少见,以上病例显示患者均有腹痛的临床表现,完善腹部 CT 发现肾上腺占位,经过手术活检及免疫组织化学检查最终明确诊断。因此,当患者出现腹痛时,应及时完善腹部 CT,若发现有肾上腺占位伴血清 IgG4 升高,须警惕 IgG4 的肾上腺受累可能。

(李正芳)

专家点评

武丽君教授:这是一例相对罕见的肾上腺受累的 IgG4 相关性疾病,患者以腹痛为首发表现,完善肾上腺 CT 发现右侧肾上腺区有类圆形低密度影,经过手术活检及免疫组织化学检查,同时结合血清学及 PET/CT 的结果,明确诊断 IgG4 相关性疾病(肾上腺受累)。给予外科干预以及激素联合免疫抑制剂治疗后患者腹痛再未出现,预后良好。目前国内外关于 IgG4 相关性疾病(肾上腺受累)相关报道较少见。因此,在临床中,当患者出现不明原因的腹痛时,应及时完善腹部 CT 检查,若发现有肾上腺占位,同时伴血清 IgG4 浓度升高时,须警惕 IgG4 肾上腺受累的可能。

参考文献

[1] LYNNHTUN K, ACHAN A, LAM V. IgG4 related pseudotumour (calcifying fibrous tumour) of adrenal gland[J]. Pathology, 2013, 45(5): 519-521.

[2] SAEGER W, LOHE B, ENGELS C L, et al. IgG4-associated adrenalitis: A case report[J]. Endocr Pathol, 2018, 29(3): 294-298.

胆管壶腹部恶性肿瘤模拟 IgG4 相关性疾病一例

病例介绍

患者,男性,63 岁,主因"间断腹痛 1 个月"入院。

患者 1 个月前无明显诱因出现间断上腹部疼痛,可自行缓解,无发热、腹泻、恶心、呕吐,无胸闷、胸痛等不适,于当地医院就诊,予以对症支持治疗(具体不详)后缓解。完善腹部 CT 提示:胰头密度减低,胰管扩张,胆总管扩张,胰腺炎,胆管结石。患者现为进一步诊治至我院,门诊以"胰腺肿物,胆管占位"收入我院胆胰外科。自起病以来,患者精神、食欲、夜眠可,二便正常,近期体力、体重无明显变化。

既往史 2012 年曾因"鼻咽癌"于医院放疗治疗,具体不详。术后右耳听力不佳,现有助听器辅助听力。否认肝炎、结核等传染病病史,否认食物及药物过敏史。否认高血压、心脏病、糖尿病及脑血管疾病等病史。个人史、婚育史、家族史无特殊。

入院查体 体温 36.8℃,脉搏 76 次 /min,血压 117/85mmHg。神清,步入病房。皮肤及巩膜无黄染,浅表淋巴结无肿大。心、肺查体未见明显异常。腹平软,未见肠形及胃肠蠕动波。全腹部无深压痛,无反跳痛,腹部未触及包块,肝脾未触及,墨菲征(-);肝区无叩击痛,肾区无叩击痛,无移动性浊音,肠鸣音正常。双下肢无水肿。脊柱四肢无畸形。

辅助检查 外院腹部 CT 提示"胰头密度减低,胰管扩张,胆总管扩张,胰腺炎,胆管结石"。

病例特点

1. **中老年男性,亚急性病程。**
2. **临床特点** 主要包括:短期内无明显诱因出现间歇性上腹痛,可自行缓解。
3. **既往史** 既往鼻咽恶性肿瘤病史,放疗后右耳听力不佳,现有助听器辅助听力。
4. **体格检查** 生命体征平稳,心、肺、腹查体未见明显异常。
5. **辅助检查** 腹部 CT 示"胰头密度减低,胰管扩张,胆总管扩张,胰腺炎,胆管结石,考虑胰腺肿物,胆管占位"。

初步诊断

胰头肿物、胆管占位性质待查。

胆总管扩张;胆囊结石。

鼻咽癌综合治疗后;听力下降。

鉴别诊断

1. 胆胰恶性肿瘤 原发性胆胰恶性肿瘤(包括胆管细胞癌)的经典三联征为无痛性黄疸、右上腹痛和体重减轻,该三联征也可见于转移癌。该患者中老年男性,亚急性腹痛起病,腹部 CT 示胰头密度减低,胰管扩张,胆总管扩张,胰腺炎,胆管结石,须考虑胆胰恶性肿瘤可能。进一步完善肿瘤标志物、组织活检联合免疫组织化学染色,以及影像学检查常有助于鉴别。

2. 胆总管结石 胆总管结石一般继发于胆囊结石,症状包括上腹部疼痛、恶心及呕吐。结石自行排除或取出后,胆总管结石引起的疼痛可缓解,部分患者会因为胆总管暂时性堵塞而出现间歇性疼痛,可并发急性胆囊炎和急性胆管炎。该患者上腹痛起病,腹部 CT 示胰头密度减低,胰管扩张,胆总管扩张,胰腺炎,胆管结石,不排除胆囊结石继发胆总管结石合并胆囊炎及胰腺炎可能,须进一步完善肝酶(碱性磷酸酶、γ- 谷氨酰转移酶)、胰酶、血常规评估有无急性胰腺炎及胆囊炎等合并症。ERCP 是诊断胆总管结石的金标准,必要时完善此检查以明确诊断。

3. IgG4 相关性疾病 IgG4 相关性疾病(immunoglobulin G4-related disease, IgG4-RD)是一种免疫介导的纤维炎性疾病,可累及多个器官,常见表现类型包括:1 型(IgG4 相关性)自身免疫性胰腺炎、IgG4 相关性硬化性胆管炎、大唾液腺肿大或硬化性唾液腺炎、眼眶疾病、腹膜后纤维化等。该患者上腹痛起病,腹部 CT 提示胰腺及胆管病变,须考虑 IgG4 相关性自身免疫性胰腺炎及 IgG4 相关性硬化性胆管炎可能,须进一步完善组织病理学、血清 IgG4 测定以鉴别诊断。

入院后检查

1. 实验室检查

血常规:淋巴细胞计数 0.68×10^9/L(↓),血红蛋白 122.0g/L(↓)。肿瘤标志物:糖类抗原 19-9(CA19-9)151.70U/ml(↑)。胰腺损伤指标:脂肪酶 924.3IU/L(↑),胰淀粉酶 106U/L(↑);尿胰淀粉酶 1 094U/L(↑),尿淀粉酶 1 215U/L ↑。甘油三酯 1.79mmol/L(↑),高密度脂蛋白 0.73mmol/L(↓),脂蛋白 a 10.88g/L(↓)。肝功能示碱性磷酸酶 143U/L(↑),γ- 谷氨酰转肽酶 205U/L(↑)。炎症指标:血沉 17mm/h(↑),超敏 C 反应蛋白 4.9mg/L(↑)。尿常规、大便常规、肾功能、电解质、凝血 +D-二聚体、抗核抗体谱、类风湿全套(抗 CCP、AKA、RF)、免疫全套、自身免疫性肝炎抗体谱、抗磷脂抗体谱、ANCA 均正常;乙型肝炎、丙型肝炎、HIV、梅毒相关标志物检查阴性。

2. 影像学检查

肝、门静脉、胆、脾、胰彩超:①胆总管下段管壁局限性增厚并胆囊肿大、肝内外胆管扩张;②胆囊泥沙样结石;③肝内实质性病灶(血管瘤可能)。腹部增强 CT:胰头饱满、强化减弱,伴胆总管胰腺段管腔明显变窄,肝内胆管、肝外胆管及胰管扩张;胰周少许渗出,考虑炎性改变;胆囊体积增大,胆囊结石(图 24-1A)。磁共振 - 胆道成像:胆总管胰腺段梗阻,肝内胆管、肝外胆管扩张,胆总管上段及胰管扩张;胆囊结石,胆囊炎;胰腺周围少量积液;肝右叶囊肿或血管瘤;双肾囊肿。

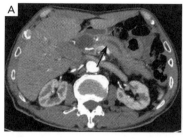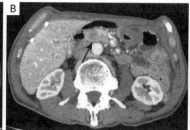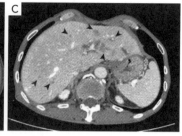

图 24-1　患者腹部增强 CT

A. 首次就诊时,提示胰头饱满、强化减弱,伴胆总管胰腺段管腔明显变窄,肝内胆管、肝外胆管及胰管扩张;
B. 出院 1 个月后再次就诊时,提示门脉期胰头部弱强化占位(箭头所示);C. 出院 1 个月后再次就诊时,提示
肝内多发转移灶(短箭头所示)。

进一步分析

患者上腹痛,合并胰酶及胆管酶升高,全腹部增强 CT 提示:胰头饱满、强化减弱,伴胆总管胰腺段管腔明显变窄,肝内胆管、肝外胆管及胰管扩张。磁共振 - 胆道成像提示:胆总管胰腺段梗阻,肝内胆管、肝外胆管扩张,胆总管上段及胰管扩张;胆囊结石,胆囊炎;胰腺周围少量积液。上述影像学所示肝内胆管及肝外胆管扩张、胆总管上段及胰管扩张可视为胆总管梗阻的间接征象,而引起胆管梗阻的常见原因为胆管癌、胰腺癌、胆结石及其他慢性炎性疾病。该患者血清学异常及胰腺、胆管影像学改变,需要鉴别炎症与肿瘤,可通过完善经内镜逆行胆胰管成像(endoscopic retrograde cholangiopancreatography, ERCP)及超声内镜引导下的细针吸取细胞学检查(endoscopic ultrasonography guided fine needle aspiration, EUS-FNA)行病理学检测以明确诊断。

进一步诊断

为明确胰头肿物及胆管梗阻病因,进一步完善组织病理学检测。行 EUS-FNA 检查:①胆总管扩张并絮状等回声:胆总管乳头状黏液瘤? ②胆囊泥沙样结石。行 ERCP+EST+ 十二指肠乳头扩张术 + 内镜刷检术,胆总管毛刷印片:送检涂片镜下见少许腺上皮细胞和柱状上皮细胞,偶见小梭形细胞,未见其他。患者上述检查未见恶性肿瘤征象,不除外自身免疫性胰腺炎可能,进一步完善血清 IgG4,结果为 2.27g/L(↑),不除外 IgG4 相关性疾病可能,由胆胰外科转入风湿免疫科。为进一步明确诊断及评估全身其他脏器受累情况,完善腮腺及下颌腺磁共振,提示双侧腮腺 T_1 信号减低,右侧腮腺稍大,实质 T_2 信号稍高,双侧颌下腺体积稍缩小,形态欠规则,中央见条片状长 T_2 信号;符合免疫相关性炎性改变。结合腮腺、颌下腺、胆管、胰腺受累,外周血清 IgG4 水平升高,考虑 IgG4-RD 可能,肿瘤性疾病待排。告知患者及家属病情,患者及家属表示理解并同意使用糖皮质激素诊断性治疗。遂予以醋酸泼尼松片 35mg(口服 1 次 /d)起始治疗,嘱患者门诊密切随访。

患者出院 1 个月后,激素减量过程中再次出现皮肤及巩膜黄染,伴腹胀、小便黄染、白陶土样大便。再次来我院就诊,查谷丙转氨酶 112U/L ↑,谷草转氨酶 67U/L ↑,总胆红素 514.6μmol/L(↑),直接胆红素 446.9μmol/L(↑),间接胆红素 67.7μmol/L(↑),碱性磷酸酶 476U/L(↑),γ- 谷氨酰转肽酶 678U/L（↑），总胆固醇 5.75mmol/L（↑），考虑梗阻性黄疸，予以 PTCD 减黄治疗。腹部增强 CT 提示"胰头部占位（前图 24-1B）：考虑恶性肿瘤性病变伴肝内胆管、胆总管及主胰管梗阻、扩张；肝内多发结节（前图 24-1C）：转移瘤可能性大"。遂于全麻下行"根治性胰十二指肠切除术"，术后病理诊断：壶腹部中 - 低分化腺癌（图 24-2），侵及十二指肠壁全层及邻近胰腺组织，伴胰腺周围淋巴结转移。

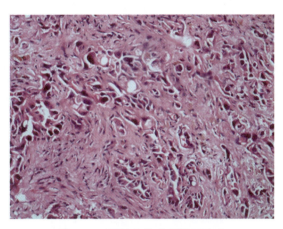

图 24-2　肝脏占位病理提示腺癌

最终诊断

壶腹部肿瘤［腺癌（中 - 低分化）侵及十二指肠壁全层及邻近胰腺组织 ］。
肝脏转移瘤。
胆汁淤积性黄疸；胆囊结石；胆囊炎。
双肾囊肿。

治疗及疗效

手术切除是壶腹部肿瘤潜在治愈的唯一手段，手术方式包括局部切除术和胰十二指肠切除术，对于无法手术根治的患者可行姑息性手术治疗。对于高度怀疑恶性或者内镜穿刺活检证实是恶性的壶腹部病变，均应行根治性胰十二指肠切除术。该患者胰十二指肠切除术后伤口恢复尚可，后期患者未至门诊随访，但考虑到患者已出现肝脏多发转移瘤，远期预后不佳。

随访

无。

病例讨论

IgG4 相关性疾病（immunoglobulin G4-related disease, IgG4-RD）是一种系统性疾病，可累及全身多个器官和组织，包括唾液腺、胰腺、泪腺、眶周及眶内组织、淋巴结、胆系、肾脏等。受累器官经常表现为肿瘤样肿胀,特征性的病理学包括富含 IgG4$^+$ 浆细胞的淋巴浆细胞性浸润,以及以席纹状为特征的不同程度纤维化。血清 IgG4 浓度多升高,临床上有多种疾病可模拟 IgG4-RD,需要临床医生进行鉴别诊断。

壶腹部癌是指包括十二指肠球部[法特壶腹(ampulla of Vater)]周围 2cm 范围以内的恶性肿瘤,可起源于十二指肠乳头及乳头附近的黏膜、壶腹内的黏膜、胰管及胆总管十二指肠壁间部黏膜上皮,主要包括壶腹癌、十二指肠乳头癌及胆总管下端癌。ERCP 是诊断壶腹部癌的主要手段,其优势在于可直视十二指肠乳头,对于怀疑十二指肠乳头病变者可切取活组织检查,并能提供直接清晰的胰胆管影像。Ogura 等报道 EUS-FNA 对壶腹部病变的诊断准确率达 100%。国内学者魏小丽等报道 EUS-FNA 对壶腹部周围病变的定位和定性诊断准确率达 92.0%,明显高于超声检查、CT、ERCP 等检查。

消化系统是 IgG4-RD 最早也是最为被关注的受累部位,包括食管、胃、肠、肝胆、胰腺等器官,均可发生相应病变,其中以胰腺和胆管受累最常见。IgG4-RD 消化系统受累与其他器官受累相似,其主要的特征性病变如下:①单个或多个组织和 / 或器官局限或弥漫性肿大;②血清 IgG4 水平升高;③典型的组织病理学表现为 IgG4 阳性浆细胞为主的淋巴细胞、浆细胞浸润,伴有席纹状纤维化、闭塞性静脉炎、嗜酸性粒细胞浸润;④对糖皮质激素治疗的反应良好。IgG4 相关性胰腺炎是 IgG4-RD 的原型,也是研究最为深入的一种器官表现。患者主要表现为无痛性黄疸,亦可表现为无黄疸性局灶性胰腺肿块或肿大。IgG4 相关性胆管炎主要表现为梗阻性黄疸或无症状肝酶升高,伴有腹痛或上腹部不适。本例患者初次就诊时血清 IgG4 轻度升高,影像学特征类似于 IgG4-RD 累及胰腺及胆管表现:胰头饱满、强化减弱,伴胆总管胰腺段管腔明显变窄,肝内胆管、肝外胆管及胰管扩张。但遗憾的是该患者初次行 ERCP 及 EUS-FNA 均未发现恶性肿瘤证据,结合其腮腺、颌下腺表现出的免疫相关炎性改变,初次诊断更倾向于 IgG4-RD 导致多脏器受累可能,经患者同意后启用糖皮质激素治疗。但患者在激素治疗 1 个月后,梗阻性黄疸症状并未得到明显改善,反而进一步加重。这不得不让我们怀疑 IgG4-RD 的诊断是否成立,因为 IgG4-RD 大多对糖皮质激素治疗反应良好。此时复查腹部增强 CT 发现较 1 个月前有明显进展,胰头新发占位合并肝脏多发结节性病灶,高度怀疑恶性肿瘤可能。对于高度怀疑恶性或者内镜穿刺活检证实是恶性的壶腹部病变,应行根治性胰十二指肠切除术。患者根治性胰十二指肠切除术后病理证实为壶腹部腺癌侵犯周围组织伴肝脏多发转移,推翻了既往 IgG4-RD 累及胰腺及胆管诊断。因未行唾液腺活组织检查加以证实,患者唾液腺炎性改变是否与 IgG4-RD 相关我们不得而知。

此例模仿 IgG4-RD 误诊病例给予我们一些启示。首先,虽然血清 IgG4 升高是 IgG4-RD 诊断和病情评估的重要指标,但其诊断的特异性不高,并且部分 IgG4-RD 患者血清 IgG4 水平可正常。目前发现血清 IgG4 水平升高可以见于多种其他疾病,包括自身免疫病(如结缔组织病和 ANCA 相关性血管炎等)、血液系统疾病(如卡斯尔曼病、淋巴瘤等)、肿瘤(如炎性肌纤维母细胞成纤维细胞瘤等)。正如本例患者所示,虽有轻度血清 IgG4 水平升高,但最终确诊为恶性肿瘤。其次,本病例提示对于可疑 IgG4-RD 胆胰受累患者,因单次 ERCP 或 EUS-FNA 检查获得的组织样本量少,存在病理学假阴性可能,不能完全排除恶性肿瘤。因此,对于初次行 ERCP 或 EUS-FNA 检查未获得结论性病理学证据的病例,有必要重复检查以提高诊断的准确率。但由于取材部位及数量的局限性,仍存在漏诊恶性肿瘤的可能,最好对患者进行密切地临床和影像学随访,以避免因诊断及治疗延迟使病情恶化,必要时手术切除病灶以便行病理活检,减少误诊或漏诊。最后,糖皮质激素是 IgG4-RD 公认的一线治疗药物,绝大多数初治患者对此治疗敏感,当疑诊 IgG4-RD 的患者对激素治疗反应欠佳时,应再次进行评估,除外肿瘤或其他疾病可能。

(周丽玲　陈余雪)

专家点评

董凌莉教授: IgG4-RD 是临床中的"超级模拟者"和"超级被模拟者",可模拟肿瘤等多种疾病,同时多种其他疾病亦可模拟 IgG4-RD。这是一例壶腹部恶性肿瘤误诊为 IgG4-RD 的病例,该患者初次就诊时影像学表现提示胰头饱满、强化减弱,伴胆总管胰腺段管腔明显变窄,肝内胆管、肝外胆管及胰管扩张,影像学上难以对炎症性病变或肿瘤性病变进行鉴别。具有迷惑性的是,患者血清 IgG4 水平升高,双侧腮腺、颌下腺影像学表现为免疫相关炎性改变,结合胰腺肿大、胆管狭窄,以及 ERCP 及 EUS-FNA 均未提示恶性肿瘤征象。因此,从"一元论"的角度初步考虑该患者的诊断为 IgG4-RD 并启动糖皮质激素治疗。IgG4-RD 对糖皮质激素应答效果普遍较好(对激素应答效果不佳本身是 2019 年 ACR/EULAR IgG4-RD 分类标准中排除标准的一条)。但是,本例患者经过糖皮质激素治疗 1 个月余,病情仍快速进展,影像学在短期内出现明显恶化,需要我们重新审视 IgG4-RD 的诊断是否合理,高度警惕其他模拟 IgG4-RD 的疾病,比如肿瘤等。后该患者行根治性胰十二指肠切除术,病理证实为恶性肿瘤。在这里需要说明的是,虽然 IgG4-RD 可累及全身多脏器,但是并非意味着 IgG4-RD 患者体内所有的受累脏器肿大均由该病所致。因此,IgG4-RD 患者在接受治疗过程中需要密切随访,如果出现某一"受累脏器"对糖皮质激素治疗应答效果不佳的情况,专科医生应高度警惕并怀疑该部位 IgG4-RD 诊断的正确性,并通过进一步的检查进行诊断和鉴别诊断。此外,特征性的病理改变是诊断 IgG4-RD 的重要依据,病理检查对其鉴别诊断亦至关重要。细针穿刺检查结果的准确率可能因取材部位局限、标本量少而受到影响,因此,必要时应行组织活检以明确诊断,减少误诊或漏诊。

参考文献

[1]　韦荣强, 邵成浩. 壶腹部癌的诊断和治疗 [J]. 肝胆胰外科杂志, 2017, 29(3): 184-187.

[2]　REIßIG T M, SIVEKE J T. Multimodale therapie ampullärer karzinome. [J]. Chirurg, 2021, 92(9): 803-808.

[3]　LISOTTI A, FRAZZONI L, FUCCIO L, et al. Repeat EUS-FNA of pancreatic masses after nondiagnostic or inconclusive results: Systematic review and meta-analysis[J]. Gastrointest Endosc, 2020, 91(6): 1234-1241.

[4]　BATEMAN A C, CULVER E L. Challenges and pitfalls in the diagnosis of IgG4-related disease[J]. Semin Diagn Pathol, 2024, 41(2): 45-53.

[5] WALLACE Z S, NADEN R P, CHARI S, et al. The 2019 American college of rheumatology/
European league against rheumatism classification criteria for IgG4-related disease[J]. Ann
Rheum Dis, 2020, 79(1): 77-87.

IgG4 相关性淋巴结病并高磷酸尿性间叶瘤继发肾透明细胞癌一例

患者,男性,62岁,主因"进行性四肢肌无力4年,麻木伴肌肉和多关节疼痛半年"入院。

患者4年前无明显诱因出现双下肢肌无力,行走困难,进行性加重至四肢肌无力,伴肢体麻木和明显感觉异常,约半年后出现双踝、双膝、双肩、双肘、双髋等多部位对称性肌肉和关节疼痛,无消瘦、皮疹、晨轻暮重、肢体抽搐、肌肉萎缩、吞咽困难、呼吸困难、语言障碍等,曾就诊于多家医院,均诊断为"糖尿病伴周围神经病变,痛风",予营养神经、降尿酸、中药、针灸等治疗(具体不详),无效,患者上述症状进行性加重致瘫痪在床,全身多处自发性骨折。

既往史 高血压病史9年,长期口服硝苯地平20mg,q.d.,降压,自诉平时血压控制可;糖尿病病史7年,长期胰岛素降糖治疗中,未规律监测;痛风病史16年,未规律降尿酸治疗。长期大量吸烟、饮酒史。个人史、婚育史、家族史无特殊。

入院查体 体温36.2℃,脉搏78次/min,血压110/70mmHg,神清,轮椅入室,右侧腋窝可触及黄豆大小淋巴结,质韧,活动可,心、肺、腹部查体未见明显异常,双下肢不肿。神经系统查体:双瞳孔等大等圆,对光反射正常,眼球活动正常,双眼睑闭合有力,上视可见额纹,鼻唇沟等深,口角对称,鼓腮正常,张口伸舌正常,双上肢肌力3级,腱反射活跃,双下肢肌力2级,腱反射减弱,拉塞格征(Lasègue sign)(+);深浅感觉正常,病理征阴性,指鼻试验稳准,闭目难立征不能配合。

1. **中老年男性,慢性病程。**

2. **临床特点** 主要包括:四肢肌无力,麻木,伴双侧多关节和肌肉对称性疼痛,并进行性加重至不能行走、瘫痪,全身多处自发性骨折。

3. **既往史** 长期高血压、糖尿病及痛风病史;长期大量吸烟、饮酒史。

4. **体格检查** 生命体征平稳,右侧腋窝可触及黄豆大小淋巴结,质韧,活动可,心、肺、腹部查体未见明显异常,双下肢不肿。神经系统异常体征:双上肢肌力3级,腱反射活跃,双下肢肌力2级,腱反射减弱,拉塞格征(+)。

初步诊断

四肢疼痛和肌无力待查。

重度骨质疏松伴全身多发性骨折。

高血压 3 级，很高危。

2 型糖尿病。

痛风。

鉴别诊断

1. 糖尿病性周围神经病 患者为中老年男性,糖尿病史多年,未规律监测血糖,须考虑糖尿病性周围神经病所致感觉神经异常可能。患者可表现为双侧远端对称性感觉神经异常,可出现典型的"袜套 - 手套"样分布的感觉丧失;重症患者还会发生运动无力和运动神经元轴突丧失。不符合点为该病不会出现低磷、低钙及全身多发性骨折,且患者经营养神经等对症支持治疗后无效。

2. 慢性吉兰 - 巴雷综合征(Guillain-Barré syndrome, GBS) 典型的 GBS 临床特征包括进行性对称性肌无力,上肢或下肢深腱反射减弱或消失。患者可能还有感觉症状和自主神经功能障碍。疾病进展超过 8 周则符合慢性炎症性脱髓鞘性多发性神经病。患者可表现为肌无力及面神经麻痹,部分患者可出现口咽肌无力,眼动无力,以及自主神经功能障碍。该患者四肢肌无力,腱反射异常,须考虑该疾病可能。不符合点为患者仅四肢肌无力,无感觉神经异常及肌肉麻痹表现。

3. 重症肌无力 最常见的表现为提睑肌无力所致上睑下垂和眼外肌无力所致复视,口咽肌无力会导致构音障碍和吞咽困难,全身型患者则可表现为颈伸肌和屈肌及四肢肌无力。该患者仅为四肢肌无力,无其他骨骼肌无力表现,不支持该诊断。

入院后检查

1. 实验室检查

尿常规:尿 Glu(2+), 尿 PRO(+/-)。电解质检查:血清磷 0.28mmol/L(↓)(正常范围 0.81 ～ 1.45mmol/L)。尿电解质:尿磷 4.6mmol/L(↓)(参考范围 12.9 ～ 43.9mmol/L),24 小时尿磷 10.9mmol(↓)(参考范围 12.9 ～ 42mmol)。血清钙 2.37mmo/L(参考范围 2.20 ～ 2.55mmol/L);血清碱性磷酸酶 294U/L(↑)(参考范围 40 ～ 129U/L),血清甲状旁腺激素(PTH)66.25pg/ml(↑)(参考范围 15 ～ 65pg/ml)。糖化血红蛋白(HbA1c)8.1%。炎症指标:血沉 71mm/h,C 反应蛋白 6.8mg/L。血常规、大便常规、肝功能、肾功能、凝血 +D- 二聚体、甲状腺功能、抗核抗体谱、类风湿全套(抗CCP、AKA、RF)、抗磷脂抗体谱、ANCA 均正常;乙型肝炎、丙型肝炎、HIV、梅毒、血清免疫固定电泳、肿瘤全套均正常。

2. 其他辅助检查

骨密度提示重度骨质疏松;肌电图提示四肢周围神经损害(运动感觉纤维均受累)。

3. 影像学检查

肺 CT 示:两肺下叶纤维灶,右侧腋窝及纵隔淋巴结增多、部分肿大,双侧胸膜增厚、粘连;两侧多发肋骨骨折。膝关节和踝 MRI 示:左股骨踝、左胫骨近端、远端及距骨应力性骨折,骨髓水肿,右侧髌骨软化,股骨远端轻度骨髓水肿;右膝前后交叉韧带及副韧带、内外侧盘状半月板损伤;右侧股四头肌肌腱损伤。全身骨显像示:脊柱各椎体(颈、胸、腰、骶椎)放射性分布不均匀;左侧颅骨、双侧多根肋骨、胸骨可见放射性浓聚影;双侧肩关节、肘关节、腕关节、掌指关节、指间关节、髋关节、膝关节及踝关节放射性浓聚,左侧肱骨形态欠规整,双侧胫骨形态稍欠规整;结合临床考虑骨软化症可能性大。髋关节 CT 提示:双髋关节骨质软化,考虑钙磷代谢性疾病可能。

进一步分析

患者低磷血症并尿磷减少,PTH 升高,血钙正常,全身骨显像提示骨软化症,关节影像学提示多部位关节骨质软化并骨折,诊断考虑低磷血性骨软化症。对于成年人,该病的病因首先须考虑肿瘤性骨软化症(tumor-induced osteomalacia, TIO)的可能,但在检出基础肿瘤之前,亦须考虑其他肾脏磷酸盐流失病的可能。患者(尤其是成人)如既往血清磷酸盐水平正常,通常支持诊断为 TIO,只有极少数情况下可出现成年人的常染色体显性低磷血症,如果诊断仍不明确,可考虑进行基因检测,检测 FGF23 突变以排除常染色体显性遗传性低磷血症性佝偻病;检测 PHEX 变异以排除 X 连锁低磷血症(X-linked hypophosphatemia, XLH);检测 DMP1、ENPP1 和 FAM20C 变异以排除常染色体隐性遗传性低血磷性佝偻病(ARHR)。

由于肿瘤体积较小且部位隐蔽,常规成像技术很难定位,体外研究显示间叶肿瘤通常表达生长抑素受体,因此通过放射性标记的生长抑素类似物奥曲肽的扫描技术可以定位部分患者的肿瘤。有报道称 ^{68}Ga-DOTATATE 标记的 PET/CT 对检出致病肿瘤特别敏感。全身 MRI 和 ^{18}F-FDG-PET/CT 也有报道表明可成功定位肿瘤,但灵敏度不如 ^{68}Ga-DOTATATE 标记的 PET/CT。

进一步诊断

为进一步寻找钙磷代谢异常引起骨软化的病因,同时用 [18]F- 脱氧葡萄糖(^{18}F-FDG)和放射性标记生长抑素类似物 ^{68}Ga-DOTATATE 两种标志物进行 PET/CT。结果显示,患者脐部偏右侧皮下可见大小约 2.4cm × 2.2cm 类圆形结节放射性摄取增高(SUV 5.0)和右侧腋窝大小约 3.6cm × 2.6cm 淋巴结代谢增高(SUV 5.3)(图 25-1)。患者同时切除了上述两个肿块,术后病理提示:腹部皮下结节符合磷酸尿性间叶瘤,有趣的是,腋窝淋巴结显示 IgG4 相关淋巴病,免疫组织化学提示大量 IgG4 阳性浆细胞浸润(> 100 个 /HPF),IgG4[+] 浆细胞 /IgG[+] 浆细胞比值约 70%(图 25-2)。据此完善血清 IgG4 检测亦显示升高(3.380g/L)。

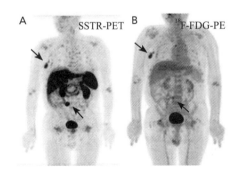

图 25-1 全身 SSTR(^{68}Ga-DOTATATE) PET 扫描和 ^{18}F-FDG-PET 扫描

全身 SSTR(^{68}Ga-DOTATATE)-PET 扫描(A)和 ^{18}F-FDG-PET 扫描(B)显示右腋窝和脐周局部示踪剂摄取增加(箭头指向)。

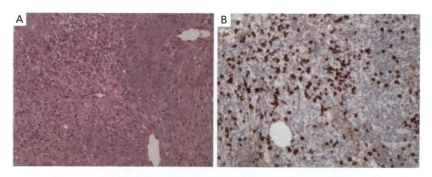

图 25-2　腹部脐周皮下肿块组织和右腋窝增大的淋巴结病理

A.(腹部脐周皮下肿块组织)HE 染色显示梭形肿瘤细胞,细胞核呈卵圆形,细胞质嗜酸性,散在云状钙沉积,符合高磷酸尿性间叶瘤;B.(右腋窝增大的淋巴结)提示良性淋巴结增生性病变,免疫组织化学显示大量 IgG4 阳性浆细胞浸润(＞ 100 个 /HPF),IgG4$^+$ 浆细胞 /IgG$^+$ 浆细胞比值约 70%。

患者术后 1 个月随访,血清磷、碱性磷酸酶逐渐恢复正常,肌无力、麻木及关节疼痛症状较前明显改善,3 个月后可拄拐自理。

但是,两年后,患者无意发现左腰腹部巨大肿块,质硬,活动差;无发热、血尿、蛋白尿,无尿频、尿急、尿痛,恶心、呕吐等。PET/CT 示左肾中极类圆形软组织密度影,大小约为 37mm × 33mm,其内见小斑片稍低密度影,放射性摄取增高(SUV$_{max}$ 3.07)。考虑可能为 IgG4-RD 相关的肾损害表现,患者给予足量泼尼松(50mg,q.d.,p.o.)经验性治疗,四周后复查肾脏增强 CT,提示病变较前无改善。为明确病变性质,患者于行腹腔镜下行肾肿物切除术,术后病理提示为肾透明细胞癌(WHO/ISUP 2 级)(图 25-3)。

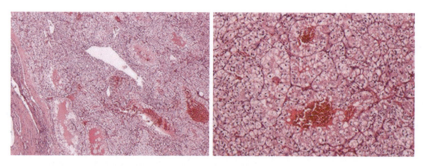

图 25-3　左肾切除术后病理:肾透明细胞癌(WHO/ISUP 2 级)

最终诊断

肿瘤相关性低磷血性骨软化症;高磷酸尿性间叶瘤。

IgG4 相关性淋巴结病可能。

肾透明细胞癌(WHO/ISUP 2 级)。

重度骨质疏松;多发陈旧性骨折;2 型糖尿病;高血压 2 级,很高危;痛风。

治疗及疗效

TIO 的根治性治疗是完全切除肿瘤,能及时逆转生化异常,并使骨病在 6 ~ 12 周内恢复。该患者术后无特殊用药,1 个月后钙磷代谢完全恢复正常,3 个月后临床症状消失,2 年后新发肾透明细胞癌,经切除后亦无特殊用药。

随访

无。

病例讨论

TIO 是一种罕见的肿瘤性疾病,以低磷血症和异常尿磷代谢为主要特征。高磷酸尿性间叶瘤所产生的循环磷酸盐尿激素导致患者体内成纤维细胞生长因子 23(fibroblast growth factor 23, FGF23)水平升高,通过降低近端肾小管中磷酸钠共转运蛋白的表达,导致肾脏对磷酸盐的重吸收减少。TIO 患者可出现乏力、疲劳、骨和肌肉的疼痛,以及骨折。由于导致 TIO 的肿瘤通常太小,无法通过常规影像学(如 CT 和磁共振等)进行定位,需要通过核素显像与放射性标记[推荐使用生长抑素类似物(铟 -111 奥曲肽显像或 ^{68}Ga-DOTATATE PET/CT)]联合或不联合 ^{18}F-FDG PET/CT 才能发现。IgG4-RD 则是一种全身各个系统均可受累的慢性炎症纤维性疾病,典型的组织病理学特征包括密集淋巴浆细胞浸润、纤维化,闭塞性静脉炎,免疫组织化学可见大量 IgG4 阳性浆细胞浸润等,但仍具有一定的非特异性,在多种自身炎症性疾病和恶性肿瘤中均可观察到,因此临床中常难以鉴别。IgG4-RD 与 TIO 发病机制完全不同,前者属于免疫性疾病,后者则与 FGF23 相关。因此,我们推测本病例的 TIO 与 IgG4-RD 并无相关性。

我们在此报道了一例 IgG4 相关淋巴结病合并高磷酸尿性间叶瘤继发肾细胞癌的病例,体现了 IgG4-RD 与恶性肿瘤之间的可能联系。现有研究报道 IgG4-RD 患者发生实体肿瘤和血液系统恶性肿瘤的风险明显高于普通人群。Wallace 等证实 IgG4-RD 患者发生恶性肿瘤的概率较正常人明显增加,亚洲、欧洲和美洲的一些研究也相继提示 IgG4-RD 患者发生恶性肿瘤的风险较高。可能的发病机制是,IgG4-RD 引起的慢性持续性炎症为恶性肿瘤的生长提供了良好的微环境,与干燥综合征易继发淋巴瘤的发生机制类似。临床上,由于不同诊断所带来的治疗和预后差别很大,诊断和鉴别诊断很重要。

IgG4 相关淋巴结病在 IgG4-RD 中十分常见,它可以发生在该病诊断之前、合并发生或发生在该病诊断之后。在以淋巴结肿大为首发症状的 IgG4-RD 患者中,早期识别和诊断很重要,有利于及时治疗,避免不可逆转的重要器官损伤,减少不必要手术的发生。然而,IgG4 相关淋巴结病的诊断十分具有挑战性,原因如下:① IgG4 相关淋巴结病尚未得到病理学家的广泛认可,对这种类型缺乏认识,可能导致诊断不足;② IgG4 相关淋巴结受累的病理学特征缺乏特异性,与非 IgG4 相关淋巴结病之间有一定的重叠,可能导致潜在的过度诊断。

恶性肿瘤与 IgG4-RD 的确切关系尚不明确,有待进一步研究。2019 年 ACR/EULAR 制定的 IgG4-RD 新的分类标准中特别指出,来自淋巴结、胃肠道黏膜表面和皮肤的活检不能用于加权免疫染色域,在诊断过程中应特别注意。因此,IgG4 相关淋巴结病的最终诊断不能单纯依赖于形态学诊断,必须综合患者的临床表现、实验室检测、影像学和病理进行综合判断。

(陈　雨)

专家点评

董凌莉教授:这是一例因脐部高磷酸尿性间叶瘤导致严重的 TIO 相关临床表现,意外发现合并 IgG4 相关淋巴结病变,后继发肾透明细胞癌的病例。患者通过 ^{68}Ga-DOTATATE PET/CT 发现肿瘤,经手术切除肿瘤后临床症状和低磷血症均明显缓解。临床上,当遇到不明原因的骨痛和疲劳时,应始终考虑 TIO 的可能,常规检查未能发现肿瘤时,应早期应用放射性标记的生长抑素类似物进行显像。IgG4 相关性淋巴结病是 IgG4-RD 常见的临床亚型,因淋巴结中 IgG4$^+$ 浆细胞升高对于诊断 IgG4-RD 特异性低,形态学上容易与非特异性淋巴结病变相混淆,故又被称为"诊断不足和诊断过度的疾病"。本例 IgG4 相关淋巴结病合并高磷酸尿性间叶瘤继发肾透明细胞癌的病例提示了 IgG4-RD 与恶性肿瘤之间的可能联系。IgG4-RD 患者发生恶性肿瘤的风险比正常人明显更高,临床上经常很难将 IgG4-RD 与恶性肿瘤区分开来,容易导致误诊。应综合判断临床表现、血清学和影像学检查、组织学病理,最终作出 IgG4-RD 的诊断。

参考文献

[1] ASANO J, WATANABE T, OGUCHI T, et al. Association between immunoglobulin G4-related disease and malignancy within 12 years after diagnosis: An analysis after longterm followup[J]. J Rheumatol, 2015, 42(11): 2135-2142.

[2] WALLACE Z S, WALLACE C J, LU N, et al. Association of IgG4-related disease with history of malignancy[J]. Arthritis Rheumatol, 2016, 68(9): 2283-2289.

[3] ROUTSIAS J G, GOULES J D, CHARALAMPAKIS G, et al. Malignant lymphoma in primary Sjögren's syndrome: An update on the pathogenesis and treatment[J]. Semin Arthritis Rheum, 2013, 43(2): 178-186.

[4] WALLACE Z S, NADEN R P, CHARI S, et al. The 2019 American college of rheumatology/ European league against rheumatism classification criteria for IgG4-related disease[J]. Ann Rheum Dis, 2020, 79(1): 77-87.

病例 **26**

是干燥综合征，还是 IgG4 相关性疾病？

病例介绍

患者，女性，42 岁，主因"眼睑肿胀 1 年，口干、眼干 3 个月"入院。

患者 1 年前无明显诱因出现双侧上眼睑肿胀，左侧为著，就诊于外院，查血 IgG4 正常、IgG2 和 IgE 升高（未见化验单），诊断"IgG4 相关性疾病"，给予醋酸泼尼松 20mg，q.d.，每 4 周减 5mg 至 5mg，q.d.，维持，症状缓解治疗约半年停药。3 个月前无诱因出现口干、眼干，进食干食需水送，部分牙齿片状脱落，眼沙砾感，间断干咳，无反复腮腺肿大、口腔溃疡、光过敏、异常脱发、关节肿痛、雷诺现象、皮疹等。患者起病以来，精神、饮食、睡眠可，大便正常，夜尿 1 次。

既往史 过敏性鼻炎 12 年，间断发作时应用过敏药物治疗。否认其他慢性病、传染病史。个人史、婚育史、家族史无特殊。

入院查体 体温 36.5℃，脉搏 79 次 /min，呼吸 18 次 /min，血压 120/70mmHg。双眼睑略肿胀，双侧泪腺可触及，左侧约 0.5cm×1.0cm，右侧约 0.5cm×0.5cm，质韧，无压痛，移动可，与局部皮肤无粘连。双颌下可触及类圆形肿块，左侧约 1.5cm×3cm，右侧约 2cm×3cm，质韧，无压痛，活动可，与局部皮肤无粘连。部分牙齿残缺。心、肺、腹查体未见明显异常，双下肢不肿。病理征(-)。

病例特点

1. **中年女性**，慢性病程。
2. **临床特点** 主要包括：眼睑、颌下肿胀，口干、眼干、牙齿片状脱落，间断干咳。
3. **既往史** 过敏性鼻炎。
4. **体格检查** 部分牙齿残缺，双眼睑略肿胀，双侧泪腺可触及，左侧明显。双颌下可触及肿块，左侧约 1.5cm×3cm，右侧约 2cm×3cm。

初步诊断

腺体肿大、口眼干原因待查。

过敏性鼻炎。

鉴别诊断

1. 干燥综合征　本病最常见的表现包括口干、眼干、牙齿片状脱落,可有泪腺、腮腺肿大。可累及上下呼吸道,表现为囊性肺病、间质性肺疾病等;累及肾小管间质,可出现夜尿增多、肾小管酸中毒。该患者有口干、眼干、牙齿片状脱落及多发腺体肿大,并有干咳,需要进一步完善口干、眼干的客观检查,查抗 SSA、抗 SSB、唇腺活检等以进一步明确。

2. IgG4 相关性疾病　中年女性,慢性病程,临床表现包括泪腺、颌下腺肿大,既往有过敏性鼻炎,血 IgE 升高,须考虑本病。IgG4-RD 可出现多系统受累,累及肺时表现多样,可出现结节、间质性肺炎等,也可累及肾脏,以结节、小管间质性肾炎、膜性肾病多见。须完善血 IgG4、组织病理IgG4 染色等检查进一步鉴别。

3. 其他结缔组织病,如系统性红斑狼疮、系统性血管炎,临床表现包括皮疹、反复口腔溃疡、雷诺现象、光过敏、关节炎、鼻窦炎、肺肾受累等,可继发干燥综合征。该患者无相关疾病临床表现。可进一步检查补体、ANA、ANCA 等并进行系统疾病评估以鉴别。

入院后检查

1. 实验室检查

血常规:WBC 6.05×10^9/L［正常范围$(3.5 \sim 9.5) \times 10^9$/L］,Hb 116g/L(正常范围 115 ～ 150g/L),PLT 389×10^9/L［正常范围$(125 \sim 350) \times 10^9$/L］。尿常规、大便常规、生化、凝血、血气检查未见明显异常。ESR 14mm/h(正常范围 0 ～ 20mm/h);CRP 1.03mg/L(正常范围 0 ～ 8mg/L);补体水平在正常范围;IgG 17.3g/L(正常范围 7 ～ 16g/L);IgG4 0.64g/L(正常范围 0.03 ～ 2.01g/L);IgE 224.15IU/ml;RF 200KIU/L(正常范围 0 ～ 15.9KIU/L);ANA 1 ： 160(均质、斑点型),抗 ENA、抗 CCP、AKA、APF、抗磷脂抗体谱、ANCA 均阴性;感染四项、T-SPOT、血 / 尿免疫固定电泳、肿瘤标志物均正常。

2. 影像学检查

超声:双侧泪腺、颌下腺弥漫性病变(图 26-1)。颌面部 CT:泪腺肿大脱垂、双侧上颌窦炎(图26-2、图 26-3)。胸部 CT:双肺多发微小结节,双肺散在少许肺大疱,左肺上叶舌段索条影(图 26-4)。

3. 病理检查

唇腺活检:部分小叶结构萎缩,个别导管扩张,间质见灶性淋巴细胞浸润(每$4mm^2$ 范围内 > 50 个淋巴细胞),伴淋巴滤泡形成。免疫组织化学染色:IgG(+),IgG4(-),CD138(+)(图 26-5)。颌下腺活检:部分区域纤维组织增生,未见席纹状纤维化,可见散在浆细胞浸润,热点区 IgG4(-)。闭塞性静脉炎未见(图 26-6)。

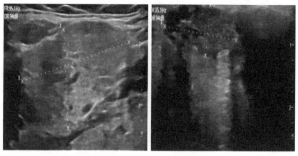

图 26-1　颌下腺超声

右侧颌下腺 3.1cm × 1.6cm,左侧颌下腺 3.0cm × 1.55cm,腺体回声弥漫不均匀,明显减低,可见低回声区及条索样高回声,腺体实质内血流分布正常。

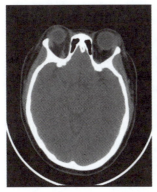 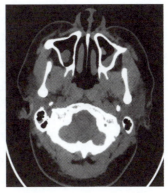

图 26-2　颌面部 CT 平扫

双侧泪腺肿大。

图 26-3　颌面部 CT 平扫

双侧上颌窦炎。

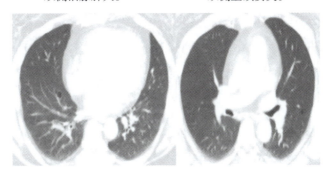

图 26-4　胸部 CT 增强

双肺多发微小结节,双肺散在少许肺大疱,左肺上叶舌段索条。

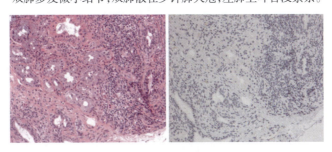

图 26-5　唇腺病理(10×)

左侧为 HE 染色,右侧为唇腺 IgG4 染色阴性。

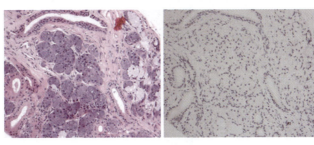

图 26-6　颌下腺病理(10×)

左侧为 HE 染色,右侧为颌下腺 IgG4 染色阴性。

进一步分析

患者主要临床表现为泪腺、颌下腺受累，有口干、眼干症状，血清 IgG4 阴性，颌下腺活检不支持 IgG4 相关性疾病诊断，眼科检查符合干眼症表现，唇腺活检有灶性淋巴细胞浸润，以上符合 2002 年 AECG 的原发性干燥综合征（primary Sjögren's syndrome, pSS）诊断标准，考虑 pSS 诊断明确，可以解释患者疾病全貌。

最终诊断

干燥综合征。

过敏性鼻炎。

上颌窦炎。

治疗及疗效

给予醋酸泼尼松 30mg, q.d., 联合吗替麦考酚酯 0.5g, b.i.d., 口服，激素每 2 周减量 2.5mg。同时给予补钙、护胃等对症治疗。

随访

已随访半年，患者眼睑肿胀、口干眼干症状缓解。查体泪腺未触及，右侧颌下可触及肿块约 1cm×1cm，左侧未触及。复查血常规、生化、ESR、CRP 在正常范围，IgG 14.1g/L, IgE 161.3IU/ml。

病例讨论

干燥综合征（Sjögren's syndrome, SS）是一种慢性自身免疫性炎性疾病，最常见于中老年女性，其特点为泪腺和唾液腺功能下降伴由此所致的眼干、口干。可出现多脏器受累，SS 的临床表现分两大类：外分泌腺表现和腺体外表现。SS 分为不伴其他疾病的原发性 SS（pSS）和并发于其他风湿性疾病或与其重叠的继发性 SS，最多见的是类风湿关节炎和系统性红斑狼疮。

SS 和 IgG4-RD 均可出现腺体增大、干燥症状、关节痛、高丙种球蛋白血症、低补体血症和循环抗核抗体等，可根据两者的临床特征、实验室指标及典型组织病理学来鉴别。干燥综合征女性更多发，通常口干、眼干症状更重，腮腺肿大更常见，颌下腺、泪腺肿大相对少见，血清 IgG4 水平通常正常，抗 SSA、抗 SSB 抗体更多见，唇腺活检可见灶性淋巴细胞浸润。而 IgG4-RD 可无明显口干、眼干，腺体肿大更突出，颌下腺、腮腺、泪腺、舌下腺均可受累，而颌下腺、泪腺肿大更突出，过敏性疾病如过敏性鼻炎、哮喘、湿疹、荨麻疹多见，常伴有 1 型自身免疫性胰腺炎和间质性肾炎，抗 ENA 抗体多阴性，腺体活检可见大量淋巴浆细胞浸润、典型的 IgG4⁺ 浆细胞增多、席纹状纤维化、闭塞性静脉炎等。

我们此处报道的病例为中年女性，呈现慢性良性病程。该患者以泪腺肿大起病，IgE 高，既往有过敏性鼻炎，起病考虑 IgG4-RD，给予激素治疗有效，停药后随病情进展出现明显口干、眼干、牙齿片状脱落，血 IgG、IgE 升高，RF 和 ANA 高滴度阳性，颌下腺弥漫性病变、上颌窦炎、肺大疱，唇腺活检有灶性淋巴细胞浸润。与 IgG4-RD 相比，该患者口干、眼干表现更重，且有牙齿片状脱落，这在 IgG4-RD 中相对少见。抗体水平上，该患者 ANA 及 RF 均呈高滴度阳性，在 IgG4-RD 中少见，且该患者血清 IgG4 水平未见升高。从胸部影像上来看，肺大疱是 pSS 最常见的肺部影像表现。为进一步鉴别诊断，该患者分别行唇黏膜活检及颌下腺活检。唇黏膜活检以淋巴细胞浸润为主，未见浆细胞浸润，免疫组织化学 IgG4 染色阴性。颌下腺活检未见席纹状纤维化、闭塞性静脉炎。热点区 IgG4 阳性浆细胞计数未达 IgG4-RD 诊断标准。因此该患者最终诊断 pSS。

（张　霞）

专家点评

刘燕鹰教授：该患者起病初期以泪腺肿大为主，无明显口干、眼干表现，且存在 pSS 不常见的过敏性鼻炎、鼻窦炎，IgE 明显升高，须考虑 IgG4-RD 可能。但随着病情发展，患者出现明显的口干、眼干，表现为进干食需水送服，多颗牙齿片状脱落，伴眼干、眼部异物感，血 IgG4 水平始终正常，ANA、RF 高滴度阳性，唇腺活检、颌下腺活检均不支持 IgG4-RD，因此我们最终诊断为 pSS。

类似患者在临床工作中并不少见，患者可有 SS 与 IgG4-RD 重叠的临床表现，须仔细斟酌，有时可能需要长期随访观察疾病发展方向，结合临床表现、实验室检查、病理检查、治疗反应等综合判断以最终明确诊断。

参考文献

[1] OTANI Y, SHIMURA T, NOGAKI T, et al. Differentiation between IgG4-related Mikulicz disease and Sjögren's syndrome: A review case report and literature review[J]. Medicine (Baltimore), 2022, 101(52): e32617.

[2] FRAGOULIS G E, ZAMPELI E, MOUTSOPOULOS H M. IgG4-related sialadenitis and Sjögren's syndrome[J]. Oral Dis, 2017, 23(2): 152-156.

[3] MAVRAGANI C P, FRAGOULIS G E, RONTOGIANNI D, et al. Elevated IgG4 serum levels among primary Sjögren's syndrome patients: Do they unmask underlying IgG4-related disease? [J]. Arthritis Care Res (Hoboken), 2014, 66(5): 773-777.

木村病模拟 IgG4 相关性疾病一例

患者,男性,29岁,主因"双侧腮腺肿胀半年余"入院。

患者半年前无明显诱因出现双侧腮腺肿胀,右侧为著,不痛,无发热、脱发、口干、眼干、口腔溃疡等,就诊于我院口腔科,诊断为"慢性腮腺炎"(具体不详),行右侧腮腺病损部位活检,病理提示腮腺呈慢性炎症改变,局部区域淋巴组织反应性增生,间质内有大量嗜酸性粒细胞浸润及嗜酸性脓肿形成。为进一步明确病变性质,就诊于我院风湿免疫科,门诊以"腮腺肿物性质待查"收入院。起病以来,患者精神、食欲、睡眠尚可,大小便如常,体力、体重无明显变化。

既往史 否认高血压、糖尿病、冠心病等系统性疾病。否认结核、肝炎等传染性疾病史,否认药物及食物过敏史,否认输血史,否认吸烟饮酒史,家族史无特殊。

入院查体 体温 36.4℃,脉搏 133 次 / 分,呼吸 20 次 / 分,血压 140/76mmHg,患者神志清楚,步入病房,自动体位,查体合作。双侧腮腺肿胀,右侧腮腺区可见手术瘢痕,全身皮肤及巩膜未见黄染,可扪及颈部淋巴结肿大。咽无充血,扁桃体未见肿大。双肺呼吸音清,未闻及明显干、湿啰音。心音有力,律齐,各瓣膜听诊区未闻及明显病理性杂音。腹平软,无压痛及反跳痛,肝脾肋下未及。双肾区无叩击痛,双侧下肢及颜面部无水肿。无关节压痛,无肌肉压痛,四肢肌张力及肌力可,生理反射存在,病理反射未引出。

病例特点

1. 青年男性,慢性病程。

2. 临床特点 主要包括:双侧腮腺肿胀,无其他伴随症状,腮腺活检病理提示呈慢性炎症改变,局部区域淋巴组织反应性增生,间质内有大量嗜酸性粒细胞浸润及嗜酸性脓肿形成。

3. 既往史 否认高血压、糖尿病、冠心病等系统性疾病。否认结核、肝炎等传染性疾病史,否认药物及食物过敏史,否认输血史,否认吸烟饮酒史,家族史无特殊。

4. 体格检查 生命体征平稳,双侧腮腺区肿胀,右侧可见手术瘢痕,心、肺、腹部查体未见明显异常;双下肢无水肿。

初步诊断

腮腺肿物性质待查。

鉴别诊断

1. 干燥综合征(SS) 主要侵犯唾液腺、泪腺等外分泌腺体,常为双侧对称性,临床表现为口干、眼干、猖獗龋等,免疫学检查可见 ANA、抗 SSA、抗 SSB 阳性,球蛋白升高,唾液流率明显减低,希尔默试验(Schirmer test)阳性,唇腺活检每高倍视野下可见 1 个以上淋巴浸润灶有助于明确诊断,该患者以单侧腮腺肿大为主要特点,无口干、眼干等伴随症状,病理提示炎症反应性增生,间质内有大量嗜酸性粒细胞浸润及嗜酸性脓肿形成,非特征性 SS 表现,入院后须完善免疫相关排查进一步明确。

2. IgG4 相关性疾病 患者常表现为双侧对称性泪腺、腮腺和 / 或颌下腺肿大,外周血 IgG4 水平升高,患者可出现外周血嗜酸性粒细胞和总 IgE 升高,部分患者同时合并如胰腺、胆道、腹膜后、肾脏等其他部位受累,确诊需要受累部位病理活检。该患者腮腺活检提示慢性炎症改变,局部区域淋巴组织反应性增生,单从受累部位和病理染色上须考虑 IgG4-RD 可能,但不符之处为 IgG4-RD 组织病理染色一般仅可见少量嗜酸性粒细胞浸润,而该患者间质内有大量嗜酸性粒细胞浸润及嗜酸性脓肿形成,须进一步完善组织病理免疫组织化学染色和全身系统评估,排查有无其他器官受累以鉴别。

3. 淋巴瘤 淋巴瘤是起源于淋巴结和淋巴组织的恶性肿瘤,以无痛性进行性淋巴结肿大为特征,主要分为霍奇金淋巴瘤和非霍奇金淋巴瘤两类。临床表现为无痛性淋巴结肿大(最常见的是颈部及锁骨上淋巴结,其次为腋窝、腹股沟淋巴结)及发热、盗汗和消瘦等全身症状。霍奇金淋巴瘤组织病理可见正常滤泡结构消失,大小不等的肿瘤结节被胶原分割,可见里 - 施细胞(Reed-Sternberg cell);外周 T 细胞淋巴瘤组织病理则可见弥漫肿瘤细胞增生,背景血管增多,主要是高内皮静脉,免疫组织化学染色提示 CD3、CD5、CD2、CD7 中缺失或弱表达一个或多个,多数 $CD4^+$,$CD8^-$,TCR 基因克隆性重排。该患者腮腺病理不支持上述表现。

4. 木村病 好发于亚洲年轻男性,常见的发病部位位于头颈部,可出现唾液腺受累,也可累及皮下组织及全身淋巴结,常无发热、盗汗和消瘦等全身症状。实验室检查也可出现血清 IgG4 升高,组织病理中可见浆细胞浸润,该患者单侧腮腺肿大,病理活检呈慢性炎症改变,局部区域淋巴组织反应性增生,间质内有大量嗜酸性粒细胞浸润及嗜酸性脓肿形成,须考虑该病可能,取病理组织进一步行免疫组织化学和病理科会诊有助于协助诊断。

5. 血管淋巴样增生伴嗜酸细胞增多(angiolymphoid hyperplasia with eosinophilia, ALHE) ALHE 好发于中青年女性,病变部位以头颈部常见,常为耳部及其周围组织,少数病例可发生于舌、淋巴结、骨、睾丸和阴茎,临床上很容易与木村病混淆,二者因临床表现和组织病理相似曾被认为是同一种疾病。有研究认为 ALHE 是炎性刺激形成的内皮瘤,两者鉴别主要依靠组织病理学。ALHE 的病变通常只侵犯皮肤浅层,病变范围小,一般不侵犯淋巴结及腮腺,多表现为头颈部小丘疹或结节,伴瘙痒且易出血,患者的外周血中嗜酸性粒细胞和 IgE 基本正常。病理上,ALHE 主要是以大量厚壁血管结节状增生为主,血管周围可见轻到中度炎症细胞浸润,而且增生的血管主要为新生的毛细血管,血管内皮细胞肿胀,可见"上皮细胞样"或"组织细胞样"及泡沫样血管内皮细胞出现,血管壁无玻璃样变。有时过度增生的内皮细胞还可突入血管腔内,导致管腔狭窄甚至阻塞。综上,尽管该患者的病变部位可考虑 ALHE,但组织病理学描述不支持诊断。

入院后检查

1. 实验室检查

血常规:白细胞计数 $14.48 \times 10^9/L$（↑）[参考范围:$(3.5 \sim 9.5) \times 10^9/L$],嗜酸性粒细胞计数 $7.09 \times 10^9/L$（↑）[参考范围:$(0.02 \sim 0.52) \times 10^9/L$]。肝肾功、尿常规、大便常规、凝血功能均在正常范围。炎症指标:IL-6 4.23pg/ml(参考范围:0.1 ~ 2.9pg/ml),铁蛋白、超敏 C 反应蛋白(hsCRP)、血沉均在正常范围。风湿免疫指标:总 IgE > 2 500IU/ml(参考范围:≤ 100IU/ml)。IgG 亚型:IgG4 4.610g/L（↑）(参考范围:0.03 ~ 2.01g/L)。抗心磷脂抗体分型:抗心磷脂抗体 IgG 型 24.3CU（↑）(参考范围:< 20CU 为阴性,≥ 20CU 为阳性)。降钙素原(PCT)、ANCA、类风湿全套、抗核抗体谱、免疫全套、淋巴细胞亚群检测、直接抗球蛋白试验、狼疮抗凝物(LA)、血清免疫固定电泳,以及乙型肝炎、丙型肝炎、HIV、梅毒相关标志物均未见异常。

2. 影像学检查

眼眶磁共振示双侧泪腺增大,双侧眼肌 T_2 信号增高,右侧腮腺术后改变,术区包裹性积液,术区水肿,信号混杂,右侧颌面部及颈部皮下软组织肿胀,左侧腮腺区、颌下、颈部淋巴结增多肿大,部分融合,双侧额窦、筛窦炎(图 27-1)。胸部 CT 和全腹部 CT 平扫未见明显异常。

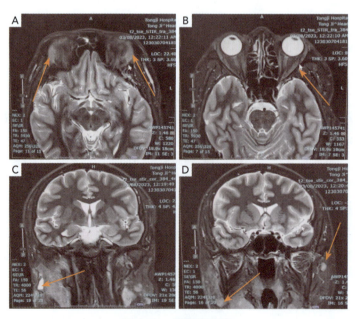

图 27-1　影像学表现

A. 双侧泪腺增大;B. 眼外直肌 T_2 信号增高;C. 术区包裹性积液;D. 左侧腮腺区淋巴结增多肿大。

进一步分析

患者外周血嗜酸性粒细胞增多,总 IgE、IgG4 升高,眼眶磁共振示双侧泪腺增大,双侧眼肌 T_2 信号增高,右侧颌面部及颈部皮下软组织肿胀,左侧腮腺区、颌下、颈部淋巴结增多肿大,部分融合。结合其病理提示腮腺呈慢性炎症改变,局部区域淋巴组织反应性增生,间质大量嗜酸性粒细胞浸润及嗜酸性脓肿形成。诊断和鉴别诊断的重点集中在 IgG4 相关性疾病和木村病。进一步须完善腮腺活检组织病理免疫组织化学染色以明确诊断。

进一步诊断

再次请病理科对其腮腺组织行相关免疫组织化学染色,结果示:滤泡区 CD19(+),PAX-5(+),Bcl-6(+),CD10(LN)(+),IgD(+),CD21、CD23、CD35(FDC 网 +),Ki-67(L1 生发中心高);滤泡间区 CD3(+),CD43(+),Bcl-2(+);浆细胞 CD38(+),CD138(+),MUM-1(+),κ 轻链(+),λ 轻链(少许 +),IgG(+),IgG4(+);组织树突状细胞 CD68(+),CD163(+),S-100(散在 +),CD1α(少许 +),Langerin(少许 +),BRAF(V600E)(-),BRAF(阳性对照)(+);LCA(+),PCK(-),cyclin D1(-)。分子病理:EBER CISH(-),EBER CISH(阳性对照)(+)。IgG4$^+$ 细胞约 50 个 /HPF,IgG4/IgG > 40%,结合患者腮腺间质内大量嗜酸性粒细胞浸润及嗜酸性脓肿形成(图 27-2),符合木村病的诊断。

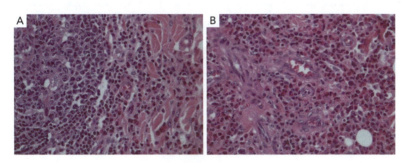

图 27-2

镜下见腮腺呈慢性炎症改变,局部区域淋巴组织反应性增生,间质大量嗜酸性粒细胞浸润及嗜酸性脓肿形成,考虑为木村病(Kimura disease),局灶 IgG4 阳性细胞约 50 个 /HPF,IgG4/IgG > 40%。

最终诊断

木村病(面部皮肤嗜酸性粒细胞增生性淋巴肉芽肿)。

高脂血症。

治疗及疗效

木村病的治疗目的主要是预防复发的同时保留组织结构和功能。常用的治疗方法有手术切除、局部或系统性糖皮质激素治疗、放射治疗、细胞毒性药物治疗及激光治疗等。其中,手术是目前最主要的治疗手段,但术后的复发率较高。该患者行右侧腮腺病损切除术,术后应用泼尼松(25mg,q.d.)及甲氨蝶呤(12.5mg,每周 1 次)治疗,之后激素逐渐减量,目前服用泼尼松(7.5mg,q.d.)

及甲氨蝶呤(12.5mg,每周 1 次)维持。

随访

患者目前术后 4 个月余,双侧泪腺较前明显缩小,右侧面部肿胀消失;复查外周血嗜酸性粒细胞较前下降并恢复正常,肝肾功能及尿常规未见明显异常,血 IgG4 水平和 IgE 已逐渐降至正常范围。

病例讨论

木村病(Kimura disease)是一种非常少见的、病因不明且进展缓慢的良性病变。最常见的发病部位为面颈部,表现为皮下多发、慢性无痛肿块,直径 1 ~ 20cm 不等,界限不清,严重时可致面部畸形,可伴有病变处皮肤瘙痒或色素沉着,可累及唾液腺、皮下软组织及区域淋巴结等部位,眶周、颊部、前臂、纵隔、臀部等部位也偶有累及。该病最早于 1937 年由我国金显宅教授在研究嗜酸性粒细胞浸润的良性肿大淋巴结中发现,称其为嗜酸性粒细胞增生性淋巴肉芽肿,随后在 1948 年,日本学者木村(Kimura)详细阐述了该病,并将其命名为不寻常性淋巴组织增生性肉芽肿,后被称为木村病。该病以亚洲男性多见,临床上较为少见,且临床表现缺乏特异性,容易出现漏诊、误诊。有研究显示,约 30% ~ 40% 的病例伴发淋巴结病变,约 12% ~ 16% 的病变累及肾脏,主要表现为肾病综合征。肾脏病变多在皮下肿物后发生,也可同时出现。部分患者可伴有湿疹、哮喘、溃疡性结肠炎、血管炎、嗜酸性心肌炎、嗜酸性脂膜炎、中耳炎、雷诺现象等。实验室检查提示外周血嗜酸性粒细胞和免疫球蛋白 E(IgE)升高明显。影像学对于该病的诊断仅有参考价值,病变组织的病理学检查是诊断木村病的金标准。

我们在此报道了一例临床特征和组织病理 IgG4 染色都模拟 IgG4-RD 的木村病病例,该患者外周血 IgG4 和总 IgE 升高,眼眶磁共振提示双侧泪腺增大,右侧颌面部及颈部皮下软组织肿胀,左侧腮腺区、颌下、颈部淋巴结增多肿大,部分融合。右侧腮腺病理活检提示局灶 IgG4+ 细胞约 50 个 /HPF,IgG4/IgG > 40%,以上特征均模拟了 IgG4-RD 的特点,但该患者外周血嗜酸性粒细胞和 IgE 异常升高,腮腺病理活检显示间质大量嗜酸性粒细胞浸润及嗜酸性脓肿形成,考虑为嗜酸性淋巴肉芽肿,该病理表现为 IgG4-RD 诊断的排除标准。综上,患者最终诊断木村病。

木村病的术前诊断较困难,且容易误诊或漏诊。大部分病例的实验室检查提示有嗜酸性粒细胞和 IgE 水平的升高,但也有病例无明显改变。细针吸取细胞学检查(fine needle aspiration cytology, FNAC)对于鉴别和监测疾病的复发有一定意义,可以避免再次进行手术切除组织活检。但考虑细针穿刺所取活检标本有限,有误诊漏诊的可能,手术切除病变组织的病理学检查仍是诊断该病的金标准。典型的病理改变包括:①组织内淋巴滤泡显著增生,生发中心形成,滤泡内嗜酸性粒细胞浸润及嗜伊红均质物质沉积;②滤泡间出现小血管增生及管壁玻璃样变和纤维化,管壁的纤维化出现在疾病的早期阶段,在后期逐渐被玻璃样变取代;③生发中心的血管化,有时可见生发中心坏死,数量不等的幼稚红细胞及嗜酸性微脓肿形成;④病变区域的真皮层有时可见血管周围有淋巴细胞、嗜酸性粒细胞等浸润。免疫组织化学检测可见滤泡内以 B 淋巴细胞浸润为主,而淋巴滤泡间以 T 淋巴细胞浸润为主,IgE 在生发中心沉积。

治疗方面,木村病的治疗旨在预防复发的同时保留组织和功能。常用的治疗方法有手术切除、局部或系统性糖皮质激素治疗、放射治疗、细胞毒性药物治疗及激光治疗等,除此之外,近些年来也逐渐开始使用生物制剂治疗木村病,这些生物制剂包括奥马珠单抗、利妥昔单抗、度普利尤单抗及美泊利珠单抗。

木村病预后相对良好,至今未有远处转移的报道。该病属于良性病变,但有较高的复发率。复发可能受多种因素的影响,如病程、病变大小、单发或多发、病变边界的清晰程度、外周血嗜酸性粒细胞及 IgE 水平等。手术治疗术后复发时间一般在 1.3 ~ 2.5 年,而放疗后的病例复发的时间在 15 ~ 20 个月。因此,该病治疗后的随访观察时间一般为 3 年以上。

(李媛媛　陈　雨)

专家点评

董凌莉教授: 这是一例临床表现为右脸肿胀,最终通过腮腺组织病理活检确诊为木村病的患者。在对有泪腺、唾液腺和淋巴结受累且疑诊为 IgG4-RD 患者进行鉴别诊断时,除淋巴瘤外,木村病是另一个重要的鉴别诊断。木村病可在某些方面与 IgG4-RD 表现高度相似(如均出现唾液腺、泪腺和淋巴结受累,并出现血清 IgG4 水平增高)。受累组织中大量嗜酸性粒细胞浸润、嗜酸性脓肿形成,以及生发中心嗜酸性沉积均是木村病的特征病理表现。木村病患者的血清 IgE 水平升高往往更为显著,并且,木村病受累组织中 IgE+ 浆细胞数显著高于 IgG4-RD 患者——近年的一项单细胞转录组研究提示,这可能是因为木村病患者受累组织中的滤泡辅助 T 细胞(Tfh)主要表达 IL-4 和 IL-13,而 IgG4-RD 患者受累组织中的 Tfh 细胞主要表达 IL-4、IL-10 和 IL-21。因此,在临床实践中,专科医生应综合临床表现、血清学及影像学检查和受累组织组织学病理特征等多方面信息,对患者的最终诊断进行综合判断。

参考文献

[1] OSUCH-WÓJCIKIEWICZ E, BRUZGIELEWICZ A, LACHOWSKA M, et al. Kimura's disease in a Caucasian female: A very rare cause of lymphadenopathy[J]. Case Rep Otolaryngol, 2014, 415865.

滤泡性淋巴瘤模拟 IgG4 相关性疾病一例

病例介绍

患者,男,35 岁,主因"腹胀 2 年"入院。

患者 2 年前开始出现腹胀,起初多为餐后脐周出现饱胀感,后空腹亦出现腹胀,腹胀逐渐加重,腹部出现轻度隆起,伴间断胸闷,无发热、咳嗽、咳痰、盗汗、关节痛、皮疹等不适。就诊于当地医院,检查结核抗体、结核菌素试验 PPD、结核感染 T 细胞斑点试验(T.SPOT)均阴性,结核杆菌及利福平耐药(XPERT)阴性。CT 提示胸腔、腹腔、盆腔、心包腔积液。行胸腔积液、腹水引流,多次查引流液体,提示普通细菌、结核杆菌、真菌感染筛查阴性。NGS 阴性,肿瘤筛查阴性,红细胞沉降率 2mm/h(参考范围:0 ~ 20mm/h),C 反应蛋白 0.6mg/L(参考范围:< 5mg/L)。抗核抗体谱和 ANCA 均阴性。血清 IgG4 2.568 3g/L(参考范围:0.039 2 ~ 0.864g/L),泪腺、腮腺、颌下腺及颏下淋巴结超声检查未见异常。心脏彩超:疑缩窄性心包炎声像。胸部 CT:双肺炎症;心包增厚、钙化,不除外缩窄性心包炎;双侧胸腔积液;腹水(图 28-1A ~ 图 28-1D)。心脏 MRI 示:心包不均质增厚,右心缘旁约 4 ~ 5mm(正常心包厚度 < 4mm),右室缘见小条状强化影(图 28-1E、图 28-1F)。PET/CT 提示:心包稍增厚,合并条状钙化灶,代谢增高,考虑心包炎可能,纵隔、双侧腋窝及心膈角小淋巴结反应性改变(SUV$_{max}$ 2.0);腹腔、腹膜后多个淋巴结反应性改变(SUV$_{max}$ 2.1)(图 28-1G、图 28-1H)。当地医院拟诊结核感染,经四联(异烟肼 0.3g,q.d.+ 利福平 0.45g,q.d.+ 乙胺丁醇 0.75g,q.d.+ 吡嗪酰胺 0.5g,t.i.d.)抗结核治疗半年,患者多浆膜腔积液无好转,复查血清 IgG4 1.62g/L,当地医院考虑诊断 IgG4 相关性缩窄性心包炎,给予中等量激素(泼尼松 30mg,q.d.)+ 羟氯喹 + 艾拉莫德治疗,患者腹胀好转,血清 IgG4 下降,盆腹腔及心包积液消失,胸腔积液减少,泼尼松 5mg,q.d. 维持治疗约 1.5 年后,出现乏力、盗汗,半年内体重下降 4.5kg,遂来我院就诊。

既往史　否认结核病史,否认高血压、糖尿病等病史,否认吸烟饮酒史,个人史、婚育史、家族史无特殊。

入院查体　体温 36.5℃,脉搏 76 次 /min,呼吸 19 次 /min,血压 118/65mmHg,患者神清,精神佳。颈静脉无充盈,泪腺、腮腺、颌下腺无肿大,右侧腋窝触及数个肿大淋巴结,大小约 1.5cm×2cm,质韧,活动度可,无压痛,其余浅表淋巴结未触及肿大,双肺未闻及干湿性啰音,未闻及心包摩擦音。全腹稍隆起,腹壁稍柔韧,全腹无压痛、反跳痛,全腹未触及包块,肝脾肋下未及,墨菲征(-),移动性浊音阴性,双下肢无水肿。

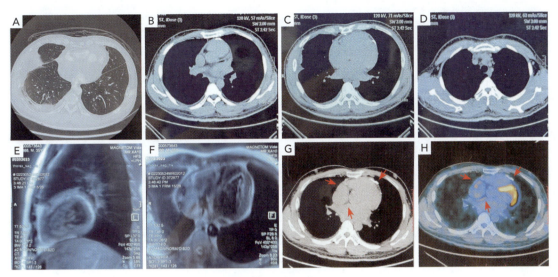

图 28-1　影像学检查

A. CT 示胸腔及心包腔积液；B-C. CT 示心包钙化；D. 纵隔淋巴结肿大；E-F. 心脏 MRI 示心包不均质增厚；
G-H. PET/CT 示心包增厚，合并条状钙化灶，代谢增高。

病例特点

1. **青年男性，慢性病程。**

2. **临床特点**　主要包括：腹胀 2 年，逐渐加重，伴间断胸闷，近期乏力、消瘦、盗汗，无泪腺、腮腺、颌下腺肿大，持续存在深浅淋巴结肿大。

3. **体格检查主要特点**　右侧腋窝触及数个肿大淋巴结，大小约 1.5cm × 2cm，质韧，活动度可，无压痛，全腹稍隆起，腹壁稍柔韧，全腹无压痛、反跳痛，移动性浊音阴性。

4. **实验室检查**　炎症指标 ESR、CRP 无升高，病原学筛查阴性，多次检测血清 IgG4 升高，超声、CT 提示多浆膜腔积液、心包增厚及心包钙化、深浅淋巴结肿大。

5. **糖皮质激素治疗有反应。**

初步诊断

IgG4 相关性缩窄性心包炎？

鉴别诊断

腹胀伴间断胸闷 2 年，多浆膜腔积液、心包增厚及心包钙化、深浅淋巴结肿大、血清 IgG4 升高。考虑可能的病因如下。

1. **结核病**　青年男性，慢性病程，腹胀伴间断胸闷，近期出现乏力、盗汗、消瘦，多浆膜腔积液，缩窄性心包炎，须考虑结核病可能。不符合点为该患者病原学筛查始终无结核菌感染依据，T.SPOT 阴性，经正规抗结核治疗 6 个月无效。

2. **IgG4 相关性疾病（IgG4-RD）**　该患者多次查血清 IgG4 升高，淋巴结肿大，对中等量糖皮质激素治疗有效,须考虑 IgG4 相关性疾病可能。该患者不符合点为 IgG4-RD 常见部位如颌下腺、泪腺、腮腺、胰腺等均无受累,无组织病理依据。

3. 淋巴瘤 最常见表现为无痛性进行性淋巴结肿大或局部肿块,确诊金标准为组织病理检查。该患者病程中始终存在深浅淋巴结肿大,须考虑淋巴瘤的可能性。

入院后检查

1. 实验室检查

血常规:白细胞计数 7.25×10^9/L [参考范围:$(4 \sim 10) \times 10^9$/L],血小板计数 166×10^9/L [参考范围:$(100 \sim 300) \times 10^9$/L],血红蛋白 138g/L(参考范围:110 ~ 160g/L)。肝功能:直接胆红素 9.8μmol/L(参考范围:1.71 ~ 7μmol/L),谷氨酰转肽酶 92U/L(参考范围:7 ~ 40U/L),碱性磷酸酶 140U/L(参考范围:40 ~ 140U/L),总胆汁酸 12.8μmol/L(参考范围:0 ~ 10μmol/L)。肾功能:尿素氮 8.76mmol/L(参考范围:2.9 ~ 8.2mmol/L),尿酸 453μmol/L(参考范围:208 ~ 360mmol/L)。C 反应蛋白 9.94mg/L(参考范围:< 5mg/L),血沉 4mm/h(参考范围:0 ~ 20mm/h),IgG4 1.993g/L(参考范围:0.039 2 ~ 0.864g/L),IgA、IgG、IgM、总 IgE、补体、尿常规均正常,结核感染 T 细胞斑点试验阴性,抗核抗体谱(17 项)阴性,系统性血管炎相关自身抗体谱(4 项)阴性。

2. 影像学检查

超声示右侧腹股沟多发淋巴结肿大(较大者 3.7cm×2.1cm),结构异常,左侧腹股沟淋巴结可见(大小约 1.7cm×0.7cm);双侧腋窝多发肿大淋巴结(右侧较大者 3.4cm×2.2cm,左侧较大者 1.8cm×0.9cm),结构异常。PET/CT:脊柱多个椎体、双侧肱骨头、双侧锁骨胸骨端、胸骨、双侧多根肋骨、双侧髂骨、双侧耻骨、左侧髋臼、双侧股骨颈多个代谢增高灶(SUV$_{max}$ 83)(图 28-2 A、B);右颈部、纵隔(3A 区)、双侧内乳淋巴链、双侧心膈角、双侧腋下、右侧胸壁、右侧脑肌脚、腹膜后、肠系膜、右侧髂外血管旁及右侧腹股沟多个代谢增高淋巴结(SUV$_{max}$ 105)(图 28-2 C-E)。

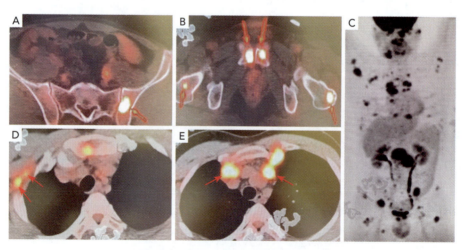

图 28-2　随访 1.5 年后复查 PET/CT

A-B. PET/CT 示多发骨质代谢增高(SUV$_{max}$ 83);C-E. PET/CT 示多发淋巴结代谢增高淋巴结(SUV$_{max}$ 105)。

进一步分析

患者肝功能轻度异常,血清 IgG4 仍升高,但无明显特异性,血常规、炎性指标均正常,浅表超声提示腋窝、腹股沟多发淋巴结肿大且结构异常。PET/CT 提示多发深浅淋巴结增大,^{18}F- 脱氧葡萄糖(^{18}F-FDG)代谢增高(SUV_{max} 105),同时可见多发骨质代谢增高灶(SUV_{max} 83)。至此,该患者应首先考虑淋巴瘤可能。

进一步诊断

为进一步寻找病因,宜切取完整淋巴结活检,由于该患者淋巴结体积较小且部位隐蔽,采取超声定位下右侧腋窝淋巴结穿刺活检。术后病理提示:淋巴组织增生,并见肉芽肿样结构。免疫组织化学染色:CD3(+),CD20(+),CD21(+),Ki67(+),Bcl-2(+),CD10(+),CD138(+),CD38(+),BCL6(+),IgG(+),cyclin Dl(-),IgG4(-),EBV(-),抗酸染色(-)。病理诊断:滤泡性淋巴瘤,2 级。该组织病理 IgG4 阴性,不支持 IgG4-RD。

最终诊断

滤泡性淋巴瘤。

治疗及疗效

滤泡性淋巴瘤(FL)治疗指征:对于不伴大肿块(肿块直径 < 7cm)的 Ⅰ ~ Ⅱ 期滤泡性淋巴瘤患者,采用局部治疗可使大部分患者获得长期无病生存,对于伴大肿块(肿块直径 ≥ 7cm)的 Ⅰ ~ Ⅱ 期滤泡性淋巴瘤患者,采用抗 CD20 单抗 ± 化疗 ± 放疗及局部切除。对于 Ⅲ ~ Ⅳ 期患者,目前普遍认为尚不可治愈,且大部分患者病变进展缓慢,相当长时间不接受治疗亦可保持良好的生活质量。

随访

无。

病例讨论

本例患者最终诊断为滤泡性淋巴瘤,模拟 IgG4-RD。在该患者的诊治过程中,我们首先要考虑 IgG4-RD 的诊断和鉴别诊断问题。本例患者以“多浆膜腔积液、缩窄性心包炎、淋巴结肿大”为主要表现,血清 IgG4 水平升高,IgG4-RD 心包受累罕见,而 IgG4-RD 的常见部位如颌下腺、泪腺、腮腺等患者均无受累。由于血清 IgG4 水平升高、淋巴结肿大可见于多种疾病,特异性较低,且该病例受累部位不典型,且未能行心包或其他组织的病理检查,须注意鉴别诊断。缩窄性心包炎常见的病因是结核,本例患者 PPD、T.SPOT、结核菌培养等筛查中无结核感染依据,且正规抗结核治疗 6 个月无效。患者给予中等量激素治疗后症状明显好转且随访 1.5 年后仍病情稳定,因此当地医院综合上述临床表现怀疑诊断“IgG4 相关性缩窄性心包炎”。但患者始终无典型的 IgG4 相关性疾病的病理诊断依据,病理特点不典型。该患者淋巴结组织病理表现为淋巴组织增生,并见肉芽肿样结构,没有观察到 IgG4-RD 特征的明显纤维化及 IgG4+ 浆细胞比例升高,而且治疗反应不典型。该患者起病时间不长,病初无法取得心包或其他组织的病理,经正规抗结核治疗半年无效后给予中等糖皮质激素治疗反应良好,但在随访过程中持续存在肿大淋巴结,且淋巴结肿大范围增多。故该患者须考虑 IgG4-RD 以外的诊断,后经 PET/CT 检查证实全身多处浅表及深部淋巴结肿大,并多部位骨质葡萄糖代谢显著增高,考虑为淋巴瘤全身多处累及。淋巴结活检病理最终确诊为滤泡性淋巴瘤。

滤泡性淋巴瘤(follicular lymphoma, FL)是 B 细胞淋巴瘤中的一种常见亚型,是非霍奇金淋巴瘤中常见的类型之一,属于惰性淋巴瘤。诊断主要基于包括形态学和免疫组织化学检查在内的组织病理学检查,典型的免疫组织化学标志为 CD20(+)、CD23(+/-)、CD10(+)、CD43(-)、Bcl-2(+)、Bcl-6(+)、CD5(-)、cyclin Dl(-),部分患者可以出现 Bcl-2(-)或 CD10(-)。FL 临床诊断很困难,在涉及惰性淋巴瘤的病例中,可能会出现血清 IgG4 水平和组织中 IgG4 浆细胞的比例增高,多数为反应性增高。结合本病例的淋巴结病理特点,诊断 FL 明确。

血清 IgG4 增高、淋巴结肿大、组织中出现 IgG4 阳性浆细胞浸润可为反应性增多,见于感染性疾病、肿瘤相关副肿瘤综合征等多种疾病,亦存在于卡斯尔曼病、罗萨伊 - 多尔夫曼病、淋巴瘤等疾病的模拟现象,误诊或漏诊风险高。淋巴瘤确诊须结合病史、影像学,病理检查尤为重要。在不典型 IgG4-RD 中,仍应对其病因进行进一步筛查和探究,在无法取得病理依据的情况下需要严密随访,以期进一步明确诊断并协助进一步治疗。

(曾邕萍 费允云)

专家点评

费允云教授:这是一例"血清 IgG4 升高、多发淋巴结肿大和缩窄性心包炎"为主要表现的淋巴瘤患者,发病初期无法取得组织病理依据,正规四联抗结核半年无效,给予中等剂量糖皮质激素治疗有效,故当地医院拟诊"IgG4 相关性缩窄性心包炎"。临床上,血清 IgG4 升高可见于多种疾病,如感染性、肿瘤性疾病,特异性不高,容易导致过度诊断和过度治疗。患者在随访过程中始终未观察到 IgG4-RD 常见部位受累,如颌下腺、泪腺、腮腺、胰腺等,发病初期 PET/CT 提示"考虑心包炎可能,多发淋巴结反应性改变",随访 2 年时 PET/CT 检查证实全身多处浅表及深部淋巴结肿大,并多部位骨质葡萄糖代谢显著增高,最后经淋巴结活检病理检查,最终确诊为滤泡性淋巴瘤。综上所述,不典型的 IgG4-RD 需要考虑多种鉴别诊断,尽可能早期行病理活检,PET/CT 在鉴别诊断中也起重要作用,必要时应重复病理活检和 PET/CT 检查。

参考文献

[1] FUJITA H, MATSUMOTO K, MIWA K, et al. "Pericardial flare" associated with immunoglobulin G4-related disease: A case report: Rapid transition from cardiac tamponade to effusive constrictive pericarditis[J]. J Cardiol Cases, 2020, 24(1): 37-40.

[2] 中国抗癌协会淋巴瘤专业委员会 , 中华医学会血液学分会 . 中国滤泡性淋巴瘤诊断与治疗指南 (2020 年版)[J]. 中华血液学杂志 , 2020, 41(7): 537-544.

[3] BLEDSOE J R, WALLACE Z S, STONE J H, et al. Lymphomas in IgG4-related disease: Clinicopathologic features in a Western population[J]. Virchows Archiv, 2018, 472(5): 839-852.

[4] 张霞 , 张文 . IgG4 相关性疾病的模拟和重叠 [J]. 中华临床免疫和变态反应杂志 , 2018, 12(5): 5.

[5] ISHIZUKA K, SHIKINO K, YOKOKAWA D, et al.Follicular lymphoma with hepatic accumulation on FDG-PET/CT masquerading IgG4-related disease[J]. Radiol Case Rep, 2021, 16(10): 2886-2889.

病例 29

病理表现为卡斯尔曼病的 IgG4 相关性疾病一例

病例介绍

患者,男性,54 岁,主因"间断发热 2 年,发现颌下肿物 2 个月"于 2012 年 10 月入院。

患者 2 年前间断发热,体温最高 40℃,伴畏寒,活动后胸闷气短,查血常规、肝功能、肾功能无特殊,IgG 61g/L(↑)、IgA(↓)、IgM(↓),补体 C3(↓),补体 C4(↓),血沉 76mm/h,C 反应蛋白 11.7mg/L,糖类抗原系列、自身抗体、抗可溶性核抗原抗体(-)。PET/CT:胰头局部膨大伴代谢增高(SUV$_{max}$ 5),肝区/腹膜后及右侧腋窝淋巴结肿大伴代谢活跃,右肺结节,双侧胸腔积液;慢性炎症可能性大。右腋窝淋巴结穿刺病理:少许淋巴组织,可见淋巴滤泡,散在嗜酸性细胞浸润,未见淋巴瘤。肺功能:限制性通气功能障碍,弥散功能障碍。右腋窝淋巴结切除活检病理:卡斯尔曼病(浆细胞型)。予 6 程 CHOP 方案化疗(环磷酰胺 1.2g,第 1 天;长春地辛 4mg,第 1 天;表柔比星 110mg,第 1 天;泼尼松 100mg,第 1 天~第 5 天),患者体温正常,偶有胸闷,夜间可平卧入睡。复查 CT:腹膜后、肠系膜根部淋巴结缩小,疗效为部分缓解。2 个月前患者再次发热,T$_{max}$ 39.5℃,伴咳嗽、纳差,并发现双颌下腺肿大。完善血常规:白细胞 7.64×10⁹/L,中性粒细胞百分比 62%,嗜酸性粒细胞百分比 8.8%。免疫球蛋白 38.3g/L(↑),IgM(↓),血沉 79mm/h。尿常规+沉渣:蛋白 trace,红细胞 80/μl,异常形态红细胞 100%。CT 显示:新见肝脏多个类圆形稍低密度影、胰腺尾部明显增粗、右肾窦软组织影,肝胃间隙、腹膜后、纵隔多发淋巴结,较前增多,双肺多发小结节较前增多,左侧上颌窦及部分筛窦黏膜增厚。行左颌下肿物切除活检,病理提示"慢性唾液腺炎伴明显萎缩及席纹状纤维化,淋巴组织增生"。为进一步治疗收入院。

既往史 下肢动脉粥样硬化 3 年,长期大量吸烟史。否认饮酒史。个人史、婚育史、家族史无特殊。

入院查体 体温 36.2℃,脉搏 78 次/min,血压 110/70mmHg,神清,自主体位。双下颌可触及 3cm×5cm 包块,质硬,表面光滑,活动度可,无触痛。心、肺、腹部查体未见明显异常,双下肢不肿。

病例特点

1. **中年男性,慢性病程。**
2. **临床特点** 主要包括:以发热、活动后胸闷起病,IgG 明显升高,补体水平降低,PET/CT 提示胰头增大,浅表及深部淋巴结肿大伴代谢升高,胸腔积液,右腋窝淋巴结活检提示为浆细胞型卡斯尔曼病,6 程 CHOP 方案化疗后部分缓解。2 年后再次发热,血清 IgG 升高,复查 CT 新见肝脏多发低密度影,胰尾增粗,右肾窦软组织密度影,纵隔、腹膜后多发肿大淋巴结。

3. **既往史** 下肢动脉粥样硬化史;长期大量吸烟史。

4. **体格检查** 生命体征平稳,双侧颌下可触及 3cm×5cm 包块,质硬,表面光滑,活动度可,无触痛。

初步诊断

卡斯尔曼病。

IgG4 相关性疾病可能。

鉴别诊断

1. **卡斯尔曼病(Castleman disease, CD)** CD 又称血管滤泡性淋巴组织增生症或巨大淋巴结增生症,是一种少见的、淋巴结非肿瘤性增生的疾病。临床表现为单发或多发的无痛性淋巴结肿大,可伴有发热、乏力、体重减轻等全身症状。根据病理特征可分类为透明血管型、浆细胞型或混合型。多种自身免疫病(如类风湿关节炎或系统性红斑狼疮)或自身炎症性疾病(如成人斯蒂尔病)肿大淋巴结组织病理学表现为与 CD 相符的 "Castleman 样" 表现,故 CD 诊断需首先排除其他继发原因。本例患者为中年男性,浅表及深部多处淋巴结肿大,IgG 升高,且病理为浆细胞型 CD,此为支持点,不支持点为患者本次病情反复期间出现胰腺肿大、颌下腺肿大,肾窦软组织增厚等难以用 CD 解释。

2. **IgG4 相关性疾病(IgG4 related disease, IgG4-RD)** IgG4-RD 是一种全身各个系统均可受累的慢性炎症纤维性疾病,好发于中老年男性。典型的组织病理学特征包括密集淋巴浆细胞浸润、纤维化、闭塞性静脉炎。该患者存在淋巴结肿大,后期随访过程中出现颌下腺肿大,且影像学可见胰腺肿胀。虽淋巴结活检病理提示浆细胞型卡斯尔曼病,但 IgG4-RD 可出现类似 CD 的病理改变,可符合 IgG4-RD。不典型之处为该患者病程中发热表现较为突出,发热在 IgG4-RD 中相对少见。

3. **胰腺癌** 患者胰腺肿大、腹腔淋巴结增大,须警惕胰腺癌可能。但患者肿瘤指标升高不明显,且胰腺癌难以解释患者全身多处淋巴结肿大及 IgG 显著升高。

入院后检查

1. 实验室检查

血常规大致正常。血生化:白蛋白 30g/L(↓),肌酐 68μmol/L。淀粉酶 493U/L(↑),脂肪酶 868U/L(↑)。免疫球蛋白 3 项:IgG 38.3g/L(↑),IgM 1.62g/L,IgA 0.49g/L。IgG4 31.90g/L(↑)。抗核抗体(-),抗中性粒细胞胞质抗体(-),血、尿免疫固定电泳(-)。

2. 影像学检查

超声:肝多发实性占位,胰尾区低回声,右肾中下极集合系统异常回声,须除外占位病变,前列腺增生伴钙化。PET/CT：双颌下腺摄取率增高，胰腺呈腊肠样改变，前列腺、纵隔淋巴结肿大；右肾病变，肺间质改变，肝脏不均匀，局部摄取率增高。

进一步分析

患者本次因发热及发现双侧颌下腺肿物再次入院，PET/CT 发现胰腺腊肠样改变，双侧颌下腺摄取增高，血清 IgG4 及 IgG 明显升高，结合其典型器官受累及血清学检查，虽既往诊断卡斯尔曼病，且治疗有效，但综合本次临床表现，考虑其淋巴结卡斯尔曼病的表现为继发于 IgG4-RD。此外，患者本次颌下腺活检可见淋巴组织增生伴纤维化，CD 病理少出现纤维化，因此本次颌下腺病理特点也为 IgG4-RD 的支持点。

进一步诊断

考虑患者仍需要进一步病理明确诊断：肝脏占位请介入科行穿刺，但介入科会诊后认为病变部位不宜行穿刺检查。考虑起病时淋巴结病理提示的浆细胞卡斯尔曼病表现为 IgG4-RD 继发，予加做颌下腺活检病理及 IgG4-RD 相关免疫组织化学染色。CD38（+）CD138（+）CD20（+）CD3（+），IgG4 > 100 个 /HPF，IgG4+/IgG+ 比例约 60%。结合 2012 年 IgG4-RD 综合诊断标准，患者临床、血清学及病理学均符合，支持 IgG4-RD 诊断。

最终诊断

IgG4 相关性疾病（胰腺、肝脏、颌下腺、肾脏、淋巴结受累）。
卡斯尔曼病。

治疗及疗效

予加用泼尼松 50mg，每日 1 次口服，环磷酰胺 100mg，隔日 1 次口服。激素满 1 月后逐渐减量至泼尼松 7.5mg，每日 1 次维持。患者体温正常，复查 CT 胰腺、肝脏病灶好转，腹膜后肿大淋巴结明显缩小。

随访

患者经上述治疗后症状持续稳定，临床缓解，激素小剂量维持数年后逐渐减停，免疫抑制剂从环磷酰胺序贯至甲氨蝶呤维持。至今已随诊 11 年，未出现新发不适。

病例讨论

卡斯尔曼病是一种非克隆性淋巴组织增生性疾病，其特征是全身炎症，包括一系列具有一些重叠临床病理表现的疾病。病理可分为三种类型：浆细胞型、透明血管型、混合型。浆细胞型和混合型通常具有全身表现，称为多中心卡斯尔曼病（multicentric Castleman disease, MCD）。MCD 患者的实验室检查结果表现为高丙种球蛋白血症、C 反应蛋白升高、IL-6 和血管内皮生长因子水平升高。IgG4-RD 是一种慢性炎症纤维性疾病,典型的组织病理学特征包括密集淋巴浆细胞浸润,纤维化,闭塞性静脉炎,免疫组织化学可见大量 IgG4 阳性浆细胞浸润等。IgG4-RD 及其他各种免疫性疾病,如类风湿关节炎、系统性红斑狼疮、成人斯蒂尔病等,均可出现与 CD 相似的临床特征或淋巴结肿大,以及具有"卡斯尔曼样"的组织病理学发现。在该例患者中,其淋巴结的"卡斯尔曼病"的病理表现为 IgG4-RD 继发。除 IgG4-RD 可继发"卡斯尔曼样"的病理表现外,IgG4-RD 与特发性多中心卡斯尔曼病(idiopathic multicentric Castleman disease, iMCD)的鉴别对于临床医生也是一个重要的挑战,两者经常混淆。两种疾病均可累及多个器官,临床和病理表现相似,如受累组织中血清 IgG4 和 IgG4 阳性浆细胞浸润升高。鉴别诊断的线索包括眼眶、泪腺、唾液腺、胰腺受累和并发过敏性疾病在 IgG4-RD 患者中更常见,而 CD 患者的血清 IL-6、ESR、CRP 和 IgA 水平显著更高。病理鉴别特点包括:① CD 患者的生发中心小,而 IgG4-RD 的生发中心正常增生;② CD 在滤泡间区域显示成熟浆细胞片状增殖,其中 IgG4-RD 显示成熟浆细胞与浆母细胞增殖;③ IgG4-RD 显示嗜酸性粒细胞浸润,但 CD 未显示。

我们先前的一项研究描述了 15 例 IgG4-RD 合并 MCD 的患者,这些患者表现出 IgG4-RD 和 MCD 的特征。IgG4-CD 组患者的炎症标志物显著升高与 MCD 患者相似。治疗方面:这些患者接受了单用糖皮质激素或激素联合免疫抑制剂的(平均激素起始剂量为 40mg/d 泼尼松等效剂量)治疗,平均随访时间 33 个月。在随访期内,与单纯 IgG4-RD 患者相比,IgG4-CD 患者的治疗方案类似,且两组间复发率没有统计学差异(33.3% vs. 20%,$P > 0.05$),提示 IgG4-CD 患者在治疗反应及预后方面与 IgG4-RD 患者类似。

我们在此报道了一例病理表现为卡斯尔曼病的 IgG4-RD 的病例,该患者在疾病初期表现为发热及多处淋巴结肿大,淋巴结活检病理符合浆细胞型卡斯尔曼病,按照 MCD 治疗可有效。但随访过程中患者发热症状再发,并出现颌下腺、胰腺受累,颌下腺病理活检提示淋巴细胞浸润伴纤维化,免疫组织化学支持 IgG4-RD,应用足量激素联合环磷酰胺治疗后病情可缓解,激素逐渐减量维持后病情稳定。临床上 CD 与 IgG4-RD 存在模拟与重叠,随着疾病的认识,两者的鉴别受到越来越多关注,而 IgG4-RD 本身也可表现为 CD 样的病理表现。因此,在临床诊疗过程中,遇到类似表现的患者,需要对两种疾病进行仔细鉴别。

(聂玉雪)

专家点评

张文教授:这是一例病理表现为卡斯尔曼病的 IgG4-RD 的病例。患者起病时 IgG4-RD 尚命名不久,国内几乎没有该病相关的报道。患者首次淋巴结病理活检提示浆细胞型 CD,按照 MCD 进行化疗,化疗结束随访 2 年后病情反复,出现胰腺、颌下腺、肾脏、鼻窦和肺等部位受累,将既往的颌下腺活检标本再次读片并加做组织化学检查,证实了 IgG4-RD 的诊断,应用足量激素联合环磷酰胺后病情缓解,激素逐渐减量后长期稳定。临床上,当遇到发热、淋巴结增大、炎症指标(C 反应蛋白、血沉等)升高、IgG 升高时,须警惕 CD 可能。CD 诊断依赖病理活检证据,但包括 IgG4-RD 在内的多种免疫性疾病也可出现具有符合 CD 的病理学表现,需要充分除外和鉴别以排除上述疾病继发的 CD。iMCD 与 IgG4-RD 及其他自身免疫病的治疗方案存在很大区别,iMCD 仅 1/4 的患者对大剂量糖皮质激素有效,因此需要进行针对 IL-6 的靶向治疗或化疗。具有 CD 表现的 IgG4-RD 对糖皮质激素 ± 免疫抑制剂的治疗也同样有效,总体预后与 IgG4-RD 患者相似。IgG4-RD 的最终诊断应依赖于临床表现、血清学和影像学检查、组织学病理进行的综合判断。

参考文献

[1] GONZÁLEZ GARCÍA A, FERNÁNDEZ-MARTÍN J, ROBLES MARHUENDA Á. Idiopathic multicentric Castleman disease and associated autoimmune and autoinflammatory conditions: practical guidance for diagnosis[J]. Rheumatology(Oxford), 2023, 62(4): 1426-1435.

[2] ZHANG X, ZHANG P P, PENG L Y, et al. Clinical characteristics of a concurrent condition of IgG4-RD and Castleman's disease[J]. Clin Rheumatol, 2018, 37(12): 3387-3395.

[3] SASAKI T, AKIYAMA M, KANEKO Y, et al.Distinct features distinguishing IgG4-related disease from multicentric Castleman's disease[J]. RMD Open, 2017, 3(1): e000432.

[4] SASAKI T, AKIYAMA M, KANEKO Y, et al.Immunoglobulin G4-related disease and idiopathic multicentric Castleman's disease: Confusable immune-mediated disorders[J]. Rheumatology(Oxford), 2022, 61(2): 490-501.